温　故　而　知　新

鸥鹋
文庫

文化中国研究丛书

李贞德　著

女人的中国医疗史：汉唐之间的健康照顾与性别

浙江古籍出版社

图书在版编目(CIP)数据

女人的中国医疗史：汉唐之间的健康照顾与性别 /
李贞德著. —杭州：浙江古籍出版社，2024.4
（文化中国研究丛书）
ISBN 978-7-5540-2779-0

Ⅰ.①女… Ⅱ.①李… Ⅲ.①中国妇产科学－医学史
－研究－中国－汉代－唐代 Ⅳ.①R271-092

中国国家版本馆 CIP 数据核字(2023)第 211136 号

浙江省版权局著作权合同登记号 图字：11-2024-28 号

文化中国研究丛书

女人的中国医疗史
——汉唐之间的健康照顾与性别

李贞德 著

出版发行	浙江古籍出版社
	（杭州市体育场路 347 号 邮编：310006）
网 址	https://zjgj.zjcbcm.com
责任编辑	祖胤蛟
文字编辑	张紫柔
责任校对	吴颖胤
责任印务	楼浩凯
照 排	浙江大千时代文化传媒有限公司
印 刷	浙江全能工艺美术印刷有限公司
开 本	880mm×1230mm 1/32
印 张	14.25
字 数	340 千
版 次	2024 年 4 月第 1 版
印 次	2024 年 4 月第 1 次印刷
书 号	ISBN 978-7-5540-2779-0
定 价	88.00 元

如发现印装质量问题，影响阅读，请与市场营销部联系调换。

修订二版序

　　《女人的中国医疗史》要再版了！距离 1993 年秋在史语所讲论会宣读《生子不举》一章的初稿，竟已超过四分之一个世纪！新进人员第一次站上讲台，发表成果，向全所师长请益，战战兢兢、照本宣科的情景，至今仍历历在目。那之后，我抱着推广妇女史的热情，闯入了医疗史的领域，历经无数次的论文增删、授课研讨，以及或严肃定调或雅俗共赏的各类演讲，学术生涯便如斯展开！曾经年轻的读者，多年后以人母的身份来访，我感谢教学相长，她怀念修业启发。啊，研究终须落实在人生之中的自我期许，绕了个弯儿，以意想不到的方式实现了！

　　本书初版时，台湾的人工生殖科技仅服务妻子，妇女的家庭照顾时数是配偶的三倍，如今一旬已过，情况依旧，而在人口老龄化的警示牌下，中老年女性的特殊处境亟需关注！虽然，革命尚未成功，同志仍须努力，不过，也非毫无斩获。温柔生产的推动，已从民间协会发展到官方计划；长期照护升级喊得震天价响，AI 加入医疗保健的行列，似乎指日可待？现实世界的千变万化，开拓学者观察古代社会的视野，性别与医疗的历史研究，不断推陈出新，正是本书再版最重要的思想资源。这次修订，主要增补了近年来汉唐史相关的突破性成果，追述初版以来传统与现代在台湾的对话，并调整部分书籍版本，以求更精准地向学界中的前辈同仁朋友们致敬！

　　当年热腾腾的新书，父亲爱不释手，一度笑眯眯地对着镜头，捧玩留影。而今，父亲过世已逾十年，曾经殚精竭虑的母亲，终能放宽胸怀，分享病床边累积的经验，鼓励周遭仍肩负重担的婆妈姑嫂姐妹们。书稿付梓时，正当大疫来袭，医护守卫宝岛，女性不曾缺席。确实，性别与医疗交会的历史，从未停歇，唯愿我们研究的脚步，亦能与时俱进。生也有涯，知也无涯，谨以此序告慰先父在天之灵，并祝愿母亲和全天下参与健康照顾的女性：日子如何，力量也如何！

2020 年 3 月于温州街

自 序

"Fa—ther!"

"Baby!"

每当我下班回家，进门看见坐在沙发上的父亲，便会拉开嗓门、用力地喊他，而他则会微微抬头、浅浅一笑，俏皮地回应。其实，老病缠身的父亲，近来已经耳不聪目不明，若不直接握手或拥抱，仅仅借由隐约的身影或依稀的声音，常常难以判断来者是谁。然而，他的理解力仍佳，记忆力尚存，有时和拜访的亲友促狭逗趣，有时半夜兀自背诵起唐诗。我附在他的耳边说："我要出书了！"他问："这次写什么？"

汉唐之间的健康照顾与性别？在浩瀚多彩的史学领域里，宛如沧海之一粟，边缘又边缘的课题，却是我在史语所十五年来研究工作的重心。1992 年夏，杜老师带着几位年轻朋友研读医书，尝试为走到十字路口的社会史寻找骨架之间的血肉。我怀着拓展妇女史的热情，从观望到参与，如今回想起来，最关键的因素，是建民借了我一套江户影写本的《医心方》。从此，我由生育文化出发，踏上了一条结合性别与医疗的研究之路。师友切磋，相伴成长，富士和增贵学长几番从史料解读质疑问难，平一则挟着科学史的犀利多次挑战。梁其姿、张珏和傅大为几位教授屡屡邀我参加跨学科的计划与讨论会，使我有幸接受女性主义的熏陶和医疗社会学的启发。渐渐地，我笔下的中古女性，从怀胎、分娩、流产、弃婴的悲苦，走向了关怀救难与医疗照顾的坚毅。2003 年，承蒙 Hisa 推荐，我到京都访问半年，浸淫在《医心方》撰成的历史环境中，回顾满山遍野的枫红，十多年的心情与思绪，竟然就成了一本书。

然而，从念头、文字到书，若非群策群力，难以毕竟其功。本书每一章的原稿，都曾以论文形式在学术期刊上发表，也大多受到"国科会"的补助。台湾的学术审查采用匿名制，私心虽想一一感谢曾经提点过我的前辈师长，却无法指名道姓，只能默默致意。不过，对于在计划执行与撰稿期间尽心尽力的助理，就不能不多说几句了。黄丽如、郑雅如、蔡柏盈、余玥贞、谢雅婷、吴佩蓉、曾龄仪、陈晓昀和黄文宏几位同学，他们不仅搜集资料、整理校对时细心耐烦，更常以读者的角度提供意见。与他们合作，令人气定神闲，见他们或继续深造、或创业成家，也让人充满希望！

其实，本书雏形初现时，我仍抱着为人之母的实验大梦，以为研究终须落实在人生之中，才有趣味。而后父亲进出病院，日益老迈，举步维艰。透析、换药、注射与回诊，成了家中排定日程表的基准。原本退休欲享清福的母亲，担负起照顾的主力，同居共爨的我自然肩挑协助之责。元德、利德与为平虽非共同生活在一起，却也不得不调整作息，随时待命。突然，研究落实在人生之中的自我期许，从生殖科技一变而为健康维护。父亲笑呵呵的面容，引人入胜，代替了想象中儿孙的脸！俗话说："家有一老，如有一宝。"我说："之所以称宝，不是经验老到，而是有如 baby！"母亲放下卷起的衣袖，拢拢花白的发丝，笑表同意。

　　谨以此书献给敬爱的母亲曾桂香女士，以及全天下在家担任照顾者的女性。

2008 年 5 月于温州街

目　录

图表目次

第一章 导 论
——从一则高僧助产的故事谈起

　　唐代(618—907)中叶的王焘(约 670—755)在其医学名著《外台秘要》中收录了一则妇女分娩、高僧助产的故事。故事由名为"崔氏"的学者阅读"峦公"的著作破题,接着便以峦公第一人称叙述,描述一位名叫庆的男士,因媳妇即将临盆,忧虑之余,前来求助,不仅要求医生开"滑胎方"助产,更力邀他一同回家坐镇。故事原文如下:

　　《崔氏》:⋯⋯余因披阅峦公《调气方》中,见峦公北平阳道庆者,其一妹二女,并皆产死,有儿妇临月,情用忧虑,入山寻余,请觅滑胎方。余报言少来多游山林,未经料理此事,然当为思量,或应可解。庆停一宿。余辄忆想,畜生之类,缘何不闻有产死者,淫女偷生,贱婢独产,亦未闻有产死者。此当由无人逼佐,得尽其分理耳。其产死者,多是富贵家,聚居女妇辈,当由儿始转时觉痛,便相告报,旁人扰扰,令其惊怖,惊怖蓄结,生理不和,和气一乱,痛切唯甚。旁人见其痛甚,便谓至时,或有约髻者,或有力腹者,或有冷水喷面者,努力强推,儿便暴出,蓄聚之气,一时奔下不止,便致运绝,更非它缘。至,且以此意语庆,庆领受无所闻,然犹苦见邀向家,乃更与相随,停其家十余日。日晡时见报,

表 1　中国的朝代——从秦汉到明清

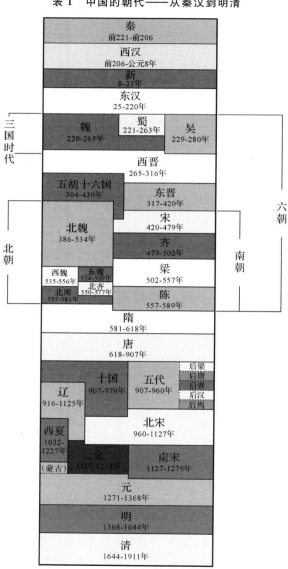

云：儿妇腹痛，似是产候。余便教屏除床案，遍一房地，布草三四
处，悬绳系木作衡，度高下，令得蹲当腋，得凭当衡，下敷慢毡，恐
儿落草误伤之。如此布置讫，令产者入位，语之坐卧任意，为其
说方法，各有分理，顺之则全，逆之则死，安心气，勿怖强。此产
亦解人语。语讫闭户，户外安床，余共庆坐，不令一人得入。时
时隔户问之何似，答言小痛可忍。至一更，令烂煮自死牝鸡，取
汁作粳米粥，粥熟，急手搅，使浑浑适寒温，劝令食三升许。至五
更将末，便自产。闻儿啼声，始听人入。产者自若，安稳不异。
云：小小痛来，便放体长吐气，痛即止。盖任分和气之效也。庆
问：何故须食鸡肉汁粥？答云：牝鸡性滑而濡，庶使气滑故耳。
问：何不与肉？答云：气将下，恐肉不卒消为妨。问：何故与粥？
答云：若饥则气上，气下则速产，理不欲令气上故耳。庆以此为
产术之妙，所传之处，无不安也。故知峦公隐思，妙符神理。然
则日游反支之类，复何豫哉？但以妇人怯弱，临产惊遽，若不导
以诸法，多恐志气不安。所以简诸家方法，备题如左，其间取舍，
各任量裁。①

这则故事，应当是现存文献中，描写妇女生产，最早也最完整的
记录了。其中身怀绝技、成功助产的"峦公"，名为昙峦（476—542），
是北魏时代的高僧。据说他年轻时，为寻求长生不老仙方，曾远赴南
方的萧梁王朝（502—557），企图拜见著名的道士陶弘景（456—536）。
不过，后来经佛教高人指点，决定解脱生死，因此北返之后，便隐居山
林，不再寻寻觅觅。尽管如此，由于他"调心练气，对病识缘"，技术精
湛，名满京城，大概像庆这样的求助者络绎不绝，因此干脆写一本《调

————————————

① 《外台秘要》卷33。

气方》，将一生练气治病的心得发表示人。①

　　《调气方》显然流传多时，一百五十年后，唐代的户部尚书崔知悌，晚年"述职孤城，空庄四绝，寻医访道"，便曾接触昙峦之作，并将上述故事收录在自己编辑的《崔氏纂要方》中。② 崔知悌读了昙峦的助产事迹，甚感佩服，大叹"峦公隐思，妙符神理！"然而，话锋一转，突然发问："然则日游反支之类，复何豫哉？"既然峦公的调气方如此有效，又何必回避"日游神""反支日"之类的鬼神禁忌呢？ 接着他又自问自答："但以妇人怯弱，临产惊遽，若不导以诸法，多恐志气不安。"实在是因为妇人胆怯懦弱，临到生产，容易惊惧，假使不教导她们各种方法，恐怕她们情绪不稳！ 于是崔知悌说，除了昙峦调气助产的技术之外，他还整理了各家的禁忌说法，收录在后面，请读者看完调气助产的故事之后，再各依所需，选择采用。③

　　遗憾的是，尽管昙峦洋洋自得，崔知悌大表赞叹，他二人的著作，不论是《调气方》或是《崔氏纂要方》，如今都已失传。我们今日之所

----

① 《续高僧传》卷 6《义解篇二》"魏西河石壁谷玄中寺释昙峦传三"，其中称昙峦曾撰《调气论》，应即此处之《调气方》。根据《续高僧传》作者释道宣的说法，昙峦之所以寻求长生不老仙方，也是因为希望自己的学佛人生可以久久长长。《旧唐书》卷 47《经籍志》中载《调气方》一卷，为僧人释鸾所撰；《新唐书》卷 59《艺文志》则称《调气方》为僧鸾所撰。其中僧鸾应即昙峦。
② 《旧唐书》卷 47《经籍志》记载在 681 年卒于户部尚书任内的崔知悌曾经撰写《崔氏纂要方》十卷，又有《产图》一卷。然而《新唐书》卷 59《艺文志》却称《崔氏纂要方》的作者是崔行功，《新唐书》卷 201《崔行功传》记载他在唐高宗时曾任吏部郎中。然而，以王焘《外台秘要》自序称所收录为"崔尚书"之医书，可知至少在当时刊布流行，而被王焘以"崔氏"之名收录，应当是崔知悌的作品。
③ 《外台秘要》卷 33。事实上，由于王焘的行文方式是将各家文字连续抄录，因此读者并不容易分辨，助产故事之后的叙述，究竟是崔知悌的意见，还是王焘的看法。不过，依照《外台秘要》全书的体例看来，王焘大多先说明征引文献的出处，然后罗列前人医方、药理和个案，除了序言之外，甚少抒发自己的议论。因此，本书将评论妇人怯弱和简介各家禁忌方法的这一段，视为崔知悌的原文，由王焘加以收录。

以能读到这则生产故事，必须归功于王焘。王焘生活在公元七世纪末、八世纪初，约当武则天的时代。他收集自古以来的重要医药方书，加以整理、摘要，并且注明征引文献的原始出处，编成一部《外台秘要》。《外台秘要》共四十卷，其中第三十三和三十四卷，收录了妇女怀孕、产育、保健等相关知识。上述生产故事，便在第三十三卷《产乳序论》之中。而在故事之后，王焘罗列"崔氏年立成图法"，依照产妇的年纪，说明回避各种鬼神禁忌的方法，应当就是前面崔知悌所说"简诸家方法，备题如左"的内容。

从以上的生产故事可以得知，这位名叫庆的男士，曾经有三位亲人因难产而过世，可见分娩危险，九死一生，充满难以预估的变数。如今儿媳即将临盆，庆为了减少风险、掌握生机，决定寻求医药专家的协助。而他所拜访的能人，既不是在市街上挂招牌、贴广告，为人看病开方的医生，也不是邻里之间经验老到、甚具口碑的产婆，反而是隐居山林却名满天下的昙峦。对庆来说，医学高僧所能提供的，小自滑胎药方，大至亲自出诊，应当对妇女生育之事了然于心，具备一套全面性的健康照顾措施。昙峦到了产家，指导布置产房，挪出空间之后，并没有让产妇躺下待产，而是在屋梁上"悬绳系木作衡"，以衡木撑住产妇的胳肢窝，让她以半蹲的姿势生孩子。一个人半蹲地生产，应该非常辛苦，昙峦却不让任何人进去协助，是因为将难产归咎于"聚居女妇辈"，造成扰攘惊怖，因此标榜由产妇一人自然顺生。由崔知悌的评论看来，当时存在的助产知识，除了峦公的调气法之外，也包括了"日游反支"之类的禁忌。不过，崔知悌认为这类知识之所以聊备一格，纯粹是因为"妇人怯弱"，不能不设法安定她们的心神。显然，在高僧和士大夫这两位医学专家的眼中，不论是临月的产妇，或是助产的女流之辈，都各有问题，没有男性医生的帮忙，还真不行呢！

　　然而,医学高僧的实际助产经验恐怕不多,他最初被庆问到关于难产死亡的事情时,所能想起的,竟然是"畜生""淫女偷生""贱婢独产"之类的传闻,没有什么亲自参与观察的资料。反倒是他批评助产妇女的文字,透露了两个历史事实。第一,助产的主要帮手是女性,而不是男医生。她们可以支持半蹲的产妇,让她安心生孩子,而不必挂在衡木上。第二,助产妇女可能采取的方式,包括帮产妇按摩(力腹),可能是减少疼痛,也可能用来协助胎儿往下运行;倘若产妇晕了过去,她们也可能拿冷水泼她(以冷水溅面),好让她苏醒。不论如何,这些方法都得不到昙峦的青睐,反而是这名独自生产的女士,看来挺能领会他的教导,令他颇为嘉许。然而,我们看看这位女士,她形容自己以"放体长吐气"的方式来消除阵痛,显然相当熟练与稳健,不禁令人怀疑,她的生产知识恐怕不是到了分娩当下,才现学现卖的,应该是早有准备,另有来源。说不定她在怀孕的过程中,就不断吸收新知,而她所请教的对象,也可能包括昙峦所批评的那些女性亲友或助产人士!

　　女性虽然具备医药知识,却很少写作发表,反倒是她的生产经验,靠男性的记载流传了下来。不过,值得注意的是,这两位男士在记录这个故事的时候,想要传达的讯息重点,并不在于生产,而在于助产。一位僧人提供绝妙产术,经一位男性士大夫抄录,两人还借机对产妇和助产妇分别评论了一番。这些男性医学专家所在意的,不是女性的生命经验或知识形态,而是他们自己研发出来的医学技术,对生育这一件攸关女性生死的大事,能掌握到什么程度,提供哪些帮助。他们的出发点,是保护。不过,由于他们对女性的身体和行为,逐渐发展出一套特定的看法,因此对于女性自己的经验和知识,有时反而难以接受。于是乎,这一套保护的医学,就难免流露出管束女性的意味。

从昙峦的北魏，到崔知悌的唐代，这一百多年间，正是这一套保护与管束并行的医学逐渐形成的时代。虽然在昙峦之前，中国就已经有不少医药方书，针对妇女健康提供各种意见，不过，在五世纪到八世纪之间，却不断出现收集、整理、摘录、分类各种医药文献的努力。在这个过程中，男性医学专家们，透过撰写各式各样的医学著作，对女性的产育功能，从求子、怀孕、安胎、养胎，到分娩、产后保健，一步步发展出应对的措施。这些针对女性而来的医药知识和医学观点，深深地影响了传统中国医学对女性的看法，奠定了几百年后中医妇科学在宋代独立发展的基础。① 虽然这些医书的作者都是男性，但若抽丝剥茧，努力搜寻，我们仍然可以从字里行间，找到女性经验或女性意见的蛛丝马迹。

事实上，由于传统中国的性别分工方式，女性必须负责日常生活中的卫生保健。为人助产，当然需要医药知识。但即使是一般妇女守护家人健康，也难免涉及医疗照顾的行为。不论是母亲抚育子女，女儿奉养父母、媳妇敬事舅姑、妻子服侍丈夫，甚至是家中女仆帮忙哺乳，充当奶妈，恐怕都各有一套医药观点和知识。女性担任健康照顾的工作，既符合社会伦理，也满足自我期许，众人不但没有负面意见，偶尔还会加以表扬。有时，一个女人必须照顾的亲属人数超过她所能负荷的程度，她不得不有所取舍，以至于被放弃的亲人，或者患

---

① 妇人方在宋代独立成书，现存最早的著作是陈自明的《妇人大全良方》。当今学界大致同意中医妇科学的发展成熟，是宋代的事。讨论见 Charlotte Furth, *A Flourishing Yin：Gender in China's Medical History*，960—1665. 但对于妇人乃异于男子的另一种身体，需要由独立的医方来治疗，此一观念产生的年代的断定，则学者说法不一。见本书第二章《求子医方与妇科滥觞》的讨论。

病、或者丧生。即使如此，政府法令或社会舆论也未必大加挞伐，反而可能基于同情而予以宽宥。然而，倘若她跨出门庭，协助生产，或尝试制药，医疗病患，那么她所面临的待遇和处境，就吉凶难卜了。有些男性医书作者将女性研发的药方收录下来，有些却主张女性参与制造药品会令药品无效，另有一些则如昙鸾和崔知悌，认为女性介入只会带来烦乱困扰，大可不必。然而，正是因为有男性医学专家这些品头论足的文字，我们才知道女性参与生老病死的活动从来不曾间断。

王焘所收录的这个故事，生动写实，仿佛那位半蹲地架在衡木上的女士，就在读者的眼前似的。然而，这个故事除了告诉我们，古代人是蹲着生孩子之外，其实还透露了许多医疗史上非常重要的性别课题，亦即女性在生育文化和健康照顾的活动中，究竟占据什么地位？又具有哪些形象？事实上，即便是蹲着生孩子这一件事，都已经足以使我们大开眼界，重新思考医生和病人的关系。而这本书，便是要探讨在宋代妇科确立之前，女性和医疗之间的各种关系。首先从生育文化着手，介绍求子、怀胎、分娩的方法，乃至避孕、堕胎的手段，借由重建各种医方及其论述，说明中国妇科医学在汉唐之间逐渐成熟，以及女性在其中所能施展的空间。然后，经由生育文化中的重要边缘人物——乳母，过渡到讨论女性作为照顾者，乃至医疗者时，所面临的待遇、评价与挑战。事实上，汉唐之间的医方，到宋代时，大多已不存于中国，反倒是收录在日本平安朝（794—1185）的一套医学全书《医心方》之中。本书为重建中国中古女性的医疗生活与文化，大量仰赖《医心方》中的文献，因而最末便以评介《医心方》及其中妇人各卷作结，一方面说明本书重要史料的来源、性质与意义，另一方面也透过与日本产妇人科史的比较，点出中国性别与医疗发展史的特殊性。

以下就先从求子谈起。

第二章　求子医方与妇科滥觞

一、前　言

　　前章提及,庆因一妹二女皆死于产难,故而媳妇临盆,"情用忧虑",不得不深入山中,寻求医学能人的协助。生产可能危害妇女生命,自古以来,便众所周知。汉代(前206—220)名臣霍光的夫人显便曾表示:"妇人免乳大故,十死一生。"[①]虽然当时并没有统计资料,显示生产的死亡率高达十一分之十,但从霍夫人的言谈中,不难了解,古人将分娩视为生死攸关的大事。五世纪时的医生陈延之,更形容妇女生产时,"下地坐草,法如就死也。"[②]一方面印证了前面昙峦故事中,在地上铺草料待产的说法,另一方面也点出女人分娩,生死一线间的恐怖。然而,传统社会中,妇女生产,屡跌屡起,前仆后继,除了生物延续生命的本能冲动之外,社会期望和家族压力恐

---

① 《汉书》卷97上《孝宣许皇后传》。
② 《医心方》卷23引陈延之《小品方》。《小品方》的著作时代,依廖育群《陈延之与〈小品方〉研究的新进展》订为刘宋时期。关于《医心方》的作者、时代,及其在妇科医学史上的意义,见本书第九章《从域外看中国》。

怕也是重要的因素。

1. 生育的压力

古人有言："不孝有三，无后为大。"生子广嗣、传宗接代，是父系家族维持永续不绝的重要手段，求子行为无所不在。男性求子，从择配便开始了。古代礼书主张"同姓不婚"，便是为了避免"其生不蕃"；[①]又说"嫁娶以时"，无非是赶在男女生育力衰退之前结婚，以便创造继起之生命。[②] 对王公贵族而言，增加子嗣的办法包括广娶妻妾，寻求多子之家的女性，甚至招纳已经有生男记录的妇人。平民男子，经济力有限，无法三妻四妾，倘若年过半百而膝下犹虚，除非听天由命，不然便只好离弃糟糠，另娶他人。

按照传统的礼法，女性婚后无子，便符合"七出"的条件。[③] 当然，也有学者认为，纳妾制度可以弥补无子的遗憾，除非妻子悍妒，自己生不出来，又不让丈夫娶妾生子，否则很少有人会真的为了无子而离弃元配。[④] 然而对女性来说，不论丈夫是出妻另娶，或是纳妾广接，都是对自己不孕无男的指责。虽然历代都有事例显示人们以收养或过继等方式补救无子缺憾，但这并不表示女性就因此而没有生育的压力。

---

① 《左传》卷15："僖公二十三年"有"男女同姓，其生不蕃"之语。
② 或谓"男三十而娶，女二十而嫁"，或谓"丈夫二十不敢不有室，女子十五不敢不事人"，见《诗经·召南·摽有梅》，注疏。
③ 见《孔子家语》卷6《本命解》。七出问题的讨论，见刘增贵《汉代婚姻制度》第二章《婚姻结构》"从三从七出看夫权的确立"，页21—24。
④ 见瞿同祖《中国法律与中国社会》，页62。实则，"妒"亦在七出之列。甚至有学者认为有些女性未必真想自己生育，或至少并不在乎养妾子以为己子，因此生育问题未必造成压力，见 Francesca Bray, *Technology and Gender: Fabrics of Power in Late Imperial China*, Part 3 "Meanings of motherhood: reproductive technologies and their uses", pp. 273-368. 但也有学者认为妇女因文化、社会和经济理由仍希望能拥有自己的子女。见 Ping-chen Hsiung, "Constructed Emotions: The Bond between Mothers and Sons in Late Imperial China", pp. 1-87.

东汉明帝(58—75 在位)皇后马氏不能生育,为了避免皇帝没有嫡系的继承人,皇后决定收养贾贵人的儿子。《后汉书》记载此事,先借筮者之口,称其命本如此,接着形容她决定收养时,明帝如何劝抚安慰她,最后则赞扬马皇后德行高尚。① 可见虽然对皇帝而言,不论是皇后生的,还是嫔妃生的,都是自己的儿女,但是对皇后来说,要养育嫔妃所生的孩子,仍需要一些心理调适。倘若检阅魏晋南北朝时代,亦即三至六世纪中妇女的墓志铭,也不难发现铭文的作者大力称颂善待妾子的主妇。② 这些描述都反映出,要求不孕无子的正妻善养小妾所生之子,绝非易事。

东晋(317—420)散骑侍郎贺峤之妻于氏不能生育,收养贺峤二哥贺群之幼子贺率,一年后贺峤妾张氏却另生一子。贺峤有了亲生骨肉,贺群的妻子陶氏便要求讨回出养的贺率。不料于氏却主张:张氏所生,固然是丈夫贺峤的儿子,但不是她的,她的儿子是经由收养而来的贺率。为了留住养子,于氏不惜兴讼,企图确认母子关系,甚至上书皇帝,语多辛苦,最后却功败垂成。朝廷的判决清楚说明,女人应该以丈夫的子女为子女,哪有自己另外领养的道理!于氏痛彻心扉,却也莫可奈何,栽培多年的养子贺率,终究还是回到了亲生母亲陶氏的身边。③ 从以上各种故事看来,即使对有能力纳妾的贵族官宦之家而言,妻子不孕的痛苦,仍然影响深远,并非收养或过继可以轻易解决。至于平民,以核心与主干家庭居多,一家之中,除了夫妻

---

① 《后汉书》卷 10 上《皇后纪》。
② 汉魏六朝的妇女墓志铭讨论见 Jen-der Lee, "The Life of Women in the Six Dynasties", pp. 47-80.
③ 事见《通典》卷 69《养兄弟子为后后自生子议》。讨论见郑雅如《情感与制度:魏晋时期的母子关系》。

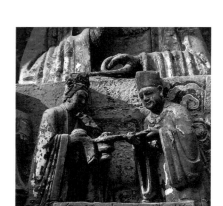

图1　大足石刻父母恩重造像"投佛祈求嗣息"（作者摄）

二人和未成年的子女之外，顶多加上丈夫的老父老母。如此一来，生儿育女除了继承香火，更是劳动力的来源。一般人既无纳妾的本钱，由主妇本人生子，想必是全家的共识。

然而，女性无子，并不能"广接"。男性或可三妻四妾，女性却不能朝三暮四，因此只有寻求各种门道，让自己怀孕。[①] 有的人祈神拜佛，求助于巫，有的人佩带草药，就医治疗。司马迁便曾记载汉武帝（前156—前87）陈皇后"求子，与医钱凡九千万，然竟无子"。[②] 历史记载不乏协助女性怀胎生育的各种办法，其中又以医药文献的资料最为丰富而集中。这些医药文献对于求子的夫妇有各种不同的建议，并且从公元前三世纪的先秦时代，到公元后七世纪的隋唐之际颇有转变。其间消长，反映了医生对于女性身体的认识，并且涉及妇科医学的发展，值得深入讨论。

2. 所谓"医方"

今日称为"医药文献"的这些资料，倘若放回中古的学术脉络中，

---

① 为确保父系家族的血统纯正，"淫"亦为妇人七出之一。因此妇女无"广接"一途可循。见陈顾远《中国婚姻史》，页184。

② 《史记》卷49《外戚世家》。关于助孕求子诸方的讨论，见李贞德《汉唐之间求子医方试探——兼论妇科滥觞与性别论述》，页286其中注12、13、14。

大概都不会超过当时所谓"医方"的范围。^① 之所以称这些资料为"医方",是因为自古以来,钻研医药、治病救疾的人,在知识与典籍的分类上,大多属于方技或方术之流。这其中包括了医学经典,常用药方,养生方术,乃至房中技法等等。传统正史大多编有"艺文志"或"经籍志"之类的篇章,来收录当时代的各种书籍。成书于公元第一世纪的《汉书》,便将上述知识典籍,归在"方技类"中。^② 七世纪的《隋书》,将之并列于"医方类"中。^③ 至于十世纪和十一世纪编成的《旧唐书》和《新唐书》,则将医学经典归在"明堂经脉类",而将其他包括常用药方、养生方术和房中技法等书籍,都归在"医术类"之中。^④ 从今日对"医学"的理解出发,或许认为不宜将养生法、房中术之类的书和医经、药方等量齐观。然而若放回中国中古的学术脉络,也就是汉唐之间的数百年间来看,上述知识之所以可以并列,除了因其皆属于"方法技术"之外,更因其具有共同目标,亦即帮助人们除去疾病与灾祸,保住性命,延年益寿,甚至长生不老。^⑤

　　从先秦到隋唐,上述"医方"提供了不少求子方术,或专治不孕,或针对生女不生男者,或标榜功效卓著,不仅生子,且将富贵荣华。换言之,这类求子方术大多涉及求孕、求男和求好男等三个方面,有

---

① 本书所引《医心方》中收录各医方年代,主要依照马继兴《〈医心方〉中的古医学文献初探》一文之推断,并参考长泽元夫、后藤志朗编,《引用书解说》。长泽与后藤所编之书,收入太田典礼主编《医心方解说》,中译本见李永炽译,张礼文校订,《医心方中日文解说》。

② 《汉书》卷30《艺文志》。

③ 《隋书》卷34《经籍志》。

④ 《旧唐书》卷47《经籍志》,《新唐书》卷59《艺文志》。古代方技的分类和发展,及其与医学知识的关系,讨论见李建民《死生之域:周秦汉脉学之源流》第二章《周秦变革期》"方技四支与三系",页53—70。

⑤ 《隋书》卷34《经籍志》称:"医方者,所以除疾疢,保性命之术者也。"

时以不同办法分别处理,有时则欲毕其功于一役。求孕方式,汉魏六
朝所存,以房中术和相关仪式的资料最多,其次才是药方。到了隋
唐,亦即七世纪前后,求子药方才大量出现。①以房中术求子,可说历
史悠久,《汉书·艺文志》"方技类"中收录唯一的求子方,称为《三家
内房有子方》,便是属于"房中家"。但房中术最重要的目的,在于养
生延年、长寿不死。以之求子,在技术和观念上有何特殊之处?以下
便先讨论行房求子及其养生脉络。

二、房中术求子及其养生脉络

1. 房中术求子

公元1973年,中国的考古队在湖南长沙马王堆,发掘了一座汉
代的墓葬,出土了大量的医药文献,其中一部被称为《胎产书》的作
品,便讨论怀孕生育的各种问题。这份文献,和《黄帝内经》或其他传
统中国医学典籍类似,以对话的方式铺陈叙事,由一位圣王向一位医
学专家求教,透过专家的答复,来传达医学知识。在这一连串的对话
开始时,圣王大禹问了一个重要问题:

> 禹问幼频曰:"我欲殖人生子,何如而有?"幼频答曰:"月朔,
> 已去汁×,三日中从之,有子。其一日男,其二日女也。"②

亦即,大禹想要繁衍后代,问幼频有什么办法。幼频告诉他:等到女

---

① 至于求神拜佛,除了《医心方》中引一条《耆婆方》,建议人们常在四月八日,也就是佛陀
诞辰时,以香花奉佛,可以"多子多孙无病"之外,医方中似乎没有其他的例子。见《医
心方》卷24。
② 马继兴《马王堆古医书考释·〈胎产书〉考释》,页780。

人的月经结束,完全干净之后,三天内行房,就会怀胎。倘若是在干净后第一天行房而有孕,会生男孩,若是在第二天行房受孕,就会生女孩。

马王堆《胎产书》中的这一段对话,大概是中国房中术求子,现存最早的记录。从幼频的回答看来,房中求子着重在适当的行房日期,而且强调月经结束之后数日之内,是受孕的重要时机。以今天的医学知识来看,妇女生理期结束后的六七天内,正好属于下次排卵前的安全期,不容易受孕。但是古人并不如此认为。七世纪的巢元方,乃隋代(581—618)御医,其名著《诸病源候总论》(以下简称《病源论》)便称月事之后,"子门开,若交会则有子"。[1] 清代(1644—1911)妇科名医陈修园,也主张经期之后数日内,恶血已清,胞内干净,正适合阳精阴血创造新生命。[2] 可见此种说法,自秦至清,并无重大改变。倘若查阅魏晋南北朝以来的房中书,则不难发现各种建议大同小异。或谓月事过后第三天,或三五天之内,"交而有子"。或谓一日至三日有子,过四日则无子。或谓一日、三日行房,则生男,四日、五日则生女,过了经期后第五天再行房,则"徒损精力"。也有称一、三日生男,二、四日生女,或加至五日生男,六日生女,过六日则无子。[3]

---

[1] 《诸病源候论校注》卷 3"虚劳无子候"。

[2] 陈修园《女科要旨》之说法及讨论,见 Charlotte Furth, "Blood, Body and Gender: Medical Images of the Female Condition in China 1600—1850", pp. 43-66.

[3] 相关医方,见马继兴《马王堆古医书考释·〈胎产书〉考释》;《病源论》卷 3"虚劳无子候";《备急千金要方》(以下简称《千金方》)卷 27《养生》"房中补益第八";《千金翼方》卷 12;《外台秘要》卷 33《妇人上》引《千金方》并引《经心录》,引《千金方》时并称"下精欲得,去玉门入半寸,不尔过子宫";《医心方》卷 28,引《玉房秘诀》:"又云:素女曰"、"彭祖曰"和"洞玄子"。据马继兴、长泽与后藤之说,《经心录》为北齐宋侠所撰;《玉房秘诀》为唐代冲和子所撰房中书。

行房求子,除应注意妇人月事之外,房中书亦主张某些特定日期更为适合。或以戊子日有效,或以庚子、壬子日为佳。有时以日期配合行房方位,主张夫妇应面向西北,或面朝南方。有时则加入其他仪式行为,例如要求妇人遮住小腿,或夫妇先一同盗取正月十五之灯盏,置于卧床下,或者取井中虾蟆放在门户上等等。① 由此观之,行房犹如仪式行为,以之求子,即为方术的运用。

行房求子与其他方术一样,应该配合天时、地利、人和。因此,房中书也教导人们应该注意行房时的身体状况、天候现象、社会情境和所处地点。并且这类的警示,经常伴随着求好子的愿望。夫妇的身体状况,例如"月水未清""父母有疮""温病未愈",都会令人生子不祥。饮酒饱食,肚子鼓鼓作响,这时行房,将会"生子癫狂"。劳倦重担,筋腰苦痛;或者才上过厕所,"精气衰竭";或者洗头泡澡之后,头发皮肤没有完全擦干,"令人短气";房中书警告,此时行房,生子必定残废缺陷。②

天候气象特殊或不佳,如日蚀月蚀、弦望朔晦、雷电霹雳、霓虹地动、大寒大暑、大风大雨大雾,房中书也建议最好不要行房。否则,不但对父母有损,并且受孕所怀的胎儿,会相应于行房当时的天候,变成臃肿癫狂,或者聋哑愚顽,或者残盲短寿,甚至不仁不孝。③ 尤其

---

① 相关医方见《医心方》卷24引《葛氏方》、《本草拾遗》、《枕中方》并引《新录方》。据马继兴、长泽与后藤之说,《葛氏方》为葛洪(283—363)所撰(此书原名《玉函方》,其后葛氏又将此书编成《肘后救卒方》,即后世传本的《肘后备急方》;《医心方》在引录此书名时有以下二称:《葛氏方》《玉葙方》("葙"即"函"之讹字));《新录方》亦作《新录单要方》,乃隋代魏孝澄所撰;《本草拾遗》为唐陈藏器所撰;《枕中方》则待考。

② 相关医方见《医心方》卷28《房内》引《产经》《玉房秘诀》。《产经》,依马继兴、长泽与后藤之说,订为隋代德贞常的作品。

③ 相关医方见《千金方》卷27《养生》"房中补益第八";《千金翼方》卷12;《外台秘要》卷33《妇人上》引《千金方》;《医心方》卷28引《产经》《玉房秘诀》。

"月蚀之子与母俱凶""雷电之子暴躁癫狂""晦冥之子聋哑残盲",这类说法,更可见古人相信房事和天时互相感应的观念。①

古人又相信,天人感应的影响并不限于天候气象,也包括社会情境和场所环境。譬如房中书警告,服丧之人不可行房;若是遇到腊日斋戒的节期,也不适合。即使平日,"燃烛未灭",尚未到就寝时间,也最好不要。倘若不能节制地遵守规矩,则生子或"为虎狼所食",或"聋哑死伤"。②房中书又要求慎选行房的场所,强调应该避免在神庙佛寺之中,井灶圊厕之侧,以及冢墓尸柩之旁。认为疾病灾祸都会受到场所的影响,不能不慎重行事。③

即使日期无碍,仍需注意行房和泄精的时辰。巢元方主张:"交会当用阳时,阳时从夜半至禺中是也。以此时有子,皆聪明长寿。勿用阴时,阴时从午至亥,有子皆顽暗而短命。"④亦即从前一天的半夜到第二天的中午以前,行房生子,品质卓越,若是从中午到当天半夜之间行房,生子则不仅性格顽梗,还可能早夭。历经北周、隋、唐三代的大医生孙思邈(581—682),在其名著《千金方》中则建议:"以生气

---

① 行房应配合天时,是汉魏时的普遍观念。崔寔(? —约 170)所撰《四民月令》强调"春分中,雷且发声""五月,阴阳争,血气散""十一月,阴阳争,血气散",这些节期都应"先后各五日,寝别外内",本注称"有不戒其容止者,生子不备。"学者认为即指春分、夏至和冬至,应停止行房,以免为节气所扰。见石声汉《四民月令校注》;缪启愉《四民月令辑释》;渡部武《四民月令辑本稿》。

② 相关医方见《医心方》卷 28《房内》引《产经》《玉房秘诀》。

③ 相关医方见《千金方》卷 27《养生》"房中补益第八";《外台秘要》卷 33《妇人上》引《千金方》。特殊疾病与场所的关系,见李建民《祟病与"场所":传统医学对祟病的一种解释》,页 101—148。李文中并举妇女在神庙山林间感怀鬼胎数例。

④ 相关医方见《病源论》卷 3《虚劳病诸候》"虚劳无子候"。

时夜半后乃施泻,有子皆男,必寿而贤明高爵也。"①他所说的"生气",并不是恼怒的意思。根据梁代(502—557)房中书《大清经》的解释:"从夜半至日中为生气,从日中至夜半为死气。"②换言之,孙思邈所说的"生气",就是巢元方建议的"阳时",其实也就是前面提到的一般家庭蜡烛熄灭之后。孙思邈在另一巨作《千金翼方》中,又加以细分,主张"老子曰:夜半合阴阳,生子上寿,贤明。夜半后合会,生子中寿,聪明智慧。鸡鸣合会,生子下寿,克父母"。而房中书《洞玄子》却认为,老子以夜半得子为上寿,夜半前得子为中寿,夜半后得子为下寿。③如此看来,夜半虽然是行房求子的最佳时机,夜半之前和之后,便利弊难料,说法不一了。然而,隋代一本专论产育的书《产经》却称:"夜半之子,天地闭塞,不暗则聋盲。"④完全否定夜半的好处。

唐代著名的房中书《玉房秘诀》则主张,人定之时,受胎生子,不暗则聋,并罗列其他时辰如黄昏、日入、日中、晡时生子的各种问题。所谓"人定之时",有说是子时,亦即深夜十一点到凌晨一点钟,也有说是亥时,亦即晚上九点到十一点之间。至于"晡",则是申时,亦即下午三点到五点。《玉房秘诀》认为这些都非良辰,认为"常向晨之

---

① 相关医方见《千金方》卷27《养生》"房中补益第八";《外台秘要》卷33《妇人上》引《千金方》并引《经心录》。孙思邈生年说法不一,或有上推至509或541年者,亦有学者粗估在541—566年之间,见范家伟《孙思邈生年和传记考论》,收入氏著《中古时期的医者与病者》,页92—112。唯若以四库馆臣之论,似仍宜订在581年,正隋灭北周之年。

② 《医心方》卷28《房内》。《大清经》,依范行准《两汉三国魏晋南北朝隋唐医方简录》列为梁代著作。转引自李零《中国方术考》,页360。

③ 各种说法,分别见《外台秘要》卷33《妇人上》引《千金方》并引《经心录》;《千金翼方》卷12;《医心方》卷24《治无子法第一》引《枕中方》。

④ 见《医心方》卷28《房内》引《产经》。

际,以御阴阳,利身便躯,精光益张,生子富长命。"似乎天快亮时最好。① 如此看来,综合各家说法,最适合行房求子的时机,便只有夜半之后,日出之前的六七个小时了。②

丈夫施泄的时机,不仅应配合天时,也应配合妇人的生理反应。《洞玄子》称:"交接泄精之时,候女快来,需与一时同泄",为能互相配合,应"先令女正面仰卧,端心一意,闭目内想受精气"。③ 南齐(479—502)褚澄则主张"阴血先至,阳精后冲,血开裹精,精入为骨,而男形成矣。阳精先入,阴血后参,精开裹血,血实居本,而女形成矣"。似乎高潮先后影响胎儿性别。④《玉房秘诀》更精致地描绘行房之法,肯定女性愉悦对求好子的功效:

> 素女曰,求子法自有常体。清心远虑,安定其衿袍,垂虚斋戒,以妇人月经后三日,夜半之后,鸡鸣之前,嬉戏令女盛动,乃

---

① 相关医方见《医心方》卷 28《房内》引《玉房秘诀》。按云梦秦简乙种《日书》所载一日十二时制(甲种《日书》则载有一日十六时制),"人定"为"子时",而无"夜半"之名。但汉代所流行的一日十六时制,则既有"人定",又有"夜半";而晋、唐通用的一日十二时制中,"人定"为"亥时","夜半"才是"子时"。故此处"人定",可能为夜半,也可能为夜半前。"晡"为申时,午后三点到五点,又分上中下三晡。申末为下晡,指日已欲暗之时,史书中所谓"日晡"也。"晡"和时间的讨论,参《日知录》卷 21"古无一日分为十二时"条;周一良《魏晋南北朝史札记》"公主自有居第"条,页 135—137。

② 也有学者怀疑上述各种行房禁忌,加上对受孕期的认识错误,很可能影响中国人口出生率。见 Ping-chen Hsiung, "More or Less: Cultural and Medical Factors behind Marital Fertility in Late Imperial China", pp. 1-42.

③ 见《医心方》卷 28 引《洞玄子》。

④ 相关医方见南齐褚澄《褚氏遗书·受形》。今日生殖医学或谓女性达到高潮时,阴道内会出现适合带有 Y 染色体(决定生男者)精子活动的分泌物。虽与褚澄之说暗合,理论基础却迥异,不能视为六朝医学效验之证。褚澄的说法,在《病源论》和《千金方》中不见。但自宋代陈自明收录以来,明代万全,历代似皆接受此说。明代万全乃至用以教导士大夫阶层的新郎耐心对待妻子。见 Charlotte Furth, "Rethinking Van Gulik: Sexuality and Reproduction in Traditional Chinese Medicine", pp. 125-146.

往从之，适其道理，同其快乐，却身施写，下精欲得，去玉门入半寸，不尔过子宫。《千翼》，勿过远至麦齿，远则过子门不入子户。若依道术有，有子贤良而老寿也。①

清心斋戒，慎重其事，表现行房求子的方术性格。所挑选的日期与时辰，皆为先秦以来房中书的共识。"令女盛动，乃往从之"，与《洞玄子》的说法相同，也颇合褚澄求男的理论。"适其道理，同其快乐"的建议，则显示为求好子，必须注意女性的生理和情绪反应。有时房中书甚至主张女性采取主动，在行房时引导并观察男性，以便在"闻知男人精出"的同时，吞服预备的小豆，治疗无子。②

为使求子奏效，房中书对于行房的深浅程度也详细指示。《玉房秘诀》中提到的"麦齿"一词，也出现在马王堆帛书《养生方》的附图之中，有学者推测应该是女性器官的隐语。唐代以前的房中书都未曾说明指的是什么，明代《素女妙论》则表示女子阴中有八名，"二曰麦齿，其深二寸"。③《外台秘要》引《千金方》行房求子，则说"下精欲得，去玉门半寸，不尔过子宫"。④究竟半寸、二寸，何者为宜，以现存房中书所见，难以确知。但为了求子有所收获，男性施泄必须拿捏准确，则毋庸置疑。

精选时机，审慎配合，交会如法，孙思邈相信"则有福德大智善人降托胎中，仍令性行调顺，所作和合，家道日隆，祥瑞竞集"。倘若不

---

① 见《医心方》卷 28《房内》引《玉房秘诀》。

② 见《医心方》卷 24《治无子法第一》；卷 28 引《玉房秘诀》。

③ 见马继兴《马王堆古医书考释》，页 747—748。《素女妙论》所称阴中八名为琴弦、麦齿、妥谿、玄珠、谷实、愈阙、昆户、北极，见高罗佩著、杨权译《秘戏图考》，页 400。房术隐语，见李零《中国方术考》第七章《马王堆房中书研究》，页 392—399。

④ 相关医方见《千金方》卷 27《养生》"房中补益第八"；《外台秘要》卷 33《妇人上》引《千金方》并引《经心录》。

然，"则有薄福愚痴恶人来托胎中，仍令父母性行凶险，所作不成，家道日否，殃咎屡至"。可见影响所及，非仅个人祸福，更牵涉到整个父系家族的兴衰。①

　　房中本为养生要术之一，自有技巧规范，但是为了求子，某些规则必须有所变动。最明显的差别就在于是否施泄。房中术养生，为能达到采阴补阳的目的，必须忍精不泄、还精补脑。② 行房求子，则必须施泄。然而，男精毕竟被视为男性生命的泉源要素，并且存量有限，因此求子医方也主张施泄必须十分谨慎。除此之外，房中术求子与养生在施术与受术的规定上，也有不同。以下便从养生的脉络，试探行房求子的特殊性。

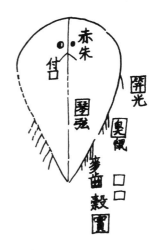

图 2　马王堆《养生方》女性器官隐语（引自马继兴《马王堆古医书考释》）

　　2. 求子与养生异同

　　房中术过去在一般观念中，多停留在性技巧的范围内，与之相关的研究课题，常为学者所回避。其实，从秦汉到明清，房中术的内容、运用与定位颇有演变。前面已经提到，《汉书·艺文志》将房中与医经、经方、神仙并列于"方技类"中，并称其为"生生之具"。其中房中八家，共收录一百八十六卷，超过方技类八百六十八卷全数的八分之

---

① 见《千金方》卷 27《养生》"房中补益第八"；《外台秘要》卷 33《妇人上》引《千金方》。
② 男性透过采阴补阳、还精补脑以达到养生延年，讨论见李建民《督脉与中国早期养生实践——奇经八脉的新研究之二》。

一。《隋书·经籍志》则将房中与医经、经方、养生等各种书籍并列于"医方类"中,认为这类知识具有"除疾保命"的功效。但所收房中书却不过十几卷,仅仅占医方类共四千五百一十卷的一小部分。《旧唐书·经籍志》将房中纳入"医术类"中,所收不过葛氏《玉房秘术》等八种共三十七卷。《新唐书·艺文志》将医经列入"明堂经脉类",而将经方、养生、房中等列入"医术类"中。其中房中书部分,只收录了《葛氏房中秘术》一卷,和《冲和子玉房秘诀》十卷,分量和《汉书·艺文志》更不可同日而语。

宋代以后,记载于《汉书·艺文志》、《隋书·经籍志》和《旧唐书·经籍志》、《新唐书·艺文志》中的房中书,大多亡佚,并且正史也不再收录房中术的专书。清末叶德辉(1864—1927)自日本平安朝御医丹波康赖(912—995)所编纂的《医心方·房内》卷中,辑回中国古代房中书的佚文,此后研究者多奉为依据。[①] 20世纪50—60年代荷兰汉学家高罗佩(1910—1967)据之讨论中国古代房中术,认为古代房中书表现了未受宋明理学的限制之前,中国人健康的性态度,一方面并无性压抑情结,另一方面讲究男女双方的性愉悦。[②] 但后来学者的研究却指出,房中术的最终目的,恐怕和性愉悦等议题无关,主要是在养生与求子。[③]

古典社会的封建关系在春秋战国时代逐渐瓦解,学者认为当此之时人们将过去对于宗族绵延的期望,部分移转为对个人生命延长

---

① 李零《中国方术考》,页362—367。1881年杨守敬(1839—1915)随驻日公使赴任使馆参事官,在日期间和日本汉医学者森立之论学为友,返华之前自森立之处采购大量医书,其中亦包括森立之参与校定的《医心方》。讨论见本书第九章《从域外看中国》。

② 见高罗佩著,杨权译,《秘戏图考》;高罗佩著,李零、郭晓惠等译,《中国古代房内考:中国古代的性与社会》。

③ 周一谋《中国古代房事养生学》,页21—45;Furth, "Rethinking Van Gulik."

的修炼。"养形"的传统渐进发展，甚至相信个人可以借由养护身体而长生不老。[①] 养生之家所运用的方法，除导引行气之外，也包括房中术。房中书作为养生的手册，预设的读者大多是男人。房中术或称为"接阴之道""御妇人之术"，其中说明行房时的反应详于女而略于男，尤其对女性的动作、声音、表情，甚至分泌物，描绘细腻，显示男性的观察位置，并且观察入微。[②] 虽然房中书偶尔也会提到西王母与童男交而"养阴得道"，但总不忘提醒读者"尔盈我亏"的原理，或者宣称西王母之事"不可为世教"，或者警告"养阳之家，不可令女人窃窥"，以免"利器假人"，显然将女性视为房中养生的对手。[③]

精气既然被视为只有一定存量，采补盈亏之际便被形容成男女交战。除应慎选时机和场所之外，对男性而言，行房的对手最好是少不更事、情欲初动的童女。假使童女不易获得，那么能有十四岁以上、十九岁以下的少女，也还不错，并且人数多多益善。所谓"但接而勿施，能一日一夕，数十交而不失精者，诸病甚愈（瘥），年寿日益"。倘若年未三十，却已经有生育经验的女人，即使与她行房，也无所助益。[④] 然而，为了求子，这些原先行房养生的规则，都可能有所变动。

---

① 杜正胜《从眉寿到长生——中国古代生命观念的转变》，页383—487。进一步讨论，见杜正胜《从眉寿到长生—医疗文化与中国古代生命观》。

② "接阴之道"语见马王堆房中书《十问》，参马继兴《马王堆古医书考释》，页892。"御妇人之术"语见《后汉书》卷72《方术列传》注。女详男略的描写与意义，见李零《中国方术考》，页383—391。学者或称古房中术有养阳与养阴二支，而后者可能为"御男子之术"，所预设的读者则为女性。但以目前所知，最晚到汉代，养阴之家已被视为挟邪方术的"妇人媚道"，其地位和势力不可与养阳御女之术同日而语。讨论见李建民《"妇人媚道"考——传统家庭的冲突与化解方术》，页1—32。

③ 见《医心方》卷28《房内》，"养阳""养阴"。

④ 见《医心方》卷28《房内》。

　　基本上，求子与养生的房中规则，在时机、场所和身体状况的要求方面，大致相同。对女性情绪的照顾稍有小异，最大的差别则在于施术者的性别与受术者的选择。房中术求子，为使胎儿符合理想的性别与性情，更加重视女性的情绪。若能使女伴快意，"阴精"先至，那么生子必男，且贤良老寿。甚至，为了治疗无子之疾，女性也可以在行房时采取主导的观察位置，以便配合吞豆等方术求子。这种例子虽然不多，却不是养生房中术所可望及。①

　　最重要的是，房中术求子，行房的对象不再是"不知道"的童女，而应选择发育成熟的女人。南齐医家褚澄便主张，男女必须到了适当的年龄，才能"合阴阳"，因此"男虽十六而精通，必三十而娶；女虽十四而天癸至，必二十而嫁"，原因在于"阴阳气完实而交合，则交而孕，孕而育，育而为子，坚壮强寿"。否则便"交而不孕，孕而不育，育而子脆不寿"。甚至女子初潮之后的十年内，也不应急于合阴阳。否则，阴血不调，"不调则旧血不出，新血误行，或溃而入骨，或变而之肿，或虽合而无子"。此外，倘若男女一方年纪太大，则应选择较年轻的另一半，所谓"老阳遇少阴，老阴遇少阳，亦有子之道也"。因此，与房中养生背道而驰的"男少女老配"，虽然在广接广娶、完实而交的建议下，未必真的实行，却也被视为一种合理的选择。②

　　古人又认为女性有多子与少子的差别。由于认为男精物稀而贵，不应随便施放，因此不论宫廷或民间，都有"不御无子之女"的看法。《汉官旧仪》记载："御幸赐银环，（掖庭）令书得环数，计月日无

----

① 此种由女性主导的行房规则，不论为养生或为求子，极有可能是古房中养阴一支的残留，但在汉唐之间的房中书中已寥寥可数。并且，在妇科以药物求子的强势发展后，更加式微。详见下讨论。

② 见《褚氏遗书》中《精血》《问子》。

子,罢废不得复御。"①《太平经》则称:"今无子之女,虽日百施其中,犹无所生也……故古者圣贤不妄施于不生之地。"②将不会生育的女性视为不毛之地,建议君王不必浪费时间,可以说是锱铢必计。至于如何判断哪个女人多子宜男,有时倚赖相术决定。例如晋武帝(236—290)为太子选妻,说:"卫公女有五可,贾公女有五不可。卫家种贤而多子,美而长白;贾家种妒而少子,丑而短黑。"③不过,从史籍医方看来,也有不靠相术,而是专门寻找生过儿子的女人。例如战国楚考烈王无子,春申君为之"求妇人宜子者进之"。④南齐褚澄则建议建平王:"妇人有所产皆女者,有所产皆男者,大王诚能访求多男妇人,谋置宫府,有男之道也。"⑤直观其文,似乎为求生男,甚至可能将已有生育经验、且具实质绩效之妇人纳入后宫了。

房中术养生,以增进男子的健康与寿命;行房求子,以保障父系家族绵延不绝,女性一方面是实现目的的工具,另一方面却也在其中占据举足轻重的分量。两相比较,求子房中术对女性的发育与健康似乎照顾得比较周到,并且有可能透过"母以子贵"来回报女性在其中的贡献。访求多男妇人的观念与做法,甚至有挑战养生规则中处女情结的意味。然而也正因此,暗示了生育乃女性天职。虽然男性肩负寻访与观察之责,但能生与否,则在女性,并不脱离将女性放在责任焦点的态度。

---

① 《汉官旧仪》卷下。

② 《太平经合校》附录《太平经佚文》。宫廷与民间虽然想法类似,但能身体力行的,大概也只有王公贵族。房中书养生以圣君为习术施术的主角和预设的读者,目的在于升仙,讨论见 Charlotte Furth, "Rethinking Van Gulik." pp. 125-146.

③ 《晋书》卷31《惠贾皇后传》。

④ 《战国策》卷17《楚四》"楚考烈王无子"。

⑤ 《褚氏遗书·问子》。

以房中术养生,有时也兼用药物,马王堆房中书中所列,除补身壮阳之外,又有给男女个别或共用的媚药。① 然而养生药物,甚少提及求子之效。一种可能的解释是壮阳便可得子,其理不言自明。但若以马王堆《养生方》中各种壮阳药所宣称的功效,如"食脯一寸胜一人、十寸胜十人""食脯四寸,六十五"等语来看,壮阳药的目的,恐怕主要还是在于多御,而不是求子。② 《医心方·房内》卷有"用药石"章,所收录的药石,功能多在壮阳,效验则在"可御数十女",仅偶尔提及服药之后又生数子,以为佐证。③ 显然房中术用药,重点在于帮助行房,多御可以养生,生子则是边际效用。至于针对男性肾疾、腰痛、膀胱和阴中诸病所开列的药方,除少数例外,大多不讨论生育的功能。④ 倒是在合药时,颇好用鹿角等房中书所采壮阳配方;而在标榜治疗效验时,则称久服轻身、不老、聪明,显示男性在行房时服药,重点仍在养生,而非求子。⑤

其实,历代以来求子也有用药的,但为数不多。六朝医方中偶尔可见成对的配方,让夫妇一同治疗无子之疾。隋唐之际,求子药方才大量出现,却全部罗列在妇人方中,针对女性身体和生育功能下药。

---

① 李零《中国方术考》,页 425—429。

② 马继兴《马王堆古医书考释》,页 667 及其后。马继兴推测各方之末的数字,即如《玉房指要》所云"十余不息……服之一夜行七十女",亦即多御。

③ 《医心方》卷 28《房内》。

④ 相关医方见《金匮要略》卷 6;甘肃省博物馆、武威县文化馆编,《武威汉代医简》的《白水侯方》;《外台秘要》卷 17 引《小品方》。

⑤ 《医心方》卷 6 有治腰痛、肾病、膀胱病的药方;卷 7 则以治疗男性各种阴疮肿痒为主。《千金方》卷 19《肾脏》为治肾病诸方,卷 20《膀胱腑》则为治膀胱诸方。《外台秘要》卷 17《虚劳》主治男性腰肾虚劳。鹿角制药,见《医心方》卷 28《房内》;《千金方》卷 19《肾脏》"鹿角丸"、卷 20《膀胱腑》"杂补第七"等。服药治病补身以达养生之效,见《千金方》卷 19《肾脏》。

至于五世纪时丈夫求子方中的重要配药蛇床子,在七世纪孙思邈的男性补虚方中,则被形容为服用之后"十五日身体轻,三十日聪明,五十日可御五女",完全未提及求子功能。① 求子医方从房中到草药,从教导男性寻访宜男之女、慎选行房时机为重,到针对妇人身体下药治疗为主,颇能呈现隋唐之际妇产医学的发展轨迹。其中牵涉的,实在是医方对于无子原因的论述。

医方行文,多用"无子""求子"之类的用语,不过,若考察上下文可知,重点其实是"不孕",下药则是为了"求孕受胎"。而一旦怀孕,则以安胎药维持妊娠,以转胎求男,以养胎和胎教求好男。各种药方作用不同,最终目的,则是诞育贤良子嗣,以下便依序分别讨论。

三、草药求子与安胎

1. 医方中的无子论述

自古医家便有专为妇人病而开立的方子,但恐非以求子为首务。史载扁鹊"过邯郸,闻贵妇人,即为带下医"。② 然而赵国多歌女,治疗妇人带下的药方,目的未必在于求孕生育。《汉书·艺文志》"经方类"中载《妇人婴儿方》十九卷,现已不得见。汉代张仲景(约150—219)《金匮要略》中有三卷讨论妇人诸病,除温经汤一例外,全都止于妊娠、产后与风寒杂病,并不涉及无子之状。③《隋书·经籍志》中收录的妇产科医方有《张仲景疗妇人方》二卷、《徐文伯疗妇人瘕》一卷,

---

① 《千金方》卷19《肾脏》。
② 《史记》卷105《扁鹊仓公列传》。
③ 《金匮要略》卷20《妇人妊娠病脉证治》、卷21《妇人产后病脉证治》、卷22《妇人杂病脉证并治》。

和《疗妇人产后杂方》三卷。以题目看来，除徐文伯书或因讨论症瘕，可能提及无子之外，另二者是否涉及无子之症，难以确知。①

现在可知最早将"无子"独立成篇的作品，应该是刘宋时期（420—479）陈延之的《小品方》。《小品方》早已亡佚，唯赖王焘的《外台秘要》和丹波康赖的《医心方》保存片段。1984 年一份《小品方》的古抄本残卷在日本发现，包括第一卷《序例》和各卷标题，其中第七卷便题为《妇人方》，下有五篇，分别为"治女子重病诸方""治妇人无儿诸方""治任胎诸方""治产后诸方"和"治妪人诸血崩滞下宿疾诸方"。② 可惜，发现的残卷仅存标题，因此《小品方·妇人方》的各篇内容不得而知。倘若以现存的医书来看，最早专论"无子"的，应该是隋代巢元方的《病源论》，而最早为妇人方独立成卷立意申论的，则是唐代孙思邈的《千金方》。《千金方》中大量收录求子药方，列于妇人方之首。从求子论述与药方出现的时间看来，医者对于产育活动的介入，似乎有从妊娠、分娩，逐渐提前到行房、受孕的轨迹。而用药，则是医者的重要自我界定。③

《病源论》称妇人无子，或因坟墓不祀，或因夫妇年命相克，或因夫病妇疾。前二者"非药能益"，但夫病妇疾则可用药治疗，将医者的

① 《隋书》卷 34《经籍志》。

② 相关药方见北里研究所附属东洋医学总合研究所医史文献研究室编，《财团法人前田育德会尊经阁文库藏小品方·黄帝内经明堂古抄本残卷》（以下简称《小品方古抄本残卷》），页 7，释文页 34，第 133—136 行。

③ 本草药学在传统中国医疗发展史中，呈现"从经验到理论，从简单到复杂，从少到多的过程"，并且药方至今仍在持续增加与淘汰中。这种现象，与经脉学说在汉代即臻成熟之境，少见增减的情况有别，亦与后世不好讲针灸之法，致令逐渐失传的问题不同。论本草之引文，见廖育群《岐黄医道》，页 15。针灸失传论，见徐灵胎《医学源流论》，收入《徐灵胎医书全集》，页 96—98。

求子功能界定在用药方面。①《千金方》因袭并发挥《病源论》的说法，认为求子有成的先决条件在于夫妇本命没有问题。② 倘若本命并无不利，却未能生育，应当是夫妻俱有五劳七伤，但若能按方服药，则"无不有子也"。③

虽说夫病妇疾皆可导致无子，然而医方论述与下药，却主要以无子为妇人之病。医者向来以阳气不足、精清冷少为男性无子的唯一理由。张仲景称："男子脉浮弱而涩，为无子，精气清冷。"④巢元方认为：

> 丈夫无子者，其精清如水，冷如冰铁，皆为无子之候。又泄精，精不射出，但聚于阴头，亦无子。无此之候皆有子。⑤

从男性求子方来看，精清冷少或由阴弱失精，或由阴萎不起，而治疗之法，则多标榜补其阳气。⑥ 医方重点在于描绘性器病变的现象，从未专列一章，深入讨论男性身体与生育能力的关联。《千金方》罗列大量求子药，但主要的服药对象也是妇人。男性的无子药方，显然继

---

① 《病源论》卷 38《妇人杂病诸候二》"无子候"。
② 第一、夫妇本命相生而非相克；第二、夫妇本命与德合而非刑杀冲破；第三、夫妇本命不在休废死墓中。若三项都不利，则求子不可得，并且也不应求。因为即使求得子嗣，将来亦拖累家人。见《千金方》卷 2《妇人方上》"求子第一"。《妇人大全良方》卷 9《陈无择求子论第一》指出无子问题，夫妇可能都有责任，至于巢元方和孙思邈"坟墓不祀""年命相克"的说法，则称"理或有之"。
③ 见《千金方》卷 2《妇人方上》"求子第一"。
④ 《金匮要略》卷 6《血痹虚劳病脉证并治》。
⑤ 《病源论》卷 3《虚劳病诸候上》"虚劳无子候"。
⑥ 相关医方见《金匮要略》卷 6；《武威汉代医简》的《白水侯方》；《外台秘要》卷 17 引《拯要方》。

承了前代传统，并无突破。^① 至于治疗男性腰肾病变，以致"精自泄出""房室不举"的药方，虽然也增加不少，但标榜的却仍然是补肾固精、养生延年，并不讨论生育之效。^②

相形之下，女性求子药方与日俱增，无子论述也渐趋繁复。汉唐之间妇人求子药方，或矫治器官缺陷，如阴寒不开、子门不正，以致不受子精；或因遇特殊情境，如阴阳患痛、梦与鬼交，以致不喜行房。^③但绝大多数，则是针对劳损受风、患病绝产下药。而这也是医方无子论述的重点。

《病源论》卷三十七至四十为《妇人杂病诸候》，卷四十一、四十二为《妇人妊娠病诸候》，卷四十三、四十四则为《妇人产后病诸候》，将女性的疾病，以生育为目标，依经带胎产的顺序一一说明。并且，不论说明风虚劳冷、月水不调、症瘕带下、或产后诸病，都不忘警告读者病重可导致无子。卷三十八《妇人杂病诸候二》之末，更有"无子候"专节。卷三十九《妇人杂病诸候三》则细论"月水不利无子候""月水不通无子候""子脏冷无子候""带下无子候"和"结积无子候"等各种症状。行文分类，莫不以妇人无子为念，以生育子嗣为祷。

依巢元方看来，妇人无子的主因在于胞内生病，症状则是经血

① 相关医方见《千金方》卷2《妇人方上》、《外台秘要》卷33《妇人上》，并称"求子法"为"行房法"，《千金方》卷27《养生》"房中补益第八"；《千金翼方》卷12；《外台秘要》卷33《妇人上》引《千金方》。

② 见《千金方》卷19《肾脏》为治肾病诸方。

③ 阴寒不开，如《千金方》卷2《妇人方上》"求子第一"；《外台秘要》卷33《妇人上》引《经心录》；《医心方》卷24引《拯要方》。不受子精，如《千金方》卷4《妇人方下》"月水不通第二"、"赤白带下崩中漏下第三"之"龙骨散"；《外台秘要》卷33，并谓出《千金方》第四卷中。阴阳患痛，梦与鬼交，如《千金方》卷4《妇人方下》"赤白带下崩中漏下第三"之"龙骨散"。

之行乖候：

> 《病源论》：然妇人挟疾无子，皆由劳伤血气，冷热不调，而受
> 风寒，客于子宫，致使胞内生病。或月经涩闭，或崩血带下，致阴
> 阳之气不和，经血之行乖候，故无子也。①

或由劳伤血气，或因冷热不调，致令子脏受到风寒。劳伤血气，
巢元方引《养生方》举例说明："少时若新产后，急带举重，子阴挺出，
或倾邪月水不泻，阴中激痛下寒，令人无子。"②冷热不调，医方大多偏
重于"当风取冷"。《千金方》便曾细述"寒从下入"的种种情境。举凡
"产后未满百日，便利于悬圊上""与夫卧起，月经不去""卧湿冷地，以
冷水洗浴""疮痍未瘥，便合阴阳""起早作劳，衣单席薄"，医方主张皆
足以令妇人胞内生病。③除此之外，饮食不节也会造成"子脏冷"和
"结积"的症状。④

由于"冲任之脉皆起于胞内，为经络之海"，而"月水是经络之
余"，胞内生病，便造成月水不调。⑤不调的状况，或过多过少，或瘀滞
积聚，而医者对月水不利的关注似乎超过月水过多。巢元方指出：
"血得温则宣流，得寒则凝结，故月水不通，冷热血结，搏子脏而成
病。"⑥故此，《病源论》说明月水不利、不通所造成的积聚、症瘕，甚于
月水过多的病变。⑦《千金方》调经药方也以月水不通为主，稍及月水

---

① 《病源论》卷 38《妇人杂病诸候二》"无子候"。
② 《病源论》卷 39《妇人杂病诸候三》"月水不通无子候"。
③ 相关医方见《千金方》卷 4《妇人方下》"月水不通第二"之"牡蒙圆"，《妇人方下》"赤白
带下崩中漏下第三"，"治女人腹中十二疾"。
④ 《病源论》卷 39《妇人杂病诸候三》"子脏冷无子候""结积无子候"。
⑤ 《病源论》卷 37《妇人杂病诸候一》"月水不调候"。
⑥ 《病源论》卷 39《妇人杂病诸候三》"月水不通无子候"。
⑦ 《病源论》卷 37《妇人杂病诸候一》及卷 38《妇人杂病诸候二》。

过多而已。① 调经治疗以不通、不利为重,呼应自古"月事以时下则有子"的认识;风寒客于胞内以致无子的说法,则使求子药方以热腹、下恶物为主。② 以下便试论草药求子的各种处方。

2. 草药求子

隋唐以前的医方中有服用草药求子者,但现存药方不多。马王堆《胎产书》教夫妇共饮以"九宗之草"制作的酒求子,但不知所指为何。汉代张仲景《金匮要略》收录的"温经汤",主治曾有半产瘀血病历,五十岁停经后为下利之疾所苦的妇人,但因具调经的功效,也可用于疗养长年不受胎的女性。旱滩坡出土汉简《白水侯方》中有一方以栝楼根等草药治疗男子阴疾,称有此疾则"毋子",显然药方也具有求子之效。③ 东晋《葛氏方》治妇人无子,或以阴干的桃花蓓蕾捣末酒服,或以柏子仁、茯苓末,和乳汁作成药丸服下,或以大黄、桃仁等药通经求子。④ 刘宋《小品方》则以附子等药,治疗男子腰痛阴萎与无子之症。⑤

五世纪的《僧深方》录"庆云散"专治丈夫阳气不足,不能施化而无子,和"承泽丸"治妇人不孕育及绝产。六世纪《经心录》则收"七子

---

① 《千金方》卷 4 除"月水不调"治疗月水乍多乍少之外,并立"月水不通"一节。

② "月事以时下则有子",见郭霭春主编《黄帝内经素问校注》卷 1《上古天真论篇》,页 9。调经乃妇科首务,讨论见本书第九章《从域外看中国》。

③ 相关医方分别见《马王堆古医书考释·〈胎产书〉考释》,页 811;《金匮要略》卷 22;《武威汉代医简》的《白水侯方》。

④ 相关医方见《医心方》卷 21 引《葛氏方》,卷 24 引《葛氏方》,卷 24 引《录验方》并引《葛氏方》。《录验方》,《旧唐书》卷 47《经籍志》称:"《古今录验方》五十卷,甄权撰。"甄权,《旧唐书》卷 191《方伎传》载为许州扶沟人,历经北周、隋和唐初,贞观十七年卒,年一百零三岁(541—643)。可知《录验方》和孙思邈(581—682)的《千金方》一样,虽皆成于唐初,但其作者则皆历经北周、隋、唐三代,所录亦包括南北朝药方。

⑤ 相关医方见《外台秘要》卷 17 引《小品方》。

散"治丈夫精气衰少,"茱萸丸"疗妇人阴寒无子。① 药方成对出现,让
夫妇搭配治疗,显示无子或因夫病,或因妇疾,两人都有一定的责任。
《录验方》甚至主张"但生女无男,此丈夫病,非妇人过",主张丈夫服
用以马齿和菟丝子合制而成的马齿散治疗。② 以马齿散为丈夫求子,
后代医书皆不载。《僧深方》所录庆云散和承泽丸,孙思邈曰:"古者
求子,多用……今代人绝不用此,虽未试验,其法可重,故述之。"③似
乎从五世纪到七世纪的两百年间,求子药方已颇多变化。而最大的
变化,实在于给妇人服用的求子药方大增。

丈夫求子所用的庆云散,以菟丝子、五味子、紫石英和天门冬为
主。其中,菟丝子和五味子也用于治疗男子精气不足而无子的七子
散,收录在《经心录》和《千金方》之中。紫石英与天门冬在《千金方》
中,则不见用于男子之身,二者或合制成紫石门冬丸,或分别用于其
他药方,主治妇人无子之疾。④

七子散除菟丝子和五味子之外,又包括牡荆子、薤蕡子、车前
子、附子与蛇床子。菟丝子,医方谓其养肌强阴,主治茎中寒、精自
出、溺有余沥;甄权称其治男女虚冷、添精益髓,则又非仅用于男子

---

① 相关医方见《外台秘要》卷33《妇人上》引《千金方》《经心录》;《医心方》卷24引《僧深方》;《僧深方》,《隋书》卷34《经籍志》载:"释僧深药方三十卷。"《医心方·引用书解说》称"深师为宋齐人",或为五世纪时人。
② 相关医方见《医心方》卷24引《录验方》。
③ 见《千金方》卷2《妇人方上》"求子第一"。
④ 紫石门冬丸,见《千金方》卷2《妇人方上》"求子第一",卷4《妇人方下》"补益第一"。紫石英,《神农本草经》谓其主治"女子风寒在子宫,绝孕十年无子";甄权亦称"女子服之有子";李时珍则谓"女子虚寒不孕者宜之"。然而《本草经》亦称其"久服温中,轻身延年",是修道之人服用的重金属。见《本草经集注》卷3《草木上品》及《本草纲目》卷8《金石部》。天门冬,主治诸暴风湿偏痹,去寒热,利小便。未言有子,多与紫石英配合制成圆丸服用。见《本草经集注》卷3《草木上品》。

之身而已。① 五味子，医方谓其强阴益男子精，并有生阴中肌的功效；②故二者并见用于专治男子的庆云散和七子散。然而，牡荆子，陶弘景《名医别录》谓其除骨间寒热，通利胃气，徐之才（492—572）谓其疗风；两人皆未提及治疗无子的功效。③ 蒺藜子，《神农本草经》虽称其益精光，但后世医书多用来治疗眼疾。④ 二者对求子的功用，传统医方和现代中药研究皆未说明。

　　附子，有大毒。史称汉宣帝（前91—前49）许皇后临产，女侍医淳于衍入宫前，受霍光夫人显的威胁利诱，在皇后分娩后，以附子和大丸毒杀皇后。⑤ 但医方也称其温中强阴、坚筋骨，可治腰脊风寒，常用以疗产后风痉和下痢，是妇女产育的重要药材。⑥ 车前子，一名芣苢，毛传注《诗经·周南》"芣苢"，便称其"宜怀妊"。陶弘景谓其强阴益精、令人有子，并治男子伤中、女子淋沥，医方又称其具滑胎易产之效，显然认为对男女生殖都起作用。⑦ 至于蛇床子，《神农本草经》谓

---

① 菟丝子，药性功效，见《本草经集注》卷3《草木上品》；《本草纲目》卷18《草部》。现代中草药实验，见《中药志》册3，113"菟丝子"条，页583—587。
② 五味子，药性功效，见《本草经集注》卷4《草木中品》；《本草纲目》卷18《草部》。现代中草药实验见《中药志》册3，页227—241，42"五味子"条。
③ 牡荆子，药性功效，见《本草纲目》卷36《木部》。
④ 蒺藜子，主治眼目赤肿热痛，至于益精，仅《神农本草经》提及。见《本草经集注》卷3《草木上品》；《本草纲目》卷27《菜部》。
⑤ 事见《汉书》卷8《宣帝纪》及卷97上《孝宣许皇后传》，详见下第六章。
⑥ 附子药效，见《本草经集注》卷5《草木下品》；《本草纲目》卷17《草部》。现代中草药研究指出附子的特点在于炮制，其过程即在于将原来生品中所含毒性减少。见《中药志》册1，23"附子"条，页137—141。
⑦ 车前子药效，见《本草经集注》卷3《草木上品》。然而陶弘景曰："《韩诗》言芣苢，是木似李，食其实，宜子孙者，谬矣。"见《本草纲目》卷16《草部》。现代中草药研究对其生殖作用未见说明。见《中药志》册3，43"车前子"条，页242—249。至于其有助怀孕的说法，闻一多认为芣、胚皆"不"之孳乳字，苢、胎皆"以"之孳乳字，"故古人根据类似律（声音类近）之魔术观念，以为食芣苢即能受胎而生子"。见其《诗经通义》"芣苢"条，收入《闻一多全集》，页307—309。

其治男子阴痿湿痒、妇人阴中肿痛;陶弘景称其令妇人子脏热、男子阴强,久服令人有子;甄权曰以之浴男子阴,"去风冷,大益阳事";[①]《广济方》和《延年方》则以之制成坐药纳于子宫中求子。显示似乎不但男女皆可采用,并且服食、洗浴与坐导,各有验效。[②]

至于妇人无子,汉唐之间的药方主要以通经治疗,作用方式则多为热腹、开子脏和下恶物。医书形容不孕的症状,大多和"冷"相关,包括阴道寒冷、子宫风冷、小腹冷痛等,以至于血气不调,或不受精,或容易流产。[③] 因此治疗的方式,便采用药物来"开子藏,令阴温,即有子",而疗效则是以"腹中热"为判断标准。[④] 热腹、开子脏,大多服药丸,有时也饮汤,或以坐药纳于阴道中。[⑤] 所下恶物,或青或黄,或如长虫,或如鱼子,或如鸡肝米汁、豆汁鼻涕,有时则下血。不论如

---

① 蛇床子,见《本草经集注》卷 3《草木上品》;《本草纲目》卷 14《草部》。

② 相关医方见《外台秘要》卷 33 引《广济方》,谓并出《千金方》卷 3 中,卷 33 引《延年方》,谓并出《千金方》卷 4。现代中草药临床试验指出蛇床子能延长雌性小鼠的发情期,缩短发情时间,并使子宫及卵巢的重量增加。见《中药志》册 3,115"蛇床子"条,页 593—597。这类发现虽与传统医方中治疗无子的意见看似相关,却不表示古人明了其治疗机制。透过化学分析传统药材来说明传统药方或寻找治疗新方,是医疗史研究中的一个面向,但由于不讨论药方所出之社会文化因素,因而并无法说明古人之所以如此开方配药的思想背景。医疗史研究的不同取径及其意义,见 Jen-der Lee, "The Past as a Foreign Country: Recent Research on Chinese Medical History in Taiwan", pp. 37-58.

③ 以上病症描述,见《千金方》卷 3《妇人方中》"杂治第八"、卷 4《妇人方下》"补益第一"、卷 4《妇人方下》"月水不通第二";《外台秘要》卷 33《妇人上》引《广济方》。

④ 相关医方见《千金方》卷 2《妇人方上》"求子第一";《外台秘要》卷 33《妇人上》引《经心录》。

⑤ 相关医方见《千金方》卷 2《妇人方上》"求子第一";《外台秘要》卷 33 引《广济方》并谓出《千金方》卷 3 中,卷 33 引《延年方》并谓出《千金方》卷 4 中,卷 33《妇人上》引《经心录》。

何,总是在于除去瘀滞和积结。①

《金匮要略》收录的温经汤,主要作用则是去除半产瘀血所导致的小腹寒冷,久不受胎。② 其中主要药材吴茱萸,是产后调理汤药中的重要本草,本草书称其温中下气、除湿血痹。《经心录》用吴茱萸求子,称"但开子藏,令阴温,即有子也"。③《葛氏方》治月水不利以致无子的药方,说明病源在于"结积"之故。其中重要药材大黄,本草书称可以下瘀血、通血闭、破症瘕积聚,陶弘景、徐之才与甄权皆称其具调经通血之效;隋唐医方也多次用之于妇人求子。④

《千金方》更提供一套以汤、坐药和丸剂持续治疗的医方。妇人或立身以来全不产,或三十年皆不产,孙思邈建议先喝朴消汤"荡胞",清理子宫内恶物。为恐恶物不能尽出,喝荡胞汤后一日,再以坐药导之。再一日,即可服紫石门冬丸,服法也是以"腹中热"为判准。坐药一日更换一次,以便排出青黄冷汁,冷汁排尽便可行房。孙思邈表示服紫石门冬丸不必禁房事,但若丈夫出远门不在家便不可以服用。⑤ 一方面处方步步精进,必为妇人求子而后已;另一方面则不忘

---

① 相关医方见《千金方》卷2《妇人方上》"求子第一";《外台秘要》卷33亦引;《千金方》卷2《妇人方上》"求子第一"、卷4《妇人方下》"月水不通第二"、卷11《肝脏》"坚症积聚第五";《医心方》卷21引《拯要方》。
② 见《金匮要略》卷6。
③ 吴茱萸,陈藏器曰:"茱萸南北总有,以吴地者为好",见《本草纲目》卷32《果部》。现代中草药研究则指出吴茱萸部分成分具有使离体子宫肌肉松弛的作用。见《中药志》册3,74"吴茱萸"条,页397—405。
④ 大黄,见《本草纲目》卷17《草部》。现代中草药研究指出,大黄有泻下作用,临床用于治疗便秘。传统医方或即利用其泻下功能通经求子。见《中药志》册1,5"大黄"条,页24—35。
⑤ 相关医方见《千金方》卷2《妇人方上》"求子第一":"朴消荡胞汤",《外台秘要》卷33亦引。

配合伦理观念,警告妇人选取适当的服药时机。[①]

　　服药名为求子,其实主在求孕。一旦受孕,就应停止服用求子药方,否则"药太过多,生两子"。[②] 妊娠期间,倘若因孕妇体质不佳,或因顿仆惊恐造成胎动不安,汉代以来的医方多收录安胎草药加以治疗,其目的在于避免落胎流产。以下便试论之。[③]

　　3.安胎药方

　　胎动不安,医方多归咎于妊娠期间养护不周,以用药的时机看来,可能发生在任何月份。《病源论》称:"胎动不安者,多因劳役气力,或触冒冷热,或饮食不适,或居处失宜。轻者只转动不安,重者便致伤堕。"因此主张"若其母有疾以动胎,治母则胎安。若其胎有不牢固致动以病母者,治胎则母瘥"。[④] 各种医方,有些并不讨论胎动的理由,仅叙述处置方式,有些则先说明胎动原因,再对症下药。从主治病症看来,胎动不安至少包括漏胞、伤胎,和因顿仆、举重、劳损、惊恐所造成的问题。

　　"漏胞"的症状,主要是妊娠期间流血不止,有如月水来时,医方称"血尽子死",并且"非只杀胞,亦损其母"。[⑤] 治疗之法,或以赤小豆

---

① 孙思邈不止一处提醒夫不在不可服求子药方,《千金方》卷 3《妇人方中》"杂治第八"亦然。《千金方》卷 4《妇人方下》"赤白带下崩中漏下第三"之"龙骨散"并称"当审方取好药,寡妇、童女不可妄服"。

② 见《千金方》卷 4《妇人方下》"赤白带下崩中漏下第三"之"龙骨散"。

③ 妊娠期间的相关医方,除安胎、转胎、养胎与胎教外,也有堕胎药方。汉唐之间的医方大多表示,"妊娠去胎方"仅用于孕妇有病,不宜继续怀孕的情况。然而史料显示人们亦企图以堕胎方节制生育。汉唐之间堕胎药方及其运用,见本书第四章《堕胎、绝育和生子不举》。

④ 《病源论》卷 41《妇人妊娠病诸候上》"妊娠胎动候"。

⑤ 相关医方见《千金方》卷 2《妇人方上》"漏胞第二";《外台秘要》卷 33 引《小品方》并引《集验方》;《医心方》卷 22。据马继兴、长泽与后藤之说,《集验方》为北周姚僧垣(498—583)撰。

作散温酒服之,或以鸡子黄煮酒服之,或熬豆酱以酒服之,主要则以地黄合药治疗。① 地黄主治妇女伤中下血,不论生地黄或干地黄,都见用于漏胞药方中。有时"伤胞"或病因不明的妊娠流血,也用地黄治疗。② "伤胞"或称伤胎,中古医书称因妊娠行房,为夫所动。除地黄外,亦以赤小豆酒服,或饮竹沥安胎。③ 妊娠行房,利弊如何,现存汉唐之间的医书未见讨论。敦煌所见藏传医方则主张"分娩前与男人共床,孩子病少"。④ 然而以汉医数论伤胞之害,多录安胎药方来看,大概未必赞成藏医之见。

居处失宜以致胎动不安,除行房伤胞外,也包括顿仆、举重、惊恐、劳损等情形。除可以竹皮煮汁合药外,医方多以阿胶和艾叶治疗。⑤ 胶艾或单独使用,或配合其他调血止血草药,如芎䓖、当归,制

---

① 相关医方见《外台秘要》卷 33 引《集验方》、《古今录验方》。赤小豆,《神农本草经》谓其主下水、排痈肿脓血。陶弘景用之疗寒热、消渴,唯《小品方》用于漏胞伤胎。见《本草经集注》卷 7《果菜米谷有名无实》。豆酱,陶弘景谓主除热止烦满。见《本草经集注》卷 7《果菜米谷有名无实》。

② 地黄既用于安胎,也用于分娩后血崩晕闷或产后恶露不止。传统医者对其药性的理解,见《本草纲目》卷 16《草部》。

③ 相关医方见《金匮要略》卷 20;《外台秘要》卷 33 引《小品方》;《本草纲目》卷 37《木部》引《产宝》;《医心方》卷 22 引《产经》并引《医门方》。《医门方》,《隋书·经籍志》和两唐书《经籍志》《艺文志》皆不载。马继兴疑其即为《崇文总目》和《通志·艺文略》所载之《医门秘录》五卷的略称,为道士梅崇献所撰。《新唐书·艺文志》称为《梅崇献方》五卷者,见马继兴,《〈医心方〉中的古医学文献初探》。长泽、后藤则引宋代《通志·艺文略》推测为:"《医门括源方》一卷,吴希言撰。"竹沥即竹汁,以火炙竹,或炭火逼烧而得,陶弘景用以治中风、目痛,宋以后则以为乃痰家圣剂。见《本草经集注》卷 4《草木中品》"竹叶"条;《本草纲目》卷 37《木部》。

④ 见王尧、陈践译注《敦煌吐蕃文献选》,此书中"藏医杂疗方"所引《助产方》。

⑤ 相关医方见《外台秘要》卷 33 引《救急》并引《集验方》,又称《千金》、《文仲》、《古今集验》、《备急》、《经心录》同;《医心方》卷 22 引《小品方》《僧深方》并引《录验方》。

成芎归胶艾汤。① 阿胶,《神农本草经》称乃煮牛皮而成,主治女子下血,陶弘景则说明具有安胎之效。唐代陈藏器曰:"诸胶皆能疗风、止泄、补虚,而驴皮胶主风为最,此阿胶所以胜诸胶也。"明代李时珍则谓"大要只是补血与液"。② 艾叶,《神农本草经》谓"主灸百病,可作煎……妇人漏血,利阴气,生肌肉,辟风寒,使人有子"。③ 一般治病多采陈久者,治令细软,谓之熟艾,灸家用之,如孟子所谓"七年之病,求三年之艾",但从中古安胎医方看来,似乎多以生艾捣末,入药服食。④

胶艾之外,葱白、寄生、苎根亦多出现于安胎方中。葱白即葱茎,《神农本草经》谓其"可作汤,主治伤寒、寒热、出汗、中风面目肿"。陶弘景称可安胎,主溺血。或与阿胶,或与旋覆花,或与当归合药,或单独作汤。⑤ 寄生,《神农本草经》谓其有安胎之效,陶弘景则称:"治女

---

① 芎归胶艾汤,见《金匮要略》卷20;《外台秘要》卷66引《集验方》同;《千金方》卷2;《外台秘要》卷33引《小品方》,《古今集验》、《救急》同;卷33,引《广济方》;《医心方》卷22引《医门方》、《集验方》;《外台秘要》卷33,亦引,并谓《千金》、《文仲》、《备急》同。

② 关于阿胶,见陶弘景,《本草经集注》卷6《虫兽三品》"阿胶"条。另见李时珍《本草纲目》卷50《兽部》"阿胶"条。现代中草药研究则以野驴皮制胶,谓可用于胎动下血等症,见《中国药用动物志》册1,页284;转引自《中国本草图录》,482"野驴"条,页254。

③ 见陶弘景《本草经集注》卷4《草木中品》。

④ 以艾叶安胎,医方大多直接将艾叶入药《外台秘要》卷33引《删繁方》,《经心录》同,并明言生艾。然而李时珍却主张:"入妇人丸散,需以熟艾用醋煮干,捣成饼子,烘干,再捣为末用。"见《本草纲目》卷15《草部》"艾"条。现代中草药研究,则称可应用于功能性子宫出血、先兆流产、痛经、闭经、月经不调等,见《全国中草药汇编》上,290"艾"条,页271。

⑤ 葱白,见《本草经集注》卷7《果菜米谷有名无实》"葱实"条。旋覆花又名金钱花,《神农本草经》以之主治"结气、胁下满,惊悸,除水,去五脏间寒热,补中下气";《别录》以之通血脉;甄权则用于开胃止呕;仅《金匮要略》用之于治疗半产漏下,见《金匮要略》卷22,《产经》用于疗六七月胎动不安,《外台秘要》卷33引《集验方》,《千金》同。见《本草经集注》卷5《草木下品》;《本草纲目》卷15《草部》。

子崩中,内伤不足。"甄权曰:"主怀妊漏血不止,令胎牢固。"①苎根,陶弘景称具安胎之效,后世医书亦多谓可止漏胎下血。② 综上观之,安胎汤药,大多仍以止血、补血为主。

妊娠期间养护不周,可能引起胎动不安,倘若孕妇体质不佳,也可能导致习惯性流产。《病源论》称:"若血气虚损者,子脏为风冷所居,则血气不足,故不能养胎,所以致胎数堕。"③针对数次落胎的孕妇,《录验方》以鲤鱼煮粳米滋补,《产经》则做大麦豉羹食之,《经心录》以紫石门冬丸调理,《删繁方》则用黄耆散酒服。④ 而北齐(550—577)徐之才的《逐月养胎方》更将安胎与养胎并行。其中罗列由风寒、举重、惊恐、忧愁等各种情形引起的胎动不安,凡曾伤某月胎者,便于妊娠当月服滋补汤药预安之并长养之。如此一来,安胎成为养胎之一环,而养胎则又有预安之效。⑤

求孕与安胎,重点在于顺利怀孕,以迄分娩。然而人们求子之望,实非仅止于斯。或即因此,医方也提供生育健康、聪明、贤良男儿的办法。凡此转胎、养胎与胎教之方,或如北齐徐之才《逐月养胎方》通称之为养胎,或如宋代陈自明《妇人大全良方·胎教门》通称之为胎教。但若仔细分疏,可知三者之间目的并不完全相同。转胎在于性别(转女为男),养胎期之形貌(健康、美好),胎教则着重道德性情(忠孝仁义)。并且不论方术或服药,其机制皆为见物而化、外象内

---

① 李时珍曰:"此物寄寓他木而生,如鸟立于上,故曰寄生。"见《本草纲目》卷37《木部》。
② 关于苎麻,见《本草纲目》卷15《草部》。现代中草药研究亦称用于胎动不安、先兆流产、尿血等症,见《中药志》册2,77"苎麻根"条,页385—387。
③ 《病源论》卷41《妇人妊娠病诸候上》"妊娠数堕胎候"。
④ 相关医方见《外台秘要》卷33引《经心录》,《千金》同,卷33引《删繁方》,《经心录》同;《医心方》卷22引《产经》,《录验方》;《外台秘要》卷33引《广济方》则谓"勿著葱豉醋"。
⑤ 徐之才《逐月养胎方》已佚,内容收录于《千金方》卷2《妇人方上》"养胎第三"。

成。以下便试论之。

四、外象内成的转胎、养胎与胎教

转胎或行方术、或服药物,大抵为求转女为男,而有效期限则以怀孕三个月之前为主。① 方术转胎,历代医方一脉相承,马王堆《胎产书》、北齐徐之才《逐月养胎方》、隋代《产经》与巢元方《病源论》皆称妊娠三月,未有定仪,见物而化。欲生男者,应操弓矢,射雄雉,乘牡马,观虎豹;欲生女者,则应着簪珥,绅珠子,施环佩。相信孕妇的言行若与特定的性别相关,胎儿便能相应转化。② 除此之外,孕妇或溺于雄鸡浴处,或佩带宜男花,或将弓弦带在左臂、系在腰下,或以绛囊盛雄黄携带,或以雄鸭毛置于席下,或将大刀、斧头摆在床下,便能生男。似乎不论天生雄性的生物,或社会上代表男性的用品,都有转女

---

① 马王堆《胎产书》除建议女子独食乌雌鸡求女外,亦教导产妇以埋胞之法影响下次怀孕,指出若欲生女,则埋胞阴垣下,欲生男,则埋胞阳垣下。然而,大部分的医方,不论方术或服药,重点仍在转女为男。见马继兴《马王堆古医书考释·〈胎产书〉考释》,页805、811。

② 相关资料,见《马王堆古医书考释》中《胎产书》,页781—803;《千金方》卷2《妇人方上》"养胎第三";《医心方》卷22引《产经》;《病源论》卷41《妇人妊娠病诸候上》。陈明则提出印度医学对中医转女为男方传统的影响,见 Chen, "Zhuan Nü Wei Nan/Turning Female to Male: An Indian Influence on Chinese Gynaecology?" pp. 315-334. 不过陈文中所提转女为男之例皆为成人修行者,非如中医之谓胞胎,两者关系,宜再考察。

为男之效。①《如意方》和《千金方》并称将斧头摆置于床下的办法，试用于鸡窟而有验，显示人们不但相信胎儿与外在事物互相感应，并且认为在生育之事上，人类与动物适用相同的感应机制。②

服药求男，亦包括各种奇方。前引宜男花，又名鹿葱、萱草，除佩带之外，方书说孕妇服用也可以生男。③ 此外，孕妇或生吞雀瓮中虫，或服原蚕矢，或喝蒿、杜、蜱蛸合制的药，或饮幼蜂与狗阴，制成之剂，或以男子冠缨烧成灰酒服，或取丈夫衣带烧灰，以井华水服之，都被视为有得男之功。④《千金方》更提供具有养胎和转女为男功效的丹参丸，其中除采用丹参、芍药等十六种妇女养身要药之外，并加入冠缨、犬卵和东门上雄鸡头一枚。⑤ 其作用显然和狗阴、丈夫衣带等配

---

① 以上各种转胎医方见《千金方》卷 2《妇人方上》"求子第一"；《医心方》卷 24 引《产经》、《葛氏方》、《如意方》、《集验方》、《灵奇方》等。据马继兴、长泽与后藤之说，《如意方》为梁简文帝萧纲(503—551)所撰；《灵奇方》为陶隐居所撰。《灵奇方》不见于隋、唐史志中，《宋史·艺文志》有"陶隐居《灵奇秘奥》一卷"。《日本国见在书目录》同，当为此书的略称。以宜男花求男，在汉魏六朝民间似颇为普遍。周处(236—297)《风土记》称宜男花又名鹿葱、萱草，"怀妊妇人佩之，必生男"。杜光庭(850—933)《录异记》亦有类似说法。三国时曹植(192—232)撰《宜男花颂》，晋代傅玄(217—278)和夏侯湛(243—291)都曾撰《宜男花赋》，嵇含(262—306)《宜男花赋序》则曰："荆楚之土，号曰鹿葱，根苗可以荐于俎。世人多女欲求男者，取此草服之，尤良也。"《风土记》、《录异记》资料，见《太平御览》卷 994《百卉部一》"鹿葱"条和卷 996《百卉部三》"萱"条；曹植、傅玄、夏侯湛、嵇含作品，分别见《全三国文》卷 17，页 4；《全晋文》卷 45，页 8、卷 68，页 4、卷 65，页 5，皆收入严可均(1762—1843)《全上古三代秦汉三国六朝文》。佩带草药求子的讨论，见伊藤清司《中国古代の妊娠祈愿に关する咒の药物——〈山海经〉の民俗学的研究》。
② 置斧于床下有效的医方，见《千金方》卷 2《妇人方上》"求子第一"；《医心方》卷 24 引《产经》。
③ 见《医心方》卷 24 引《如意方》。
④ 相关医方见《马王堆古医书考释·〈胎产书〉考释》《胎产书》；《千金方》卷 2《妇人方上》"求子第一"；《医心方》卷 24 引《灵奇方》案语《如意方》、《产经》，以及卷 24 和卷 28 引《玉房秘诀》。
⑤ 见《千金方》卷 2《妇人方上》"求子第一"。

方类似,皆企图以服用象征男性意义的物件,影响胎儿的性别。如此看来,服药和方术,在转胎上的机制差别不大。

转胎是否成功,医方认为可在妊娠四个月胎已成形时检验得知。检验之法,或令丈夫从孕妇背后呼唤,视其转身方向,左回首是男,右回首是女;或检查丈夫身体,若丈夫左乳房有核则孕妇将生男,右乳房有核则生女。^①要之,以男左女右为准,并且夫、妇、胎儿,三者有如一体,互相感应。

转胎应于妊娠三月之前施行,养胎则自初孕至分娩,皆须注意。养胎之方,着重饮食调理,可分为积极养护和消极回避二种。积极养护,《胎产书》、《逐月养胎方》和《病源论》一脉相承,根据对胎儿成长的认识,逐月给予孕妇适当的饮食。^②合药时,除采用前述调血、止血、补血之本草外,亦不时加入乌雌鸡、雄鸡、猪肾等滋补之物。

消极回避,则历代医方皆条列各种不宜食用的禽、畜、果、菜和药物。诸多食禁之间,有时互相矛盾。如北魏(386—534)张湛的《养生要集》主张不可食鳝鱼、鲤鲶,认为“令儿多创”,但《胎产书》建议四月宜食鳝鱼,《产经》则表示三月食鲤鱼,“令子多智有力”,且前引《录验方》亦以鲤鱼安胎。^③建议禁食,或因鱼鳞之状;主张多智,或因鲤能

---

① 见《脉经》卷9《平妊娠分别男女将产诸证第一》;《病源论》卷41《妇人妊娠病诸候上》“妊娠候”;《千金方》卷2《妇人方上》“妊娠恶阻第二”同,并有“又左手尺中脉浮大者为男,右手尺脉沉细者为女”一语;《医心方》卷24引《产经》同。此外,也有测孕妇左右手脉象的方法,以左手沉实尺脉偏大为男,右手浮大尺脉偏大为女。
② 三书所列养胎诸方整理比较,见表2。至于唐代以前医方中对胎儿发育认识的几种类型,见李建民《马王堆汉墓帛书“禹藏埋胞图”笺证》,页754—755之附表。
③ 《养生要集》,见《医心方》卷22引。《产经》之说,见《医心方》卷22引。

神变之说。① 不论如何,皆不脱外象内感的观念。事实上,医方中不乏因感应观念所产生的禁品。如驴骡令难产(个性),兔令缺唇(形状),豆酱令面黑(颜色),鳖令短项(形状)。而医方认为不好的品质,以五官缺陷和体弱多病为主,显示胎儿健康是养胎的主要目的。

求好男之法,除以养胎修好胎儿形貌之外,医方亦主张以胎教培育胎儿性情。现存医方中最早的胎教建议,见于北齐徐之才《逐月养胎方》,其中称妊娠三月,"欲子贤良,端坐清虚"。② 此后,隋代《病源论》《产经》和稍后的《千金方》《洞玄子》皆论述胎教之法,以掌控孕妇的言行举止来影响胎儿的道德性情。消极方面,孕妇应不视恶色,不听邪声,口不妄言,心无忧喜,坐必端席,立不倾斜,行必中道,卧无横变。积极方面,则应弹琴瑟,调心神,和情性,节嗜欲,居处简静,焚烧名香,眼睛所观,应为礼乐、钟鼓、俎豆、军旅等陈设,口中所诵则应为诗书、古今箴诫等等。医方认为如此则会诞生"圣子",头脑聪明智慧,性情忠孝仁义。

胎教的观念历史悠久,汉代士人便多主张古代圣王即有胎教之法。贾谊(前201—前169)《新书》和戴德《大戴礼记》皆载"青史氏"曰:"古者胎教之道,王后有身,七月而就蒌室……比三月者,王后所求声音非礼乐,则太师抚乐而称不习;所求滋味者非正味,则太宰荷

---

① 鲤鱼,陶弘景曰:"鲤为诸鱼之长,形既可爱,又能神变,乃至飞越江湖,所以仙人琴高乘之也,山上水中有此,不可食。"或因神变特异,《产经》等以为食之多智。而张湛《养生要集》谓妊娠食鲤鲙令儿多创,或因鱼鳞形状之故。但历代医方颇多以鲤疗妊娠诸疾者,《集验方》以之治胎气不长,《子母秘录》以之治妊娠感寒,《太平圣惠方》以之治胎动不安,大部分医方似乎认为妊娠食鲤并无不妥。以上诸说,见《本草纲目》卷44《鳞部》。

② 见《千金方》卷2《妇人方上》"养生第三"。

斗而不敢煎调,而曰不敢以侍王太子。"①刘向(前77—前6)更引文王之母大任为例,说明孕妇应寝不侧,立不跛,目不视恶色,耳不听淫声,口不出恶言,席不正不坐,割不正不食。② 北齐颜之推(531—约591)家训亦承袭汉人之说,唯以古圣王胎教之法,乃"怀子三月,出居别宫……音声滋味,以礼节之"。③ 所说月份与有身七月方才居于萎室的旧说有别,却与医方中三月之前未有定仪,见物而化的论点相同。

所谓生子优良,究竟有何特质,秦汉异代,可能有不同的标准。嬴秦尚武,社会中对子嗣的期望,或以勇武为主。④ 两汉之际,儒学渐兴,士大夫称许并推广的是孝悌仁爱等伦理道德。从汉代士人胎教的内容来看,所标榜的不外贤良盛德、忠孝仁义。从要求孕妇的事项来看,则不出儒家锻炼圣贤君子的教训。非礼勿言、勿听、勿视、勿动,口诵诗书、观听礼乐,乃至割不正不食、席不正不坐,都是孔子教导学生的规矩。敬本慎初,古代贵族要求孕妇举措得当,显然有意将教化新生儿的过程提早自母腹中开始。两汉之时,封建贵族的礼法观念向民间社会延伸,对子嗣性格的期望,也以传统君子教育为模范。隋唐医方并将胎教内容纳入,称贤母慎之,卒生圣子,则原本难登君子之列的女性,也可经由产育获得肯定。⑤

转胎、养胎与胎教之所以可行,即在于古代以气为主的身体观与生命观。战国以来,论者便相信气既充满于人体之内,又通于天地之

---

① 《新书》卷10《胎教第五十五》;《大戴礼记·保傅篇》青史氏之语。
② 《列女传》卷1《母仪传》"周室三母"。
③ 卢辩注则称"王后以七月就宴室,夫人妇嫔,即以三月就其侧室。"见《颜氏家训》卷1《教子第二》。
④ 学者研究云梦秦简《日书》中的世界,证实此种看法。见蒲慕州《睡虎地秦简〈日书〉的世界》。
⑤ 《医心方》卷22引《产经》。

间。汉代以降,士人方家更力求将人的形体、脏腑和性情,与天地相对应。① 人既与天地相应,从行房合气,经妊娠孕育,乃至诞生成长,皆无所逃于感应机制,并且夫、妇、胎儿相互影响。

虽然感应关系并存于夫、妇、胎儿之间,汉唐之间的士人学者仍不乏将责任归之于妇人的说法。刘向主张"人生而肖万物者,皆其母感于物"之故,因此称"文王母可谓知肖化矣"。② 将求好男的感应,限定在母子之间。王充(27—约97)则进一步指出"受气时,母不谨慎,心妄虑邪,则子长大,狂悖不善,形体丑恶"。③ 与历来房中书警告行房夫妇皆应戒慎恐惧的说法相比,王充对女性的要求显得益发严苛。而隋代《产经》更明言"诸生子有痴疵丑恶者,其名皆在其母"。④ 与刘、

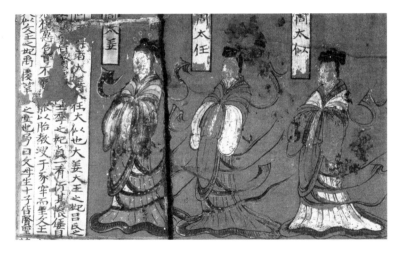

图3　北魏屏风漆画列女古贤图"周室三母"(引自《中国美术全集》)

① 杜正胜《形体、精气与魂魄——中国传统对"人"认识的形成》。
② 《列女传》卷1《母仪传》"周室三母"。
③ 《论衡·命义篇》。
④ 《医心方》卷22引《产经》。

王之说前后呼应。不但接受传统胎教观点,并且加以推演。言下之意,生子的面貌、健康和性情良窳,都由怀孕的妇女所左右;同时,也可以用来检验妇女从受孕到分娩的品行。发展至此,医方实以产育为基础,从求孕、求男与求好男等各方面,形成了对女性身体与性情的一套规训论述。[①]

五、结论:中国妇科医学之滥觞

综上可知,医方求子之法,自先秦以迄隋唐颇有转变与发展。汉魏六朝,求子论述多出现在房中书内,以行房宜忌主导求子良窳。合阴阳之影响所及,包括求孕、求男与求好男,期勉毕其功于一役。行房求子,在天时、地利等观念上,与行房养生相去不远,但在施术与受术的人选方面,却颇不同。行房养生既被视为交战,尔盈则我亏,因此女性施术,被视为对男性的威胁。但若为了求子,女性便可施术,采取主导与观察的位置。即使男性主导,仍需完实成熟的女性互相配合,与养生时好寻"不知道"的童女相异。房中书预设的读者既以男性为主,求子之责似当由丈夫肩挑。访求多男妇人以生子的做法,甚至有挑战养生规则中处女情结的意味。然而此种观念,却也将能否生育的矛头重新指向妇女。

妇女成为医方求孕、求男与求好男的焦点,可由五至七世纪的求子药方一窥究竟。草药求子,在先秦两汉的医方中难得一见。隋唐之际,求子药方才大量增加,却多列于妇人方中,甚少涉及男性病变。

---

① 　汉唐之间医方中转胎、养胎与胎教诸方之整理比较,见李贞德《汉唐之间求子医方试探——兼论妇科滥觞与性别论述》,附录"D. 验男女、转胎、养胎与胎教"。

《小品》《病源》和《千金》并始录求子专章,说明无子之因与治疗之法。与前代相较,似可归纳出两项发展。第一、在此之前,医方处理妇人产育,多着重于妊娠、产后诸疾。而此之后,医者对于产育活动的介入,似有从妊娠、分娩,提前到行房、受孕的轨迹。用药则是医者的重要自我界定。第二、隋唐之际,男性求子之论述与药方皆无突破。医方言及无子,虽曰"夫病妇疾",但论男性病变既不设无子专章,诊治药方也少提生子之效。显然,生育并非医者认识或论述男性身体的重点。反之,产育则成为医者认识并论述女性身体的最终目标。其中,孙思邈在《千金方·妇人方》中首列求子,并畅谈产育与女性的关系。从妇人胎产功能、生理结构和性格特质等三方面,一层深似一层地说明妇人别立一方的理由,可说为妇科医学之成立提供了理论依据。以下便来细读孙思邈这篇论述。

《千金方·妇人方上》"求子第一":论曰:夫妇人之别有方者,以其胎妊生产崩伤之异故也。是以妇人之病,比之男子十倍难疗。经言妇人者,众阴所集,常与湿居,十四以上,阴气浮溢,百想经心,内伤五脏,外损姿颜。月水去留,前后交互,瘀血停凝,中道断绝,其中伤堕,不可具论。生熟二脏,虚实交错,恶血内漏,气脉损竭。或饮食无度,损伤非一,或疮痍未愈,便合阴阳,或便利于悬厕之上,风从下入,便成十二痼疾,所以妇人别立方也。若是四时节气为病,虚实冷热为患者,故与丈夫同也。惟怀胎妊而挟病者,避其毒药耳。其杂病与丈夫同,则散在诸卷中,可得而知也。然而女人嗜欲多于丈夫,感病倍于男子,加以慈恋爱憎,嫉妒忧愤,染着坚牢,情不自抑,所以为病根深,疗之难瘥。故养生之家,特须教子女学习此三卷《妇人方》,令其精晓,即于仓促之秋,何忧畏也。夫四德者,女子立身之枢机,产育者,妇人性命之长务,若不通明于此,则何以免于夭枉者哉!故傅母之徒,亦不可不学,常宜缮写一本,怀挟随身,以防不虞也。①

医方为养生之具,预设的读者即为孙思邈所谓"养生之家"。从一方面来说,《千金方》在提供求子药方时,或告诫读者合药需先斋戒,并不得令小儿、女人与奴婢窥知,或指示读者慎秘其方,不可妄传,流露了方术的禁秘传统。② 然而,另一方面,孙思邈又指出"婚姻养育者,人伦之本,王化之基",可惜常人多不措意。为了避免"临事之日,昏尔若愚",他建议养生者教导子女学习《妇人方》。③ 尤其是照顾女性的"傅母之徒",更"常宜缮写一本,怀挟随身",有推广妇科医方的意味。为了使人们能够求子有法,孙思邈特别在《妇人方》中纳入求子之章。从"产育者,妇人性命之长务"一语看来,虽然婚姻养育,凡人皆有责任,但医者却视生育为女性的天职,生育也使妇女在疾病与医疗上与男子不同。

---

① 《千金方》卷2《妇人方上》"求子第一"。其中"十四以上"一语,在藏于日本静嘉堂文库、上世纪末始公诸于世的《新雕孙真人千金方》中,作"十五以上"。学者考证《新雕》残本,推断最晚1064年已出现。由于今日通行之《千金方》传本,乃北宋校正医书局于1066年刊行,而北宋儒臣在校正时曾对体例和内容做过改动,故而学者主张《新雕》应更接近孙思邈著作原貌。不过,若以《妇人方上》"求子第一"此段引文观之,除"十四"和"十五"参差之外,其余文字两书无甚差异。《新雕》初刊,见孙思邈《新雕孙真人千金方》;《新雕》本的考证与校注,见曾凤《新雕孙真人千金方校注》;北宋以儒臣主导校正医书的意义,讨论见范家伟《北宋校正医书局新探——以国家与医学为中心》;中古医书论女性初潮年龄或以十四、十五,或以十六,而北宋校正齐一为十四,其中反映尊崇经典的现象,讨论见李贞德《绝经的历史研究——从"更年期"一词谈起》,页206—207。

② 《千金方》卷11《肝脏》"坚症积聚第五"。古代方家所谓"禁方",具有禁而不传、秘而不宜的性质,并认为禁秘与否可以影响方技之验与不验,见李建民《中国古代"禁方"考论》。

③ 《千金方》卷2《妇人方上》"求子第一"。

　　刘宋医家陈延之曾指出"早嫁、早经产,肾根未立,而产伤肾",导致少妇有病难治,即使无病也会变成废人,因此建议晚嫁少产,①可说与前引褚澄完实而交的说法一脉相承,亦和孙思邈正视胎产崩伤的严重性前后呼应。但孙思邈的论述并不仅止于早经产所带来的问题,而是进一步主张妇女病的特色在于胎产,而胎产的能力与象征,则是十四岁月水来。由于月事,妇女集合阴、湿等易于致病之源于一身。由于胎产,妇女经常面对崩伤之危。甚至因生理结构所形成的如厕习惯,也导致妇女易受风疾。简而言之,是妇人自然的生理构造,而非早婚等社会行为,造成妇人病特别复杂的现象。

　　然而,生理特色并非生病难治的唯一原因。孙思邈认为妇女的心理特质,如嗜欲多、慈恋爱憎、嫉妒忧愤、情不自抑等,使妇女病更加棘手。心理情绪影响生理健康的观念,一直存在于养生传统中。《养生方》曾以"忧愤泣哭,以令阴阳结气不和",解释妇人月水不调、形枯体瘦;又以夫妇争吵,"讼意未和平,强从,子脏闭塞,留结为病",解释妇人漏下之疾。② 但此类心身症的观察,因附有特定时空情境的说明,不必被视为女性独有的倾向。

　　相形之下,《千金方》不讨论女性心身症的原因,是来自特殊的社会处境(如陈延之早嫁早经产之语),或人际关系中的特殊情况(如《养生方》形容还在气头上便被迫行房),却以陈述事实的语气,道出女性的心理特质,并主张有损于妇女的生理健康。此种论述方式,暗示妇人别立一方的缘由,不限于胎产所造成的崩伤,也在于女性的本质与男子不同。古典医经在描述人体结构时,是否强调男女之别,学

---

① 　《医心方》卷 21 引陈延之《小品方》。

② 　见《病源论》卷 37《妇人杂病诸候一》"月水不调候"及《病源论》卷 38《妇人杂病诸候二》"漏五色俱下候"引《养生方》。

者说法不一。① 不过，汉代以来的医方对妇女辨证下药，倒和孙思邈类似，认为"若是四时节气为病，虚实冷热为患者，故与丈夫同也"。然而，《千金方》中"生育天职"与"性情脆弱"的说法，将女性在医方中的角色凸显出来，可说已为妇科医学之滥觞奠定了性别理论基础。

生育是妇女生命中的大事，对妇女的影响重大深远。就性别角色而言，生育的能力肯定她是一个正常而没有问题的女人；就社会角色而言，生育（尤其是生儿子）使妇女确立自己在夫家的地位。多子多孙是传统社会父系家族繁荣昌盛的表征；而鼓励生养蕃息是历代政府的人口政策。因此，不论主观意愿或客观形势，都使生育成为女性的"天职"。面对沉重压力，肩负重责大任，传统中国社会的妇女除了敬拜神佛、求助于巫和佩戴草药之外，又有就医治疗一途。五世纪之后，妇人别立一方，医者除协助女性求孕之外，又以安胎药方确保妊娠顺利，以感应方术和滋补药物求男和求好男。医方视为慈恋爱憎、嫉妒忧愤的女性，一旦受孕，战战兢兢，谨言慎行，或为自己身体健康，或为祈求骨肉平安。胎教论述赋予女性"贤母卒生圣子"的希望，而士人医家，也不忘提醒"诸生子有痴疵丑恶者，其名皆在其母也"。如此一来，女性的生育之苦，似又不限于胎产崩伤而已了。

---

① 古代医经是否强调男女之别，学者说法不一。美国学者 Charlotte Furth 综论中国妇科医学的发展，先勾勒《黄帝内经》中的身体观，乃"阴阳同体"而以气统御，她称之为"黄帝的身体"。认为直到南宋陈自明将《内经》中同源互补的阳精阴血（男精女血）分而论之，申论"妇人以血为主"，男女身体的性别区隔趋于明显，妇科医学乃得确立。见 Charlotte Furth, *A Flourishing Yin: Gender in China's Medical History* (960—1665), pp. 27-48. 李建民研究奇经八脉中职司男性养生的督脉，则指出人体中的津液，不论脑髓或精液，在《内经》中已经多所论述，主张《内经》乃以生理周期的不同体液作为男女性别的最主要差异。见李建民《督脉与中国早期养生实践——奇经八脉的新研究之二》，页 249—313. Furth 之说所引起的其他回响，讨论见 Angela K. C. Leung, "Recent Trends in the Study of Medicine for Women in Imperial China", pp. 110-126.

表2　《胎产书》《产经》《病源论》和《逐月养胎方》中之胎相、养胎和月禁诸方

	马王堆《胎产书》		《产经》收录于《医心方》中		
	胎相	养胎	胎相	养胎	主养月禁
一	留刑（流形）	●饮食必精，酸羹必熟，毋食辛腥，是谓哉贞。	始形	●饮食必精熟暖美，无御大（丈）夫，无食辛腥，是谓始载负也。 ●不宜为力事，寝必安静，无令恐畏。	●足厥阴脉养，不可针灸其经也，厥阴者是肝，肝主筋。 ●右肝脉穴，自大敦上至阴廉，各十二穴。又募二穴，名期门；又输二穴，在脊第九椎节下两旁，各一寸半。上件诸孔，并不可针灸，犯之致危。
二	始膏	●毋食辛臊，居处必静，男子勿劳，百节皆病，是谓始藏。	始膏	●无食辛臊，居必静处，男子勿劳，百节骨间皆病，是谓始藏也。 ●当护慎，勿惊之。	●足少阳脉养，不可针灸其经也。少阳者，内属于胆。 ●右胆脉穴，自窍阴上至环铫，各十三穴，又募二穴，名曰月，在期门下五分。又输二穴，在背第十椎节下两旁，各一寸半。上件诸穴，并不可犯之。

《诸病源候论》			徐之才《逐月养胎方》收录于《备急千金要方》中		
胎相	养胎	主养月禁	胎相	养胎	主养月禁
始形	●饮食精熟,酸美受御,宜食大麦,无食腥辛之物,是谓才贞。	●足厥阴养之。足厥阴者,肝之脉也。肝主血,一月之时,血流涩,如不出,故足厥阴养之。足厥阴穴,在足大指歧间白肉际是。	始胚	●饮食精熟,酸美受御,宜食大麦,无食腥辛。●是谓才正。●不为力事,寝必安静,无令恐畏。●阴阳新合为胎。寒多为痛,热多卒惊。举重腰痛,腹满胞急,卒有所下,当预安之,宜服乌雌鸡汤方。若曾伤一月胎者,当预服补胎汤方。	●足厥阴脉养,不可针灸其经。足厥阴内属于肝,肝主筋及血。一月之时,血行否涩。
始膏	●无食腥辛之物,居必静处。男子勿劳,百节皆痛,是谓始藏也。	●足少阳养之。足少阳者,胆之脉也,主于精。二月之时,儿精成于胞里,故足少阳养之。足少阳穴,在足小指间本节后附骨上一寸陷中者是。	始膏	●无食辛臊,居必静处。男子勿劳,百节皆痛,是为胎始结。●当慎护之,勿惊动也。●始阴阳踞经,有寒多坏不成,有热即萎悴。中风寒有所动摇,心满,脐下悬急,腰背强痛,卒有所下,乍寒乍热,艾叶汤主之方。若曾伤二月胎者,当预服黄连汤方。	●足少阳脉养,不可针灸其经。足少阳内属于胆,主精。二月之时,儿精成于胞里。

	马王堆《胎产书》		《产经》 收录于《医心方》中		
	胎相	养胎	胎相	养胎	主养月禁
三	始脂	●果隋肖效,当是之时,未有定仪,见物而化。是故君公大人,毋使侏儒,不观沐猴,不食葱姜,不食兔羹。□欲生男,置弧矢,□雄雉,乘牡马,观牡虎。欲生女,佩簪珥,绅珠子,是谓内象成子。	始胎	●当此之时未有定仪,见物而化,是故应见王公、后妃、公主、好人,不欲见偻者、侏儒、丑恶、瘦人、猿猴。无食苗姜、兔肉,思欲食果瓜,激味酸菹瓜,无食辛而恶臭,是谓外象而内及故也。 ●心无悲哀,无思虑惊动之。	●三月手心主脉养,不可针灸其经也。心主者,内属于心。 ●右心胞脉穴、自中冲上至天府,各八穴。又募一穴,名曰巨阙,在心鸠尾下一寸五分。又输二穴,在背第五椎节下两旁,各一寸半。上件诸穴,并不可犯也。

《诸病源候论》			徐之才《逐月养胎方》收录于《备急千金要方》中		
胎相	养胎	主养月禁	胎相	养胎	主养月禁
始胎	●当此之时,血不流,形像始化,未有定仪,见物而变。欲令见贵盛公主,好人端正庄严。不欲令见伛偻侏儒,丑恶形人,及猿猴之类。无食姜兔,无怀刀绳。欲得男者,操弓矢,射雄鸡,乘肥马于田野,观虎豹及走犬。其欲得女者,则着簪珂环佩,弄珠玑。欲令子美好端正者,数视白璧美玉,看孔雀,食鲤鱼。欲令儿多智有力,则啖牛心,食大麦。欲令子贤良盛德,则端心正坐,清虚和一,坐无邪席,立无偏倚,行无邪径,目无邪视,耳无邪听,口无邪言,心无邪念,无妄喜怒,无得思虑,食无邪脔,无邪卧,无横足,思欲果瓜,啖味酸菹,好芬芳,恶见秽臭,是谓外象而变者也。	●手心主养之。手心主者,脉中精神,内属于心,能混神,故手心主养之。手心主穴,在掌后横文是。诊其妊娠脉滑疾,重以手按之散者,胎已三月也。	始胎	●当此之时,未有定仪,见物而化。欲生男者,操弓矢。欲生女者,弄珠玑。欲子美好,数视璧玉。欲子贤良,端坐清虚。是谓外象而内感者也。 ●无悲哀思虑惊动。 ●为定形,有寒大便青,有热小便难,不赤即黄。卒惊恐忧愁嗔怒,喜顿仆,动于经脉。腹满,绕脐苦痛,或腰背痛,卒有所下,雄鸡汤方。若曾伤三月胎者,当预服茯神汤方。	●手心主脉养。不可针灸其经。手心主内属于心。

		马王堆《胎产书》		《产经》收录于《医心方》中	
	胎相	养胎	胎相	养胎	主养月禁
四	水受（授）之成血	●乃始成血。其食稻、麦、鳝鱼、□□，以清血而明目。	始受水精，以盛血脉	●其食稻粳，其羹鱼雁，是谓盛血气以通耳目，而行经络也。 ●静安形体，和顺心志，节饮食之。	●手少阳脉养，不可针灸其经也。手少阳内属上焦。 ●右三焦脉穴，自关冲上至消泺，各十二穴。又募一穴，在当脐下二寸，名为石门。又背输二穴，在脊第十三椎节下两旁，各一寸半。上件诸穴，并不可犯之。

	《诸病源候论》			徐之才《逐月养胎方》收录于《备急千金要方》中	
胎相	养胎	主养月禁	胎相	养胎	主养月禁
始受水精，以成血脉	●其食宜稻粳，其羹宜鱼雁，是谓盛荣，以通耳目，而行经络。洗浴远避寒暑。 ●静形体，和心志，节饮食。	●是手少阳养之。手少阳者，三焦之脉也，内属于腑。四月之时，儿六腑顺成，故手少阳养之。手少阳穴，在手小指间本节后二寸是也。 ●诊其妊娠四月，欲知男女，左脉疾为男，右脉疾为女，左右俱疾，为生二子。 ●当此之时，慎勿泻之，必致产后之殃。何谓也？是手少阳三焦之脉，内属于三焦。	始受水精，以成血脉	●食宜稻粳，羹宜鱼雁，是谓盛血气，以通耳目，而行经络。 ●儿六腑顺成，当静形体，和心志，节饮食。 ●有寒，心下愠愠欲呕，胸膈满，不欲食。有热小便难，数数如淋状。脐下苦急。卒风寒，颈项强痛，寒热。或惊动身躯，腰背腹痛，往来有时，胎上迫胸，心烦不得安。卒有所下，菊花汤方。若曾伤四月胎者，当预服调中汤方。	●手少阳脉养。不可针灸其经。手少阳内输三焦。

	胎相	马王堆《胎产书》 养胎	胎相	《产经》 收录于《医心方》中 养胎	主养月禁
五	火受〈授〉之成气	●乃始成气。晏起□沐,厚衣居堂,朝吸天光,避寒殃,其食稻、麦,其羹牛、羊,和以茱萸,毋食□,以养气。	始受火精,以盛血气	●晏起沐浴浣衣,身居堂,必厚其裳。朝吸天光,以避寒殃。其食稻麦,其羹牛羊,和茱萸,调以五味,是谓养气,以定五脏者也。 ●无大饥,无甚饱,无食干燥。无自灸热,大劳倦之。	●足太阴脉养,不可针灸其经也。太阴者,内属于脾。 ●右脾脉穴,自隐白上至箕门,各十二(三)穴。又募二穴,名章门,在季肋端,侧卧取之。又输二穴,在脊第十一椎节下两旁,各一寸半。上件诸穴,并不可犯之。

《诸病源候论》			徐之才《逐月养胎方》收录于《备急千金要方》中		
胎相	养胎	主养月禁	胎相	养胎	主养月禁
始受火精，以成其气	●卧必晏起，洗浣衣服，深其屋室，浓其衣裳，朝吸天光，以避寒殃。其食宜稻麦，其羹宜牛羊，和以茱萸，调以五味，是谓养气，以定五脏者也。一本云：宜食鱼鳖。	●足太阴养之。足太阴脾之脉，主四季。五月之时，儿四肢皆成，故足太阴养之。足太阴穴，在足内踝上三寸是也。 ●诊其妊娠脉，重手按之不散，但疾不滑者，五月也。又，其脉数者，必向坏；脉紧者，必胞阻；脉迟者，必腹满喘；脉浮者，必水坏为肿。	始受火精，以成其气	●卧必晏起，沐浴浣衣。深其居处，厚其衣裳。朝吸天光以避寒殃。其食稻麦，其羹牛羊，和以茱萸，调以五味，是谓养气，以定五脏。 ●五月之时，儿四肢皆成。无大饥，无甚饱，无食干燥，无自炙热，无劳倦。 ●有热苦头眩，心乱呕吐。有寒苦腹满痛。小便数，卒有恐怖。四肢疼痛，寒热，胎动无常处，腹痛闷顿欲仆，卒有所下，阿胶汤主之方。曾伤五月胎者，当预服安中汤方。	●足太阴脉养，不可针灸其经。足太阴内输于脾。

	马王堆《胎产书》		《产经》收录于《医心方》中		
	胎相	养胎	胎相	养胎	主养月禁
六	金受（授）之成筋	●乃始成筋。劳□□□,出游于野,数观走犬马,必食□□也,未□□□,是谓变腠□筋,□□□□。	始受金精,以成筋骨	●劳身无处,出游于野,数观走犬、走马,宜食鸷鸟猛兽,是谓变腠理臂细筋,以养其爪,以坚背膂也。●调和五味,食甘,甘和,无大饱。	●足阳明脉养,不可针灸其经也。阳明内属于脾。●右胃脉,自厉兑上至髀关,各十六穴。又募一穴,名中管,在从心蔽骨下,以绳量至脐止,即以绳中折之。又输二穴,在脊第十二椎节下两旁,各一寸半。上件诸穴,并不可犯之。

《诸病源候论》			徐之才《逐月养胎方》收录于《备急千金要方》中		
胎相	养胎	主养月禁	胎相	养胎	主养月禁
始受金精，以成其筋	●身欲微劳，无得静处，出游于野，数观走犬，及视走马，宜食鸷鸟猛兽之肉，是谓变腠腠筋，以养其爪，以牢其背膂。	●足阳明养之。足阳明者，胃之脉，主其口目。六月之时，儿口目皆成，故足阳明养之。足阳明穴，在太冲上二寸是也。	始受金精，以成其筋	●身欲微劳，无得静处，出游于野，数观走犬，及视走马。食宜鸷鸟猛兽之肉，是谓变腠理纫筋，以养其力，以坚背膂。 ●六月之时，儿口目皆成，调五味。食甘美，无大饱。 ●卒有所动不安，寒热往来，腹内胀满，身体肿，惊怖，忽有所下，腹痛如欲产，手足烦疼，宜服麦门冬汤方。若曾伤六月胎者，当预服柴胡汤方。	●足阳明脉养，不可针灸其经。足阳明内属于胃，主其口目。

		马王堆《胎产书》			《产经》收录于《医心方》中	
	胎相	养胎	胎相	养胎	主养月禁	
七	木受（授）之成骨	●乃始成骨,居燥处,毋使定止,……饮食避寒,……美齿。	始受木精,以成骨髓	●劳躬摇肢,无使身安,动作屈伸,自比于猿。居必燥之。饮食避寒,必食稻粳肌肉,以密腠理,是谓养骨而坚齿也。●无大言,无号哭,无薄衣,无洗浴,无寒饮之。	●手太阴脉养,不可针灸其经也。太阴者,内属于肺。●右肺脉穴自少商上至天府,各九穴。又募二穴,名中府,在两乳上三肋间陷者中。又输二穴,在背第三椎节下两旁各一寸半。上件诸穴,并不可犯之。	

《诸病源候论》			徐之才《逐月养胎方》收录于《备急千金要方》中		
胎相	养胎	主养月禁	胎相	养胎	主养月禁
始受木精，以成其骨	●劳躬摇支，无使定止，动作屈伸，以运血气，居处必燥，饮食避寒，常宜食稻粳，以密腠理，是谓养骨牢齿者也。	●手太阴养之。手太阴者，肺脉，主皮毛。七月之时，儿皮毛已成，故手太阴养之。手太阴穴，在手大指本节后，白肉际陷中是。 ●诊其妊娠七月脉，实大牢强者生，脉细者死。怀躯七月，而不可知，时时䐜而转筋者，此为躯䐜；时嚏而动者，非躯也。怀躯七月，暴下斗余水，其胎必倚而堕，此非时孤浆预下故也。	始受木精，以成其骨	●劳身摇肢，无使定止，动作屈伸，以运血气。居处必燥，饮食避寒。常食稻粳，以密腠理，是谓养骨而坚齿。 ●七月之时，儿皮毛已成。无大言，无号哭，无薄衣，无洗浴，无寒饮。 ●忽惊恐摇动腹痛，卒有所下，手足厥冷，脉若伤寒，烦热腹满短气，常苦颈项及腰背强，葱白汤主之。若曾伤七月胎者，当预服杏仁汤方。	●手大阴脉养，不可针灸其经。手太阴内属于肺，主皮毛。

	马王堆《胎产书》		《产经》收录于《医心方》中		
	胎相	养胎	胎相	养胎	主养月禁
八	土受（授）之成肤革	●乃始成肤革，……是谓密腠理。	始受土精，以成肤革	●和心静息，无使气控（极），是谓（密）腠理而光泽颜色也。 ●无食燥物，无忍大起。	●手阳明脉养，不可针灸其经也。阳明者，内属于大肠。 ●右大肠脉穴自商阳上至臂臑，各十四穴。又募二穴，在脐两旁，各二寸半，右名天枢，左名谷门。又输二穴，在脊第十六椎节下两旁，各一寸半。上件诸穴，并不可犯之。
九	石受（授）之成毫毛	●乃始成毫毛。……伺之。	始受石精，以成皮毛	●六腑百节莫不毕备，饮醴食甘，缓带自持而待之，是谓养毛发多才力也。 ●无处湿冷，无着灸衣。	●足少阴脉养，不可针灸其经也。少阴内属于胃。 ●右肾脉穴，自涌泉上至阴谷，各十七穴。又募二穴，在腰目中季肋，本侠脊胁肉前宛宛中，名京门。又输二穴，在脊第十四椎下两旁，各一寸半。上件诸穴，并不可犯之。

《诸病源候论》			徐之才《逐月养胎方》收录于《备急千金要方》中		
胎相	养胎	主养月禁	胎相	养胎	主养月禁
始受土精，以成肤革	●和心静息，无使气极，是谓密腠理而光泽颜色。	●手阳明养之。手阳明者，大肠脉，大肠主九窍。八月之时，儿九窍皆成，故手阳明养之。手阳明穴，在大指本节后宛宛中是。 ●诊其妊娠八月脉，实大牢强弦紧者生，脉细者死。	始受土精，以成肤革	●和心静息，无使气极，是谓密腠理，而光泽颜色。 ●八月之时，儿九窍皆成。无食燥物，无辄失食，无忍大起。 ●中风寒，有所犯触，身体尽痛，乍寒乍热，胎动不安，常苦头眩痛，绕脐，下寒，时时小便白如米汁，或青或黄，或使寒栗。腰背苦冷而痛，目目晾晾，芍药汤主之。若曾伤八月胎者，当预服葵子汤方。	●手阳明脉养。不可针灸其经。手阳明内属于大肠。主九窍。
始受石精，以成皮毛	●六腑百节，莫不毕备。饮醴食甘，缓带自持而待之，是谓养毛发，多才力。	●足少阴养之。足少阴者，肾脉，肾主续缕。九月之时，儿脉续缕皆成，故足少阴养之。足少阴穴，在足内踝后微近下前动脉是也。	始受石精，以成皮毛、六腑、百节	●莫不毕备，饮醴食甘，缓带自持而待之。是谓养毛发，致才力。 ●九月之时，儿脉续缕皆成。无处湿冷，无着炙衣。 ●若卒得下痢，腹满悬急，胎上冲心，腰背痛不可转侧，短气，半夏汤方。若曾伤九月胎者，当预服猪肾汤方。	●足少阴脉养。不可针灸其经。足少阴内属于肾。肾主续缕。

		马王堆《胎产书》		《产经》收录于《医心方》中	
	胎相	养胎	胎相	养胎	主养月禁
十	气陈	●以为……	俱已成子也	●时顺天生,吸地之气,得天之灵,而临生时乃能啼,声遂天气,是始生也。 ●无处湿地,无食大热物。	●足太阳脉养,不可针灸其经也。太阳内属于膀胱。 ●右膀胱脉穴自至阴上至扶承,各十六穴。又募一穴,在脐下直四寸,名中极。又输二穴,在脊第十九椎节下两旁,各一寸半。上件诸穴,并不可犯之。

《诸病源候论》			徐之才《逐月养胎方》收录于《备急千金要方》中		
胎相	养胎	主养月禁	胎相	养胎	主养月禁
五脏俱备，六腑齐通	●纳天地气于丹田，故使关节人神咸备，然可预修滑胎方法也。		五脏俱备，六腑齐通	●纳天地气于丹田，故使关节人神皆备，俟时而生。	

第三章　生产之道与女性经验

一、前　言

　　产育是妇女生命中的大事，求子不过是跨出第一步而已，分娩才是生死关头。在上一章谈求子时，便曾引用刘宋医家陈延之的说法，认为女性年纪轻轻便经历产育，将使少妇"有病难治，无病者亦废矣"。南齐医家褚澄更明确指出"产乳众则血枯杀人"，规劝妇女晚嫁少产。尽管有这些建议，但古代避孕和堕胎的技术尚不够精准和普及，妇女怀孕概率恐怕仍相当高。[1] 倘若按照古代医书和礼经的说

---

[1]　有关唐代以前避孕堕胎针药的讨论，见本书第四章《堕胎、绝育和生子不举》。李银河研究 20 世纪末中国农村的生育文化，发现七八十岁的人当中，生过七八个到十来个孩子的，大有人在。而五六十岁未赶上计划生育政策的妇女，即使不算流产或夭折，平均也有约五个子女。见其《生育与中国村落文化》，页 109。Patricia Ebrey 则推测宋代妇女一生平均生育子女数约 6.1 人，而未成功分娩的怀孕次数应更多。见其 *The Inner Quarters: Marriage and the Lives of Chinese Women in the Sung Period*, p. 172. 我根据赵超《汉魏南北朝墓志汇编》中提及妇女及其子女的墓志铭做了粗略的统计，发现贵族妇女一生所生子女平均约为五人。子女数似乎略低的原因，除妇女早卒、早寡之外，也因为有些墓志铭只提儿子，不提女儿，无法作全面的统计。妇女卒年及寡年统计，见 Jen-der Lee, "The Life of Women in the Six Dynasties", Table I & Table V. 也有学者认为，长期哺乳有助于避孕，见熊秉真《传统中国的乳哺之道》，页 123—146。尽管如此，汉魏六朝妇女生子女在十人左右者亦不在少数。一般平民，若无妾为主妇分担生育责任，则妇女怀孕分娩，面对生死关头的机会，或更甚于此。

法，十四岁初潮"天癸至"，十五岁"及笄"许婚，到四十九岁停经"地道绝"，抚养十个子女的妇女，几乎长年处在生育的情境中，平均每三年即生产一次。

除了自己分娩，妇女也会观察、谈论，甚至协助其他女性亲友进行分娩，生产可说是女性生活中的重要经验。即使晚嫁少产，每一次的分娩都仍影响深远。生产是母亲和胎儿分离的过程，倘若成功，产母不但自己重获平安，也为家庭提供继承人和劳动力。分娩顺利，在家庭、邻里来说是一件喜事，也是对助产者的一种肯定。倘若失败，情况则大不相同。母死子存，则新生儿失去母亲，家庭失去主妇，存活之子处境堪虑，贫家更可能顿失支柱。母存子死，则怀胎十月，功亏一篑，对产妇身心打击巨大；胎死腹中更会影响产母安全。倘若母子俱死，则不但家庭、邻里悲痛，助产者也难免遭到怨谤。

我曾研究汉魏六朝的妇女生活，发现妇女的婚年大多集中于十四岁到十八岁之间，而妇女寿年的统计，则显示二十岁到三十岁是死亡的高峰之一，因此怀疑难产或相关疾病，可能是造成妇女死亡的一个重要原因。[1] 本书《导论》中提到的庆，正是因为有一妹二女死于产难，所以才不辞千里，入山求助，意外地为古代妇女分娩的情况留下了宝贵的讯息。

事实上，史书中不乏因生产而丧亡的记载。自汉以来，便有祭拜"神君"的习俗，据说是一名长陵女子神君因产而死，向她的姊妹宛若显灵，宛若便在自己的家中为神君设祠，而民众也多前往祭拜。[2] 晋代则有诸显姨嫁为米元宗妻，产亡于家的故事。[3] 南朝刘宋开国皇帝刘裕的母亲更是因为产疾，在生产当天过世，刘裕差点遭到弃养。而

---

① Jen-der Lee, "The Life of Women in the Six Dynasties", Table I & Table V.
② "先后"者，姊妹也。见《汉书》卷25《郊祀志》。
③ 《太平广记》卷276引《搜神记》。

刘宋孝穆赵皇后,生产当日,"以产疾卒于丹徒官舍",年仅二十一岁。陈吴兴王胤之母孙姬,因产而卒,胤改由沈皇后抚养。[1] 北魏薛慧命的墓志则称她因"产后殇子,婴疾而卒"等等。[2] 诸如此类,不一而足。古代妇女对于生产的危险,颇有自觉。前一章就曾引霍光夫人显的名言"妇人免乳大故,十死一生",有如决一死战。[3] 陈延之则形容妇女分娩时"下地坐草",如同等死一般。[4] 可见生产危险的确是当时人的共识。

生产是如此严重的大事,但历史学者的研究却不多。方兴未艾的妇科医学史,主要环绕着女性身体观的议题作论,并且集中在宋明以后的发展。至于唐代以前,学者较少着墨,生产本身,则未见专文分析。[5] 诚然,就生物现象而言,古今中外的生产可能大同小异,然而

---

[1] 以上诸例,分别见《宋书》卷 47《刘怀敬传》,卷 41《后妃传》;《陈书》卷 28《后主诸子列传》。

[2] 赵万里《汉魏南北朝墓志集释》卷 4,页 32b。

[3] 《汉书》卷 97 上《孝宣许皇后传》。

[4] 《医心方》卷 23 引《小品方》。

[5] 郭立诚《中国生育礼俗考》概论传统社会生育文化,如求子、胎教和产育等各方面的礼俗。马大正的《中国妇产科发展史》则综述自先秦至民初中国妇产科医学的发展。张志斌的《古代中医妇产科疾病史》是中医妇科医学疾病观念与实作的通论著作。断代的讨论,集中在宋明以下,如 Patricia Ebrey 简述宋人对妇女生育的照顾能力,见 Ebrey, *The Inner Quarters*, Chapter 9 "Motherhood", pp. 172-176. 熊秉真研究明清儿科医学,偶亦涉及生产,见熊秉真《幼幼——传统中国的襁褓之道》,页 53-102。吴一立则尝从怀鬼胎等议题分析传统中国妇科医学的不确定性,见 Yi-li Wu, "Ghost Fetuses, False Pregnancies, and the Parameters of Medical Uncertainty in Classical Chinese Gynecology." Charlotte Furth 的书 *A Flourishing Yin* 分析中国妇科医学自宋至明的演变,在上世纪末的西方学界引起热烈讨论,更刺激了本世纪初一本关于女性与医疗史的专号出版。Angela K. C. Leung, "Recent Trends in the Study of Medicine for Women in Imperial China"则是这本专号的导论。之后,吴一立出版专著延伸分析清代的情形见 Yi-li Wu, *Reproducing Women: Medicine, Metaphor and Childbirth in Late Imperial China*. 而少数论著涉及唐代以前情况,如李建民《马王堆汉墓帛书"禹藏埋胞图"笺证》讨论汉代埋胞礼俗和天人相应的观念。不过,李文和熊书类似,重心在于新生儿及幼儿的存活与发育,较少触及产妇的问题。

环绕着此一过程的医疗行为、仪式禁忌和思想观念，却可能因时空文
化而有差别。本书《导论》所引的故事中，高僧之所以让产妇独自吊
挂在衡木上调气分娩，正是由于医者对孕产妇和助产者的评价所致。
有鉴于此，本章将先以医方资料为主，重建妇女在入月滑胎、设帐安
庐、临产坐草、难产救治，以及产后处理等各方面的情形。然后配合
正史、笔记等其他资料，尝试探讨生产相关行为的社会文化意涵。以
下便先谈谈入月之后的各种安排。

二、入　月

进入妊娠的第十个月，宋代以后的医书通称之为"入月"，并对产
妇特别调理。① 唐代以前的助产方药中也有"入月"一词，不过入月护
理的整套体系和规则似乎尚未明朗化，只有服药滑胎和设帐安庐比
较明确。

1. 服药滑胎

服汤药促进顺产的观念，自先秦以来即有，而所服汤药似乎随着
时代日趋繁复。有些方药的服用时机，在早期各种医书中说法互异，
后来则逐渐统一。马王堆汉墓出土《胎产书》中记载："怀子者，为烹

---

① 　现代医学以 280 天为怀孕周期，故或称怀胎九月，唯传统中国皆以十月作论，医方如
此，一般通说俗语亦然，即使今日华人社会中仍不乏称怀胎十月者，但已少闻"入月"
之称。《太平圣惠方》卷 76 称分娩预备药物应于"入月一日皆需收足"，并且"产妇入月
切不得饮酒"，"入月门前不得停留形迹客宿"等。陈自明《妇人大全良方》卷 16 亦有
"入月预备药物"条。南宋朱端章《卫生家宝产科备要》卷 1 和卷 6 收集各种胎产医书，
也特别说明"入月"应准备临盆及产后所需用的各种汤药、选择产婆、整理产房、贴产
图、了解埋胞方位、让产妇日进保生圆一服，并且有不能洗头等种种规定。Ebrey 也指
出宋代妇产科医书特别重视"入月"的现象，见其 *The Inner Quarters*，p. 173.

白牡狗首,令独食之。其子美晳,又易出。""牡狗首",一解作"牡蝼首",即蝼蛄,是先秦以来民间公认治儿衣不出,也就是胎盘滞留的配方。[1] 或谓从"烹"和"独食"两句来看,所指非蝼蛄之类的小型昆虫,而是白色雄狗的头,之所以联想到狗,可能与狗血治产难横生,而狗毛治产难的说法有关。[2]

汉代张仲景和晋代王叔和则建议孕妇可以经常服用"当归散"。将当归、黄芩、芍药、芎䓖和白术杵散,一日两次,以酒配服,称"妊娠常服,即易产,胎无疾苦。产后百病悉主之"。[3] 此外,妊娠身重,小便不利,应服"葵子伏苓散",徐忠可称"葵能滑胎儿不忌"。陶弘景说:"以秋种葵,覆养经冬,至春作子者,谓之冬葵,入药性至滑利。"[4]刘宋陈延之《小品方》则称"贝母令人易产"。[5] 然而以上医方都未说明何

---

[1] 自汉以来,民间即相信蝼蛄有治疗儿衣不出的效果。《四民月令》说五月五日,"可作醢……取……东行蝼蛄",注引(后魏)贾思勰《齐民要术》称"蝼蛄有刺,治去刺,疗产妇难生,儿衣不出"。见缪启愉《四民月令辑释》,页54;马继兴《马王堆古医书考释》,页806。

[2] 周一谋、萧佐桃采此说,见《马王堆医书考注》,页355引《名医别录》和唐苏敬语。马继兴则释"独食"为"只吃"蝼蛄"这一种药",倘真如此,应为妊娠末期的助产良方。见《马王堆古医书考释》,页806。

[3] 当归散,见《金匮要略》卷20;《脉经》卷9《平妊娠胎动血分水分吐下腹痛证第二》。《别录》曰:当归生陇西川谷;苏颂曰:今川蜀陕西诸郡及江宁府滁州皆有之,以蜀中者为胜。见《本草纲目·草部》卷14。当归在中国医史中的运用与形象变化,见李贞德《女人要药考—当归的医疗文化史试探》。

[4] 见《金匮要略》卷20。昝殷(797?—859?),《经效产宝》亦以冬葵子治倒生。《本草纲目》卷16《草部》"葵"条则谓葵能"利窍通乳、消肿滑胎",并且"其根叶与子功用相同"。产地,《别录》曰:冬葵子生少室山;宋代苏颂曰:葵处处有之。现代中草药研究则以其根用于退烧、止咳、乳汁不通和便秘等,以其叶用于治疗痈疮肿毒和骨折等,以其花用于治烫伤等。见《中国本草图录》卷5,2207"麝香秋葵"条,页105。

[5] 《外台秘要》卷33引《小品方》,并称若"妊娠临月,因风发痉",闷惯吐逆,也可以贝母入药服用。北周甄权的《录验方》称贝母"作末酒服,治产难及胞衣不出",《小品方》卷7引。现代中草药研究则指出川贝母的成分有促进子宫收缩的作用。见《中药志》册1,17"川贝母"条,页98—106。

时可服、何时当服滑胎汤药。虽说当归散，"妊娠常服，即易产"，但部分本草若具通利之效，妊娠初期服用，恐有堕胎之虞，只能在妊娠末期服用。[①]

　　除了蝼蛄、当归和葵子之外，南朝宋、齐之间的《僧深方》又称"丹参膏"能养胎易生。丹参膏的成分包括丹参、人参、当归、芎劳、蜀椒、白术，以猪膏煎成，以温酒服用。《僧深方》称"任身七月便可服，至坐卧忽生不觉，又治生后瘀痛也"。[②]　隋代的《产经》也称"任身垂七月，常可服丹参膏，坐卧之间，不觉忽生也"。[③]　然而北齐徐之才的《逐月养胎方》却认为妊娠第十个月才可服。[④]　七月、十月二说不一。除丹参膏外，妊娠末期孕妇也可预服以甘草、黄芩、大豆黄卷、粳米、麻子仁、干姜、桂心和吴茱萸合制而成的"甘草散"。《小品方》建议应在"未生一月日前预服，过三十日，行步动作如故，儿生堕地，皆不自

---

① 当归散中，芎归两味便可入芎归胶艾汤，做通经乃至堕胎之用，讨论见 Francesca Bray, *Technology and Gender*: *Fabrics of Power in Late Imperial China*, Chapter 8 "Reproductive Medicine and the Dual Nature of Fertility", pp. 334. 当归具通经之效却无堕胎之虞的临床检测，最早或由德国药厂确认，见 Jen-der Lee, "Danggui and its German Connections——A Menstruation Drug at the Turn of the 20th Century", pp. 1-3. 《卫生家宝产科备要》卷 6 引《虞氏备产济用方》："妊娠五个月后，宜服滑胎枳壳汤。"但同书卷 6 又称"此方神妙，滑胎易产，他药所不及，但其胎紧小，微带黑色，百日后肉色方渐变白。唯产妇素虚怯者，更宜斟酌，缘枳壳性寒，恐难多服也"。《卫生家宝产科备要》卷 7："枳壳散，妊娠至五月以后，能顺气，瘦胎易产。"同书卷 7 又称"陈道遥水酒散……自五六个月以后，常服，至产时，草蓐之间，痛当减半"。如此看来，滑胎汤药至少应在怀孕五六个月之后才能服用。

② 《医心方》卷 22 引《僧深方》。

③ 《医心方》卷 22、卷 23 引《产经》。

④ 《千金方》卷 2《妇人方上》引《逐月养胎方》。

觉"。可见也是入月服用的滑胎助产药方。① 北宋《太平圣惠方》卷七十六助产药方中并未提及"丹参膏",至于"甘草散",则未言及"滑胎"。到了南宋朱端章《卫生家宝产科备要》中,却明确采用徐之才入月始服"丹参膏"的看法,《僧深方》和《产经》七月便服之说已不复见。②

富贵之家可依照医方指示,在妊娠末期对孕妇加强护理。平民百姓或亦有草药滑胎的观念,但能否按方服药,则不得而知。除去入月以后以滑胎药方促进顺产之外,富贵人家也比较可能为孕妇临盆预备场地。

2. 设帐安庐

为妊娠末期的孕妇寻找和预备分娩的场地,也是入月以后的一项重要工作。现存最早提及为孕妇预备产房的医方书,是隋代德贞常的《产经》。产房可能特别搭设于室外,也可能置于室内某间房屋中。置于室外的产房,或称产庐,《产经》云:"按月之方安产庐吉",并称:"凡作产庐……禁居生麦稼大树下,大凶。勿近灶祭,亦大凶。"③可见产庐可能离住屋有一点距离。

室外的产房有时又称"产帐",但"产帐"却未必皆指室外产房。王焘《外台秘要》建议寻找分娩场所时,认为"若神在外,于舍内产,若在

① 相关医方见《外台秘要》卷33引《小品方》,《千金》同。甘草产地,《别录》曰:甘草生河西川谷积沙山及上郡;陶弘景曰:今出蜀汉中;苏颂则曰:今陕西河东州郡皆有之。见《本草纲目》卷12《草部》。现代中草药学对甘草的研究丰富,见《中药志》册1,60"甘草"条,页355—366。
② 朱端章《卫生家宝产科备要》卷2。
③ 《医心方》卷23引《产经》。《产经》并称"正月、六月、七月、十一月,作庐一户,皆东南向吉。二月、三月、四月、五月、八月、九月、十月、十二月,作产庐一户,皆西南向吉"。

内，于舍外产，令于福德及空地为产帐，其舍内福德处，亦依帐法"。①
似乎"产帐"也可用来指称分娩时在室外搭设的产房。② 北齐武成胡
后产后主之日，有"鸮鸣于产帐上"，③看来产帐并不一定设于室内，也
可能设于室外，和宋代以后专指设于产妇床上的幕帐不同，④而且并非
指平时睡床上原本设有的帐幕，而是临产时特别为产妇准备的：

> 《俗说》曰："桓玄在南州，妾当产畏风，应须帐。桓曰：不须
> 作帐，可以到夫人故帐与之。"⑤

从桓玄之妾生产的例子看来，产帐是专为产妇预备的设施，目的或在
防风。但以设帐的讲究而言，医者所顾虑的似乎又不限于防风而已。

设帐的方法，当依产图选定。前引《产经》和《外台秘要》指导产
家按月之方安庐设帐，可见设帐至少应注意月份和方位。生产依产
图行事，先秦以来即然。但各种产图在汉唐之间可能经历一段内容
逐渐整合、规格逐渐统一的过程。从战国《胎产书》中残存的埋胞方
位图看来，埋胞似有独立的图。根据学者研究，认为应以产妇个人居

---

① 《外台秘要》卷33。《五行大义》释"福德"曰："德有四德，三者从干支论之，一者从月气论之。支干三种者，一曰干德，二曰支德，三曰支干合德。"见《五行大义校注》卷2"第七、论德"。
② "庐"与"帐"，原来似非指同一物。《说文解字》："庐，寄也，秋冬去，春夏居。"《诗经·小雅·信南山》："中田有庐。"郑笺云："中田，田中也，农人作庐焉，以便其田事。"《酉阳杂俎》卷1《礼异》："北朝婚礼，青布幔为屋，在门内外，谓之青庐，于此交拜。""庐"应指为特殊需要，于户外搭设之棚舍。"帐"从巾部，《说文》："帐，张也。"刘熙《释名》："帐，张也，张施于床上也。"然而从王焘所言看来，有时似亦称户外"产庐"为"产帐"。
③ 《北齐书》卷9《武成胡后传》。然而《太平御览》卷701引《搜神记》载："长安有张氏者，独处一室，有鸠自外入止于床。"可见鸟禽飞入室内，亦不无可能。
④ "产帐"一词，在宋代以后或专指设于产妇床上的幕帐。北宋《太平圣惠方》卷76谓"入月一日，即写（产图）一本，贴于床帐正北壁上。"南宋朱端章《卫生家宝产科备要》卷1则建议"凡产，于入月一日，贴（产图）在卧阁内正北壁上。"
⑤ 《太平御览》卷699。

室为中心,在其四周外围的十二个方位中,选择吉地。①

　　《隋书·经籍志》录有《产图》二卷,《杂产图》四卷,但不知其确实内容为何,涵盖项目多少。② 至于分娩前产妇的方位,在德贞常著《产经》之前,便已有教导产家如何安置临产妇蹲坐方向的图解手册。但根据《产经》作者德贞常的观察,这类手册大多文字繁复,难以理解,因此采用上有困难。于是他重新采撰易懂好用的向坐法手册,称为"十二月图"。《产经》表示"一切所用,晓然易解,凡在产者,宜皆依此,且余神图,无复所用。"③显然做了一次整合的努力。《医心方》引《产经》没有载月图本身,而根据《产经》的说法,这些图"亦不可不解,故以备载例焉"。④ 依《医心方》收载的解说来看,十二月图主要以临产月份、方位和待产姿势三者的搭配,避诸神所在,寻找吉地分娩。(图 4 便是依据《产经》文字重建的十二月图,而《产经》文字则完整抄

①　马继兴《马王堆古医书考释》,页 764;李建民《马王堆汉墓帛书"禹藏埋胞图"笺证》,页 778。
②　《隋书》卷 34《经籍志》。
③　《医心方》卷 23。
④　《医心方》卷 23。

录于附注中。)①

---

① 《医心方》卷 23 列正月至十二月产妇向坐方位：

正月，天气南行，产妇面向于南，以左膝着丙地坐，大吉也。(即日虚月德地)又天道在辛，天德在丁。(是亦吉地)

二月，天气西行，产妇面向于西，以右膝着辛地坐，大吉(虽无吉神，本书载之)。又乙丁地无恶神，可用之。(贞德按：唐代《外台秘要》引《崔氏产图》、宋代《太平圣惠方》所收《十二月产图》，及朱端章《卫生家宝产科备要》所收产图，当以左膝着庚地坐。)

三月，天气北行，产妇面向于北，以右膝着癸地坐，大吉(虽无吉神，本书载之)。又日虚天道天德在壬，又丁地无恶神，吉也。(贞德按：前注所引唐宋三产图当以左膝着壬地坐。)

四月，天气西行，产妇面向于西，以左膝着庚地坐，大吉(即日虚月德地)。又天道在丁，天德在辛。

五月，天气北行，产妇面向于北，以右膝着癸地坐，大吉(无吉神而本书载之)。又乙丁辛地无恶神，可用之。(贞德按：前注所引唐宋三产图当以左膝着壬地坐。)

六月，天气东行，产妇面向于东，以左膝着甲地坐，大吉(即日虚天道地)。又乙辛地无恶神。

七月，天气北行，产妇面向于北，以左膝着壬地坐，大吉(即日虚月德地)。又天德在癸，天道在辛。

八月，天气东行，产妇面向于东，以左膝着甲地坐，大吉(虽有日虚月空，又□鬼道可忌)。又乙丁辛地无恶神。(贞德按：前注所引唐宋三产图未标明安产帐之吉地，但言月空在甲庚，而庚则藏衣吉。)

九月，天气南行，产妇面向于南，以左膝着丙地坐，大吉(即日虚天道天德地)。又丁癸地无恶神。

十月，天气东行，产妇面向于东，以左膝着甲地坐，大吉(即日虚月德地)。又天道在癸，又丁地无恶神。

十一月，天气南行，产妇面向于南，以右膝着丁地坐，大吉(无吉神而本书载之)。又乙辛癸地无恶神。(贞德按：《崔氏产图》以丙地有狂虎，而谓巳地安产妇帐吉；朱端章则谓向北左膝壬地安产吉，狂虎在子。)

十二月，天气西行，产妇面向于西，以右膝着辛地坐，大吉(虽无吉神，本书载之)。又乙辛地无恶神。(贞德按：《崔氏产图》以面向东，以左膝着甲地坐；朱端章则谓面向西，以左膝着庚地安产吉。)

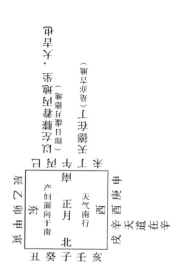

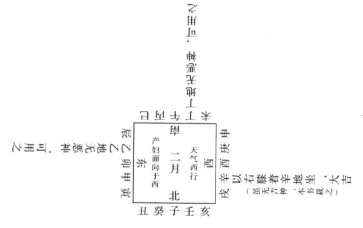

图 4 《产经》十二月图（陈晓昀绘制）

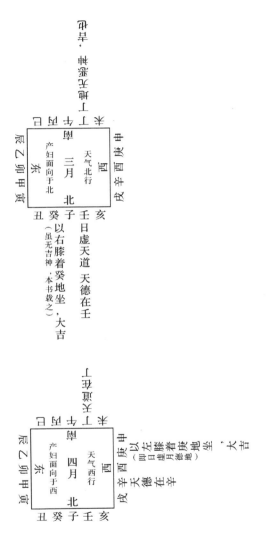

图 4 续　《产经》十二月图（陈晓昀绘制）

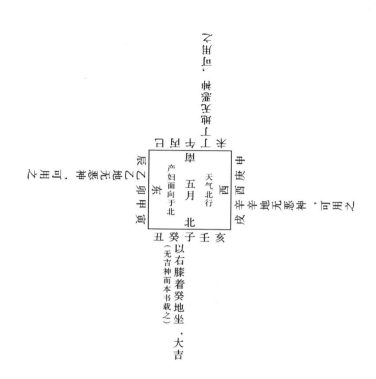

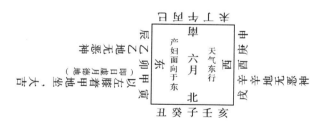

图 4 续 《产经》十二月图（陈晓昀绘制）

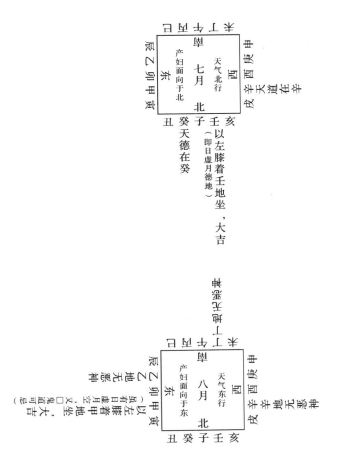

图 4 续　《产经》十二月图（陈晓昀绘制）

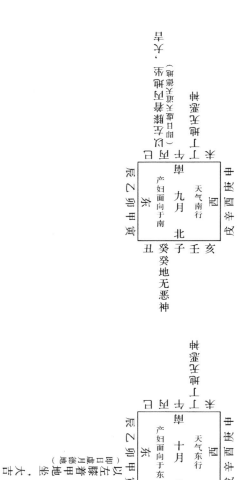

图 4 续　《产经》十二月图(陈晓昀绘制)

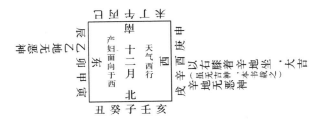

图 4 续　《产经》十二月图（陈晓昀绘制）

《产经》的《十二月图》是否只录产妇向坐方位，而不标示设帐、埋胞的吉地，因《产经》已经亡佚，而《医心方》未收月图，故不得而知。倘若《产经》的月图只标示蹲坐方位，则可能与马王堆《胎产书》所收的《禹藏埋胞图》相似，是类别独立的一份产图。然而若将《产经》的解说与唐代王焘《外台秘要》、北宋《太平圣惠方》和南宋《卫生家宝产科备要》收录的产图比较，则可发现两个现象。第一，《产经》与唐宋三图基本上属于同一系统，各月所择吉向大致相同。① 第二，唐宋三组十二月图将设帐、安产和埋胞统合于一份图中。《太平圣惠方》指出"安置产妇及藏衣，并于堂内布方位，取吉地。若藏衣、诸藏污，即于宅内分位。凡安置产妇地，即是月空，宜以此准之。仍先做一坑，事毕覆盖"。②《卫生家宝产科备要》更言明"凡安产藏衣方位，并于卧阁内分布"。③ 显示最晚到了唐代，已有包括分娩诸事的统一产图，而最迟到宋代，产图已贴于产房内，安产、埋胞皆依图在房内进行。

由上所述可知，医者认为产家在时间、经济和人力负担得起的理想状况下，应在入月之后，依照分门别类或统一规格的产图，为孕妇寻找并布置生产的场所。然而分娩的时机在天不在人，其实无法照章行事。倘若过月不产，医方建议更换为次月的产图，重新安排；④而有时突然分娩，令人措手不及。一旦阵痛开始，医方的教导又如何呢？以下便分坐草、助产和救难三方面，讨论妇女分娩的情形。

---

① 但须注意的是，三者虽属同一系统，《外台秘要》所言"安产妇帐"的吉地，在《产经》中是产妇蹲坐之地，而在宋代二图中，则称为"安产"吉地。究竟产帐是施于室内床上，或地上，可能并不一定。
② 《太平圣惠方》卷 76。
③ 《卫生家宝产科备要》卷 1。
④ 《卫生家宝产科备要》卷 1。

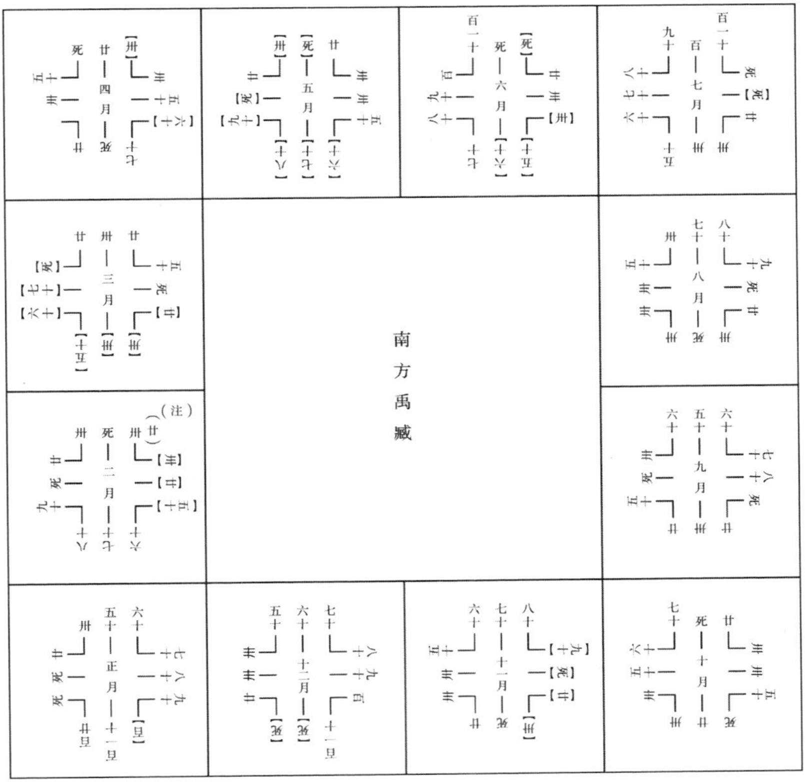

南
方
禹
藏

图 5　《南方禹藏图》

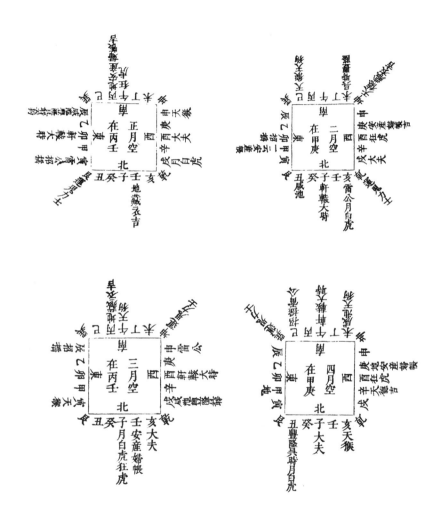

图 6 《外台秘要》所收《崔氏产图》

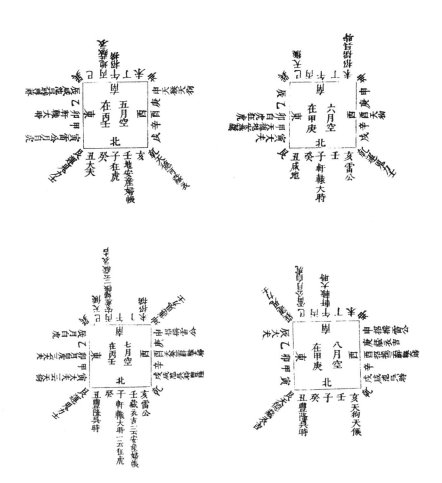

图 6 续　《外台秘要》所收《崔氏产图》

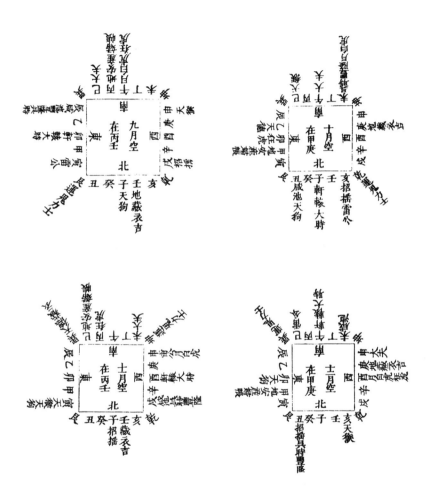

图 6 续　《外台秘要》所收《崔氏产图》

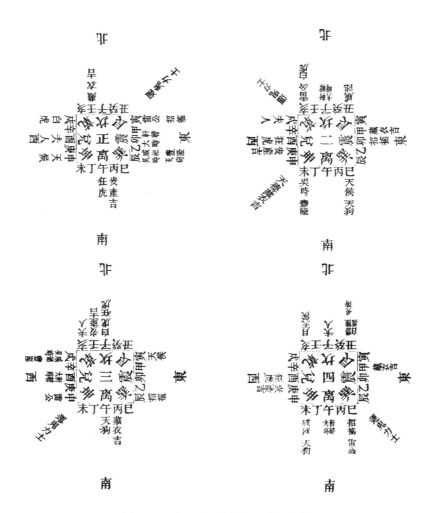

图 7 《卫生家宝产科备要》所收产图

　　《太平圣惠方》卷 76 所收《十二月产图》，除十二月之外，其余月份皆与此图相同。《圣惠方》所载十二月之图，安产帐吉地在庚，藏衣吉地在甲，与《崔氏产图》对调。

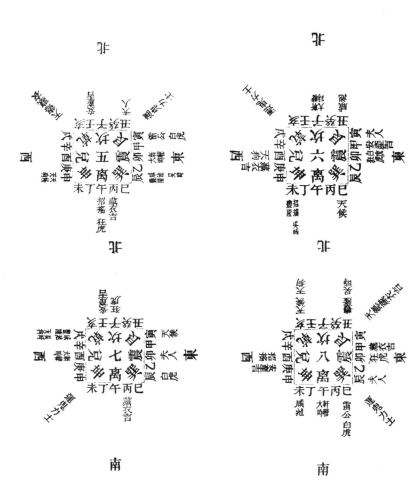

图 7 续　《卫生家宝产科备要》所收产图

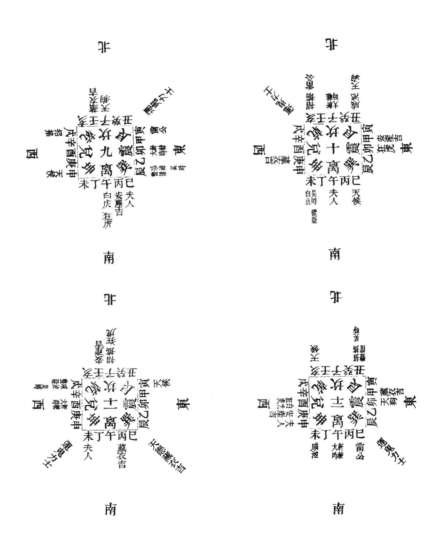

图 7 续　《卫生家宝产科备要》所收产图

三、分　娩

人们以戒慎恐惧的心情面对分娩,富贵之家或自入月之后便着手准备,然而这个重要的日子究竟何时到来,恐怕难以确定。《隋书·经籍志》收有王琛《推产妇何时产法》一卷,另有《推产法》一卷,所推测的,应当就是预产期。① 据说北齐的许遵曾教导其子许晖"以妇人产法,预言男女及产日,无不中"。但以许晖曾经数度因此能力而获得武成帝(537—568)的赏赐看来,预产期的推测终究属于特殊技艺,不是一般人所能做到的。② 徐之才《逐月养胎方》和孙思邈《千金方》在妊娠十月的部分,只说"日满即产""俟时而生",可见预产期难测,大多数人只能耐心等待。③ 一旦分娩开始,应当如何处理呢?前引《产经》的图解说明,不但指出方位宜忌,并且要求产妇以一膝着地待产,似乎临盆时产妇并不仰卧床上,而是着地蹲跪分娩。以下便先讨论古代妇女生产的体位。

1. 下地坐草

下地坐草的资料,自先秦以来即若隐若现。河北滦平县后台子遗址出土石雕女像,学者认为其中之一便是表现蹲踞临产姿态。④ 至于医书资料,马王堆出土《五十二病方》"婴儿索痉"条,称"索痉者,如

---

① 《隋书》卷 34《经籍志》。
② 《北史》卷 89《许遵传》。
③ 《千金方》卷 2《妇人方上》"养胎第三"。
④ 挖掘报告及妇女石雕像,见承德地区文物保管所、滦平县博物馆,《河北滦平县后台子遗址发掘简报》,页 5374;石雕女像的意义,见汤池《试论滦平后台子出土的石雕女神像》,页 46—51。

产时居湿地久,其肯直而口拘,筋挛而难以伸"。"婴儿索痉"之病,虽然病主是谁,学者说法不一,或谓产妇,或谓婴儿,但从"居者坐也"的

解释看来,先秦分娩似即以下地坐产为主。[1] 本书几次提到刘宋医家陈延之的名言:"古时妇人产,下地坐草,法如就死也",一方面道出分娩的危险,另一方面似乎也暗示古代分娩以坐产为主。[2] 不过,既然称"下地坐草"为"古时"产法,是否六朝时另有产法出现呢?《产经》以一膝着地,似为跪产。巢元方《病源论》则说妇人产"有坐有卧":

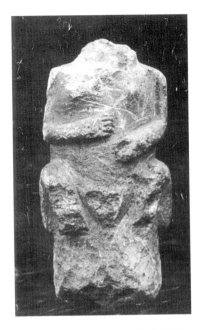

图 8　河北滦平后台子出土石雕女像(引自《文物》1994:3)

> 妇人产有坐有卧,若坐产者须正坐,旁人扶抱助腰持捉之,勿使倾斜,故儿得顺其理。卧产者亦待卧定,背平着席,体不伛曲,则儿不失其道。[3]

---

[1]　马继兴认为,此为妇女在产孕时因逗留在湿地太久而造成产后的痉病,见《马王堆古医书考释》,页 368—369。周一谋等则以为,此乃婴儿出生时久居湿地而患的疾病,见《马王堆医书考注》,页 71—72。

[2]　古人席地而坐,亦有各种姿势,学者认为"跪坐"便包括了膝盖以上全身呈一条直线的"跪",和臀部以上全身呈一条直线的"坐"两种;此外,又有被周人视为无礼的"蹲踞"和"箕踞"。而人类最自然的休息状态,是以蹲踞及箕踞最普遍,而不是以跪为主的任何体相。见李济《跪坐蹲居与箕踞(殷墟石刻研究之一)》页 283—301。分娩中产妇虽然可能以膝着地,但似以蹲踞和箕踞在内的坐地姿势最多,详见以下讨论。

[3]　《病源论》卷 43《妇人难产病诸侯》"产子但趋后孔候"。

依现代产科医学对分娩的认识来看,卧产易使子宫压迫到腹主动脉和下腔静脉,造成胎儿压迫感和产母低血压及出血。[①] 并且腹痛时想排出胎儿,会想蹲下而非仰卧,因此卧产似乎较不符合生理本能。《病源论》的文字,与其视为对生产体位的要求,不如视为针对不同体位建议最佳姿势。也就是说,倘若坐产,便应坐正不要倾斜,倘若卧产,则应贴着床席躺平,背脊不要弯曲。本书《导论》所引昙峦助产的故事则显示,虽然产妇可以"坐卧任意",但真要用力的时候,恐怕仍以蹲踞为主,因此他才会指导产家布置产房,从屋梁上悬吊一条绳子,末端绑上木棍,作成衡杆,衡杆的高度到产妇的胳肢窝,让产妇采半蹲的姿势,刚好可以靠在上面撑着。

事实上,半蹲着分娩,腿一定会麻,持续的时间也无法太长。因此产妇也可能采取任何她觉得舒服或平常习惯的姿势,或蹲坐、或站立,甚至各种姿势互换以便用力,但仍以蹲踞为主,并且必须有所凭借。[②]《外台秘要》中的产妇倚靠衡木,北宋杨子建《十产论》中的产母则攀抓手巾:

> 十曰坐产。坐产者,言儿之欲生,当从高处牢系手巾一条,令产母以手攀之,轻轻屈坐,令儿生下,不可坐砥儿生路。[③]

有时或因产日禁忌而攀倚不同物件。特殊产日,《外台秘要》称:"不可攀绳,宜悬马辔攀之吉。"[④]可见一般或不做衡而直接攀绳,但也有攀握马辔者。倘若不然,便有人从后抱腰助产,即《病源论》所谓

---

① Michel Odent,*Birth Reborn*,p. 96.
② 现代产科医学指出,阴道内运动为不对称,故产母变换姿势有助于胎儿在产道内往下移动。见 Odent,*Birth Reborn*,p. 94.
③ 陈自明,《妇人大全良方》卷 17 引杨子建《十产论》。
④ 《外台秘要》卷 33 引《崔氏年立成图法》。

"旁人扶抱助腰持捉之"。《外台秘要》亦称："又凡产法，为须熟忍，不得逼迫，要须儿痛欲出，然后抱腰。旁人不得惊扰，浪做形势。"[①]马鬐非平民小农日常所有之物，或较适用于富贵之家。悬绳系木必须室内有足够的空间，并且事先预备。一般而言，产妇或仍仰赖他人抱腰协助。助产者从身后抱腰支撑，便于产妇用力，因此"抱腰"即代表准备施力产儿，与蹲坐可谓相辅相成。此种分娩体位，宋代依然，传为宋代僧人赵智凤凿建的四川大足宝顶山石刻，其中"父母恩重"系列造像中的"临产受苦恩"，产妇便是站着，一人从后抱持相助，一人挽袖待接新生儿，栩栩如生的画面，令人宛若置身分娩现场。而在二十世纪之前，这似乎是古今中外妇女生产时最常采用的方式。[②]

蹲坐生产，虽然方便用力，但若时间太长，产妇恐怕会体力不济，而抱腰耗力，也需要换人接手。此时产妇便可能躺下卧产。卧产时，究竟卧地或卧床，有待细考。宋代杨子建的《十产论》说明横产、倒产、偏产、碍产等难产诸状的处理方式时，都先指示应"令产母于床上

---

① 《外台秘要》卷 33。

② 《卫生家宝产科备要》卷 6 引《虞氏备产济用方》说："产妇腹痛虽甚，且须令人扶持，徐徐不住行动，若倦亦且扶立，时时令行……待子逼生，方得蹲坐。"直到清代，医者仍认为分娩以蹲坐为佳。见 Charlotte Furth，"Concepts of Pregnancy，Childbirth，and Infancy in Ch'ing Dynasty China."日治时代的台湾产妇则蹲坐于生子桶中或生子草上分娩。生子桶为嫁妆之一，生子草则为平铺于地上的稻草，见游鉴明《日据时期台湾的产婆》，页 49—89。今日香港华人的传统婚俗中，女方嫁妆仍包括称为"子孙桶"的马桶，或亦与此有关。见何汉威编撰，《本地华人传统婚俗》，页 32。日本到近代以前，也以蹲踞式分娩为主，到平安朝仍有"抱腰"的记载，横卧式分娩则为例外。某些村落，则又有因应难产而倚梯起立式的分娩姿势。见中山太郎《古代の分娩法と民俗》。西欧到近代以前，亦以蹲跪站坐等垂直式生产为主。见 Jacques Gélis，*History of Childbirth：Fertility，Pregnancy and Birth in Early Modern Europe*，pp. 121-133. 1980 年代，法国妇产科医生 Michel Odent 主张开创新的生产意象（或谓恢复古风），亦有抱腰助产妇蹲踞分娩的情事。"抱腰"与蹲坐产可谓一体的两面。

仰卧"，显示若非难产，产妇大概并不会仰卧在床上。自先秦以迄两汉，一般人虽大多席地而坐，但仍有当作卧具，高出地面的睡床，此所以陈延之称古时妇人坐草为"下地"。[1] 魏晋南北朝时，床的形制与功用颇有变化。[2] 有时登床需靠坐凳，《续搜神记》便曾记载王蒙身高才三尺，看似无骨，要登上床铺时，还经常命人抱他上去。[3] 不经榻凳下床，历史文献中称之为"自床投地"或"自投床下"。南朝徐孝嗣之母，便曾"自床投地"企图堕胎，看来有些睡床可能颇高。[4] 或许也因床高不便，卧产时仍铺席卧地而非卧床，待产后休养或难产救治才到床上。[5]

产妇既然蹲坐生产，而非卧床，分娩排泄物便极可能流到地上。

---

[1] 但当时床或颇高，马王堆《杂禁方》中有"多恶梦，涂床下方七尺"的记载。马继兴《马王堆古医书考释》页 1008 释为"容易在睡眠中作恶梦者，可以把地上的土七尺涂抹在床下"，不知实际上如何运作。周一谋、萧佐桃，《马王堆医书考注》页 410—411 未注此句，但对同书"涂井上方五尺"来防治犬吠的方法，则释为"即在井的上方涂抹五尺，以示戒束"。倘若厌胜之法如周、萧所释，需将厌胜之物涂于井上或床下数尺之处，则当时床至少有数尺之高。

[2] 见瞿宣颖《中国社会史料丛抄》甲集中册，页 260—263 讨论南北朝坐床之俗，及崔咏雪《中国家具史——坐具篇》第三章《论床榻》。关于魏晋南北朝时代床的来源与发展，参见 John Kieschnick，*The Impact of Buddhism on Chinese Material Culture*，pp. 222-249.

[3] 《太平御览》卷 378。

[4] 《南史》卷 15《徐孝嗣传》，及欧阳修、宋祁，《新唐书》卷 76《高祖太穆窦皇后传》。

[5] 有学者认为过去妇女不愿躺在干净舒适的床上生产，可能是避免自己产后还需清理大量秽物，宁愿"下地坐草"而产。见 Edward Shorter, A History of Women's Bodies，pp. 56-57. 也有学者认为垂直式（vertical）生产，包括蹲、跪、站、坐，除方便用力外，并可以自由活动，比水平式（horizontal）卧倒使产妇有主导分娩过程的参与感和重要感。见 Gélis，*History of Childbirth*，pp. 121-133.

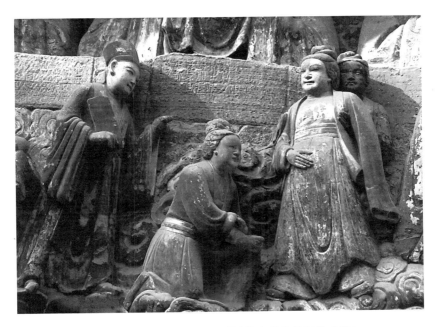

图 9　大足石刻父母恩重造像"临产受苦恩"（作者摄）

铺草洒灰，应是保持清洁与干爽最常采用的办法。[①] "坐草"一词即由此而来。铺草厚薄，难以确知，但以《外台秘要》所称"下铺慢毡，恐儿落草误伤之"来看，大概并不太厚，因此还要加铺毛毯之类。若产日遇上反支等禁忌的月份日期，则除草、灰之外，又须加上兽皮：

> 反支者，周来害人，名曰反支。若产乳妇人，犯者十死，不可
> 不慎。若产乳在反支月者，当在牛皮上，若灰上，勿令污水血恶

---

① 古时"草"的作用包括清理善后，如厕之后用草即为一例。见《太平御览》卷 186 引《幽明录》"建德民虞敬上厕，辄有一人授草"条。《千金方》治难产，亦取"厕前已用草"，见《千金方》卷 2《妇人方上》"产难第五"之"治产难方"，页 31。

物着地,着地则煞人。又浣濯皆以器盛之,过此忌月乃止。①

《外台秘要》也指出反支月若使血露污地,将造成胎死腹中,或者产程不顺,因此必须先铺布料和草灰,再加上马驴牛等兽皮,然后生产,才会吉利。② 从医方的种种建议,可知人们在面对生产时战战兢兢的心情,一方面用牛皮或灰处理血水,另一方面以容器盛水洗濯产妇衣物,不令着地,都是因为害怕生产的血水恶物触犯神明禁忌。事实上,触犯禁忌是人们解释难产的重要原因之一。③ 然而除禁忌之外,对于难产的造成和处理,隋代的医方已逐渐出现多种解释。其中之一,便是产妇与助产者对分娩开始的判断错误,造成欲速则不达的结果。

2. 助产失理

儿妇腹痛,似是产候,但何时才应蹲坐用力,医者、产妇和助产者的反应可能不同。王叔和《脉经》称"妇人怀妊离经,其脉浮,设腹痛引腰脊,为今欲生也",又说"妇人欲生,其脉离经,半夜觉(按《千金

---

① 《医心方》卷 23 引《产经》。所谓"反支",实为自先秦以来即有的禁忌之日。云梦秦简《日书》中便云:"一日当有三反枳。"即指"反支"日。743 和 742 简背面的简文:"子丑朔六日反枳,寅卯朔五日反枳,辰巳朔四日反枳,午未朔三日反(枳),申酉朔二日反枳,戌亥朔一日反枳。"《后汉书》卷 49《王符列传》:"明帝时,公车以反支日不受章奏。"李贤注云:"凡反支日用月朔为正,戌亥朔一日反支,申酉朔二日反支,午未朔三日反支,辰巳朔四日反支,寅卯朔五日反支,子丑朔六日反支,见阴阳书也。"与《日书》简文同。《产经》日反支条文内容亦同。而《产经》除日反支外,又分列"年立反支""年数反支"和"生年反支",说明各年分中不同年龄产妇,各在何月日忌反支。《日书》简文,见《云梦睡虎地秦墓》。"反枳"即"反支"的讨论,见饶宗颐、曾宪通,《云梦秦简日书研究》"反枳"条。
② 见《外台秘要》卷 33 引《崔氏年立成图法》。
③ 《病源论》卷 43《妇人难产病诸候》中,几乎各种难产的解释,都不排除触犯禁忌的可能。

方》有痛字），日中则生也”，是以脉象配合痛感来判断分娩的进程。①

　　一旦感觉疼痛，助产者可能会给产妇抓持各种器物，包括“马衔”“飞生毛”“槐枝”，甚至“鸬鹚头”。② 持器助产，一方面可能是让产妇在疼痛时有着力之处，另一方面这些器物的名称、形状或特性都带有“快速”的象征意义。六朝时人相信鸬鹚鸟胎生而非卵生，“胎从口出，如兔吐儿，故产妇执之易生”。③ “飞生”即雷鼠，又名鼺鼠，因“能飞走且乳子随其后”而得名，因此握持其毛，被认为有顺产之效。④《小品方》还建议给产妇服用以飞生、槐子和旧弩箭羽合制的“飞生丸”，箭羽应也是取其飞速之义。⑤

　　分娩尽快结束，应是产妇、助产者和产家的共同愿望。并且快速而不觉疼痛的分娩，也被视为最顺利的一种。滑胎助产药散即标榜“儿生堕地，皆不自觉”的功效。⑥ 然而从“快产即顺产”到“顺产即快产”之间，却只有一线之隔。根据医者的看法，产妇和助产者为了使分娩尽快结束，在疼痛初期便过早用力，有造成难产之嫌。

　　《病源论》说明难产的诸种情形，包括横生逆产，胎死腹中，和产母已死而胎儿不出，皆不排除“惊动伤早”的问题。横生逆产导因于“初觉腹痛，产时未至，惊动伤早，儿转未竟，便用力产之”。⑦ 以现代

---

① 《脉经》卷9《平妊娠胎动血分水分吐下腹痛症第二》。关于男性医者借由产妇痛感判断分娩进程，最近的讨论，参 Margaret Ng, "The Use of Pain in Childbirth Recorded in Chinese Medical Works", pp. 81-124.
② 相关医方见《外台秘要》卷33、卷34引《小品方》以及《医心方》卷23引《陶弘景本草注》。
③ 《本草纲目》卷47《禽部》引陶弘景和陈藏器之说；并引宗奭之言正陶陈之误。
④ 见《名医别录》卷3，下品。
⑤ 见《外台秘要》卷34。
⑥ 见《外台秘要》卷34引《小品方》。
⑦ 《病源论》卷43《妇人难产病诸候》"横产候"、《妇人难产病诸候》"逆产候"。

妇科医学孕期四十周来计算,一般认为头胎胎儿会在怀孕第三十六到三十八周时,在子宫中转身至头下足上的待产位置,第二胎以后的胎儿,则在阵痛开始时才开始转身进入产位。[1] 由此看来,《病源论》认为"儿转未竟",用力过早,以致横逆的说法,并非毫无依据。惊动过早,也可能使产妇因"产时未到,秽露已尽,而胎枯燥,故子死腹中"。[2]

产妇因惊动而太早用力,看产抱腰之人是否有责任,巢元方并未明言,但他也不排除助产失理的可能:

> 产妇已死而子不出,或触犯禁忌,或产时未到,惊动伤早,或傍看产人抱腰持捉失理,皆令产难而致胎上掩心闷绝,故死也。[3]

即使胎儿已经产出,医者认为也可能因为看产人急于拉出胎盘,结束分娩,而造成意外:

> 旧方,胞衣久不出,恐损儿者,依法截脐,而以物系其带一头。亦有产而看产人不用意慎护,而挽牵甚,胞系断者,其胞上掩心,则毙人也。[4]

由此看来,若胎盘未随胎儿之后娩出,助产者的一般做法是先截断脐带,然后将脐带系在产妇腿上或旁边器物,等待胎盘自然产出。但若助产者心急不慎,也可能使产妇毙命。

叙述助产情况,并以助产失理解释难产,目前所见最早的资料,

---

[1] 参大卫·哈维(David Harvey)编,李宜培译,《新生命:怀孕、分娩、育婴》,页62。

[2] 《病源论》卷43《妇人难产病诸候》"产难子死腹中候"。

[3] 《病源论》卷43《妇人难产病诸候》"产已死而子不出候"。

[4] 《病源论》卷43《妇人难产病诸候》"胞衣不出候"。治疗包衣不出诸方,见李建民《马王堆汉墓帛书"禹藏埋胞图"笺证》,附录二,页803—806。

应该就是本书《导论》所引昙峦的描述。他认为难产死亡,大多发生在富贵人家,成群妇女围绕身边,一听说胎儿在腹中回转引起疼痛,便互相报告,扰嚷骚动,造成产妇惊恐。一旦惊恐积聚,产妇的生理便不调顺,气息一乱,就更痛了。旁人见她痛得厉害,以为是要生了,于是拉她的发髻,按摩她的肚子,或者拿冷水泼她的脸,用力强推的结果,胎儿便突然产出。原本蓄积的气息,一时之间奔腾而下,导致产妇晕厥。昙峦声称在他的印象中,犯奸妇女偷偷生育,或是卑贱女仆独自分娩,都没听说有因难产而死的,认为这些人都没有亲友在一旁苦苦相逼,因此才能顺其自然地把孩子生下来。至于难产死亡,都是因为多人扰嚷,助产不当所致。①

在医者看来,产妇和助产者最大的问题,在误以为"儿转腹痛"便是"儿逼欲生"。此所以王叔和指出"腹痛引腰脊,为今欲生也",而巢元方更明确分别"产妇腹痛而腰不痛者,未产也。若腹痛连腰甚者,即产。"②昙峦认为临产之时女辈聚集有害分娩,为了避免混乱中的错误,主张由产妇一人顺其生理较佳。孙思邈亦告诫产家"凡欲产时,特忌多人瞻视,惟得三二人在傍待总。产讫乃可告与诸人也。若人众看之,无不难产耳"。③

3. 难产救治

快速而少痛的分娩,是顺产的理想。反之,分娩时间过长,生不出来,则为难产的重要指标之一。然而,坐草多久,才算难产,产妇、助产者和医者之间,可能没有一致的意见。医方中若提及时间,大多

---

① 《外台秘要》卷 33。
② 《病源论》卷 43《妇人难产病诸候》"产难候"。
③ 《千金方》卷 2《妇人方上》"产难第五"。

以"数日"或"历日"来形容难产，也有明确指出"三日"或"三五日"者。[1] 本书《导论》所引昙峦的助产故事中，产妇是在"日晡"之时开始腹痛，一更时吃了一碗母鸡高汤粳米粥，到五更即将结束时就生了。

"日晡"是天将暮之时，大约傍晚五点左右。一更为戌时，晚上七点到九点之间。五更则为寅时，清晨三点到五点之间。[2] 以故事的行文语气来看，产妇从腹痛到产儿，经历十二个小时，似乎属于正常平顺的分娩。医方中所谓"三日"，可能是医者认为产妇生命陷入危境，必须处理的极限。而从十二小时到三天之间，医者认为应当介入的程度可能不一。在介入助产之时，很可能方药、符咒，和各种仪式性行为多管齐下，试图缩短分娩时间。

医方中针对难产，有诸多催生药方，成分大多包括葵子、瞿麦、当归、牛膝、蒲黄、芎䓖、甘草等。或以酒煮，或以猪膏煎成、以酒服用。葵子性滑利，能滑胎，前面已经提及。瞿麦，医方皆称有利下之效，据说能通小便、下闭血，具有排除脓癥的特性。当归调血，自汉以来便入妊娠药方。牛膝据说能下瘀血，陶弘景则称蒲黄也有疗血之效，作用或与当归类似。[3] 芎䓖主治各种头痛，对漫长分娩过程中辛苦的产妇而言，最大的助益或许在于安定心神。甘草，甄权谓"治七十二种乳石毒，解一千二百般草木毒，调和众药有功。"陶弘景则说："此草为

---

① 数日、历日之说，见《外台秘要》卷 33 引《小品方》《崔氏》《备急》《文仲》《删繁》诸方，以及《医心方》卷 23 引《删繁方》。三日、五日之说，见《千金方》卷 2《妇人方上》"产难第五"中"治产难三日不出方"；《医心方》卷 23 引《子母秘录》等。

② "晡"为申时，午后三点到五点，又分上中下三晡。申末为下晡，指日已欲暗之时，史书中所谓"日晡"也。"晡"和时间的讨论，见《日知录》卷 21"古无一日分为十二时"条；又见周一良《魏晋南北朝史札记》"公主自有居第"条，页 135—137。

③ 当归在中国妇人方传统中从助产救急到全方位女性要药的发展，讨论见李贞德《女人要药考—当归的医疗文化史试探》，页 521—588。

众药之主,经方少有不用者。"①此外,又有吞服各种大小豆、鸡子和水
银的方法。水银剧毒,堕胎方中有时也用,一般来说医者多不鼓励。②
吞服鸡子,或为保持产妇体力,或与吞服麻油相似,取其滑溜之状,希
望能滑胎助产。③

　　从秦汉到隋唐的残存医方中,其他救治难产的本草方药,尚有许
多。而从南朝陶弘景、唐代苏恭和北宋苏颂对各种草药产地的介绍
看来,公元五到十世纪之间,许多药用本草的栽种区域,或因通市,或
因文化交流而不断扩张。④ 但在不能获得某些特定药用本草,或认为
不应单依赖草药功效时,医者也建议采取其他类似物理治疗的方式,
例如热敷按摩、喷嚏呕吐和令儿回缩等。

　　热敷按摩或以"蚁室土三升,熬令热,袋盛拽心下",或以"牛屎涂

① 瞿麦,陶弘景称其子颇似麦,故名瞿麦。《别录》曰:瞿麦生太山山谷;苏颂则曰:今处处
　有之。见《本草纲目》卷16《草部》。现代中草药书籍则称瞿麦全草具有清热利水、破
　血通经的性能,见《中国本草图录》卷3,1102"瞿麦"条,页61。牛膝产地,《别录》曰:牛
　膝生河内川谷及临朐;苏颂则曰:今江淮闽粤关中亦有之。见《本草纲目》卷16《草
　部》。现代中草药研究则指出牛膝对子宫的作用,会因动物种类与是否怀孕,而有促进
　收缩和造成弛缓的两种不同作用。见《中药志》册1,21"牛膝"条,页121—127。蒲黄
　为香蒲花花蕊。《别录》曰:蒲黄生河东池泽也;苏颂则曰:处处有之,以秦州者为良。
　见《本草纲目》卷19《草部》。《中国本草图录》卷5,2382"水烛香蒲(蒲黄)"条,页191
　称蒲黄有凉血、止血、活血消瘀的性能,用于经闭腹痛、疮疖肿毒等症。芎䓖,《别录》
　曰:芎䓖叶名蘼芜,生武功川谷斜谷西岭;陶弘景:武功斜谷西岭俱近长安,今出历阳
　处处亦有人家多种之;苏颂则曰:关陕川蜀江东山中多有之。见《本草纲目》卷14《草
　部》。现代中草药研究,见《中药志》册2,52"川芎"条,页257—261。
② 《本草纲目》卷9《石部》,页523—530。
③ 《千金方》卷2;《外台秘要》卷33;《医心方》卷20—23之中记载八世纪以前各种医书将
　葵子、瞿麦、当归、牛膝、蒲黄、芎䓖、甘草、大小豆和鸡子纳入救治难产的药方。详细医
　方资料,见李贞德《汉唐之间医书中的生产之道》附录"B. 一般难产状况""C. 胎死腹
　中""D. 横生逆产""E. 儿衣不出"等。
④ 中古药材分布与交易,讨论见陈元朋《〈本草经集注〉所载〈陶注〉中的知识类型、药产分
　布与北方药物的输入》,页184—212。本草药材的产地及其意义,见王家葵、王佳黎、
　贾君君主编,《中药材品种沿革及道地性》。

母腹上",或以"盐摩妇腹上",或以"桃根煮浓,用浴膝下"。按摩产妇腹部有助生产,此或即昙峦所谓"有力腹者"。喷嚏和呕吐刺激腹部的肌肉收缩,助产者或以皂荚纳鼻中,令产妇喷嚏;或以头发搔刺喉中,令产妇欲呕,认为有助胎盘排出。由于产妇阵痛时可能有欲呕的生理反应,助产者也可能以引发呕吐来确认"儿逼欲生"。由此推测,医方中多处记载给产妇灌醋,或烧厕所用草令产妇以水服下,或令产妇饮丈夫小便等各种奇方异法,倘若有效,大概也在于令产妇欲呕而刺激生产。①

在救治各种难产时,运用草药最少的,便是横生逆产。或许由于胎位不对,医者担心催生药方不但不能滑胎助产,反而可能使胎儿往上冲撞,危害产妇。因此除按摩产妇腹部外,又有许多看似令儿回缩,重新生过的方法。或以盐、粉、真丹、黑煤、车肚中膏,涂儿足底、腋下,或快速地搔抓等等。而《小品方》提出以针刺的方法,最为明确:

> 疗横产及侧,或手足先出方:可持粗针刺儿手足,入二分许,儿得痛,惊转即缩,自当回顺。②

除此之外,医方中亦载录许多救治难产的仪式性行为。其中,"开门户、窗瓮、瓶釜一切有盖之类"最能反映人们对物物相感的信仰,认为开启外在事物,有利于开启产门产户。有时制药也被视为仪式行为的一部分,规定必须以"东流水""东向灶"来煎煮草药。仪式行为有时也配合符咒文字。文字或写于剥开的大豆上、桃仁中,或写

---

① 各种利用热敷按摩、喷嚏呕吐和令儿回缩之法救治难产的医方,见李贞德《汉唐之间医书中的生产之道》附录"B. 一般难产状况""C. 胎死腹中""D. 横生逆产""E. 儿衣不出"等。

② 《外台秘要》卷33,页935a引;《集验》《备急》《千金》《文仲》《崔氏》同。

于横生逆产的小儿足下。写好之后，有时令产妇拿着，有时令她吞下，有时则烧作灰以水服下。所写内容除特殊符文之外，也包括"日""月""千""黑""可""出"等单字，或"速出速出""出其胞及其子，无病其母"等文句，甚或书写小儿父亲的名字，显示人们相信文字的神秘力量。①

生产是男女性行为的结果，而在救治难产的诸方中，亦不乏与男女性别角色相关的奇方，例如将月水布、围裙或盛饭竹器等烧成灰给产妇服用，用以治疗胞衣不出。② 怀孕分娩虽为妇女的事，但助产诸方却呈现丈夫责无旁贷的观念。例如，丈夫的衣服（尤其是内衣）覆盖井上，则胎儿与胞衣会立刻产出；丈夫裤带烧成灰，产妇以酒服之则具有良好效果；丈夫的小便，产妇喝一二升，有助于排出死胎；丈夫的指甲烧末服之，或丈夫的阴毛若干烧后和猪膏，令产妇吞下，可治横生倒产；将丈夫的名字书写在胎儿脚底下，横产即可转为顺产；或丈夫从外面含着水进来吐在产妇口中若干次，则难产的胎儿便会立刻生出等等。③ 凡此种种，不一而足，显示丈夫的角色举足轻重。

至于剖腹生产，完全不见于汉唐之间的医方中。六朝志怪小说中录有几则从胁或腋下生子的故事，显示当时人具有剖腹生产的想

---

① 以上各医方，见《外台秘要》卷 33 引《小品》《集验》《删繁》《崔氏》《广济》《千金》《备急》《文仲》诸方，以及《医心方》卷 23 引《葛氏》《产经》《文仲》诸方。

② 见《外台秘要》卷 33 引《救急》并引《集验方》，《广济》《崔氏》同；《千金方》卷 2 则作"取炊藏当户前烧服之"；《医心方》卷 23 引《葛氏方》。

③ 与丈夫相关诸方，见《千金方》卷 2《妇人方上》"子死腹中第六"；《外台秘要》卷 33 引《小品》《集验》《千金》《崔氏》《删繁方》《广济》《救急》诸方；《医心方》卷 23 引《葛氏》《小品》《僧深》《集验》《产经》诸方。

法。但是否可视为解剖活人取出胎儿的证明,则有待商榷。^① 依据沛国林氏的故事推敲,则剖腹产若为事实,施行于已死的孕妇,应该比解剖活人来得可能:

> 《异苑》曰:沛国武摽之妻林氏,元嘉中怀身,得病而死。俗忌含胎入柩中,要须割出,妻乳母伤痛之,乃抚尸而咒曰:若天道有灵,无令死被擘裂。须臾,尸面赧然上色,于是呼婢共扶之,俄须儿堕而尸倒也。^②

林氏得免"死被擘裂",究竟真是"天道有灵",还是并未真正死亡,经乳母抚尸而一息还复,虽不得而知,却涉及当时人对死亡的判定标准和能力。难产时产妇暴下晕厥多时,可能令助产者难以判定其生死。《集验方》《病源论》等医方中便教导助产之人如何判断:

> 产难死生候:若母面赤舌青者,儿死母活;唇口青,口两边沫出者,子母俱死;面青舌赤沫出者,母死儿活。^③

倘若子死母活,当依胎死腹中之法救助,若子母俱死而无含胎入棺的禁忌,是否母子一并埋葬? 而若母死子活,或许便是剖腹取出胎儿的

---

① 《太平御览》卷 361 引《玄中记》谓子从背胁出、卷 361 引《列仙传》谓老子母割左腋生老子,显然为神话故事。但《三国志》《魏书》载黄初中(220—226)汝南屈雍妻王氏"生男儿,从右腋出,其母自若无他异痛,今疮已愈合,母子平安无灾无害。"马大正认为很可能是剖腹产,并引《晋书》卷 97《四夷传》"安夫人狁胡之女,妊身十二月,剖胁生子"等文献,主张传统中国有妊娠过期剖腹生产的事例。见马大正《中国妇产科发展史》,页 68。

② 《太平御览》卷 361。

③ 《医心方》卷 23 引《医门方》并引《集验方》。唯其引文作"面赤舌青沫出者,母死儿活";疑为笔误,依《病源论》卷 43《妇人难产病诸候》"产难候"改为"面青舌赤沫出者,母死儿活"。《集验方》,马继兴《〈医心方〉中的古医学文献初探》订为北周姚僧垣撰。《医门方》,则订为唐或唐以前的著作。

时机？史料阙如，难以确知，却不能不令人好奇。①

四、产　后

　　胎儿产下，胞衣娩出之后，生产告一段落，却尚未完全结束。助产者除了照顾新生儿，为之洗浴断脐之外，也必须注意产妇的状况。现代中医妇科学将"产后"分为"新产"和"产褥"两期，前者指分娩之后的七天之内，后者则指从分娩到产妇生殖器官恢复正常的时间，一般约需六到八周，不同时期必须注意不同问题。② 从先秦到唐代的医方中，对于分娩后的各种不适，皆以"产后"病称之。至于"产后"所指为何，则有三日、七日、三十日、满月、百日、半年甚至一年的各种说法。③ 事实上，妇女一经产孕，体质改变，终生都可能与各种产乳后遗症为伍，但有些在分娩后不久即发生的病变，却有致命的危险，与一般长期理疗或补虚养身不同。以下，便分急救与保健两方面来谈产后问题的处理。

　　1. 新产安危

　　胎儿产下，胞衣娩出之后，产妇可能被抱到较干净的地方休息。分娩时所用的草蓐，则以燔烧处理。马王堆《胎产书》认为以燔烧的草蓐给新生儿洗浴，可以预防新生儿染上皮肤病；若给母亲喝半杯婴

---

① 墓中生子的故事不少，不论是否涉及死亡判定，都显示当时人相信妇女可于死后生产。由此看来，汉魏六朝时人对于生死之间的断续关系，或别有看法。

② 罗元恺主编《中医妇科学》，页 260。

③ 三日七日之说，见《千金方》卷 3《妇人方中》"恶露第五"；《外台秘要》卷 34 引《广济方》；三十日之说，见《千金方》卷 3《妇人方中》"恶露第五"；《外台秘要》卷 34 引《集验方》（《千金》同），引《救急方》；满月说，见《病源论》卷 43；百日之说，见《千金方》卷 3《妇人方中》"中风第三"；半年甚至一年之说，见《千金方》卷 3《妇人方中》"恶露第五"。

儿洗浴完毕的水,也可避免母亲生病。① 新产当下,为了保障产妇心情平静,《产经》主张"凡妇人初生儿,不需自视。已付边人,莫问男女"。② 《千金方》也说:"儿出讫,一切人及母,皆忌问是男是女。"③《千金方》又说:"勿令母看视秽污。"产妇秽恶,医方直言不讳。尽管如此,医者仍主张不论产前产后,都应谢绝家有死丧的人到访探视,以免造成难产或新生儿伤亡。④

安静心神之外,医方也特别照顾产妇的身体健康。《千金方》指出:"凡妇人非止临产须忧,至于产后,大须将慎。"⑤宋代医者主张,为预防血晕血逆,产妇临盆后三日之内上床时应立膝仰卧⑥ 汉唐之间的医方并无相同规定,但亦颇以三日为一个断限:

> 《小品方》云,夫死生皆有三日也,古时妇人产,下地坐草,法如就死也。既得生产,谓之免难也。亲属将猪肝来庆之,以猪肝补养五内伤绝也,非庆其儿也。⑦

产妇临盆后的安危,首要防范血晕和痉病。《病源论》将产后血晕气闷分为去血过多和下血过少两种,并指出"烦闷不止则毙人"。⑧下血过少,现代中医妇科学或以"因产感寒,血为寒凝",加以"元气虚

---

① 马继兴《马王堆古医书考释》,页 812。
② 《医心方》卷 23。
③ 《千金方》卷 2《妇人方上》"产难第五"。汉唐之间医方并未说明这种做法的理由,根据明代薛己补注《妇人良方大全》则称其目的在于避免产妇因新生儿的性别不符期望,情绪受到影响。人民卫生出版社新校本则无"恐因言语而泄气"此句,卷 18 的原文为:"才生产毕,不得问是男是女,且先研醋墨三分服之。"
④ 《千金方》卷 2《妇人方上》"产难第五"。
⑤ 《千金方》卷 3《妇人方中》"虚损第一"。
⑥ 《妇人大全良方》卷 18。
⑦ 《医心方》卷 23 引《小品方》。
⑧ 《病源论》卷 43《妇人产后病诸候上》"产后血运闷候"。

亏,运行失度"解释,和因去血过多所引起的"血崩"不同。① 血崩大多发生于产后数小时之内,新产妇可能因大量出血而昏厥死亡。② 现存先秦到唐代的医方中,则以心闷气绝、眼不得开、昏迷不醒等描绘血晕的现象。③

为了使产妇转醒,医方建议或以冷水洗脸,或强拉头发和膝盖。④ 倘若借气味刺激产妇,也可能以醋或酒涂其口鼻、喷泼其面,甚至灌以小便、产血、马粪等。也有医方建议产妇服用洗儿水,和前引《胎产书》的说法一脉相承。⑤ 处理血晕和救治难产相仿,有不少类似物理治疗的办法。而以草药救急者,则以地黄为主。地黄主治妇女伤中下血,不论生地黄或干地黄,在治疗血崩晕厥或恶露不尽的药方中,都一再出现。其中,《医门方》"疗产后血泄不禁止方"称:"急以干地黄末,酒服一匙,二三服即止",以及《广济方》以地黄配合其他草药,治疗"崩血不可禁止,腹中绞痛,气息急",最能看出血崩时的紧急状况。⑥

---

① 现代中医妇科学认为应仔细分辨因"亡血复汗,感寒而致",可发生于新产后、满月内的郁冒,和因大量出血而造成的晕厥现象。见罗元恺主编《中医妇科学》第十章《产后病》,页 264—265、267、453—454。

② 有时难产历日,好不容易胎儿娩出,产家、助产者太过兴奋,只顾料理新生儿,忽略了失血过多而晕厥的产妇,也会造成悲剧。见 Shorter, *A History of Women's Bodies*, Chapter 5, "Pain and Death in Childbirth."

③ 见《外台秘要》卷 34《广济》《文仲》《崔氏》《救急》;《医心方》卷 23 引《集验方》《产经》《经心方》《千金方》《孟诜方》《子母秘录》诸方。

④ 见《医心方》卷 23 引《千金方》(今本《千金方》不见)《集验》《孟诜》诸方。

⑤ 见《外台秘要》卷 34 引《崔氏》《近效》;《医心方》卷 23 引《经心方》《医门方》等。

⑥ 见《外台秘要》卷 34 引《广济方》;《医心方》卷 23 引《子母秘录》。其余加入地黄治疗血晕和恶露的医方,参见李贞德《汉唐之间医书中的生产之道》,附录"F. 血晕烦闷"和"H. 恶露不尽"。地黄药性和产地,见《本草纲目》卷 16《草部》。现代中草药研究,见《中药志》册 2,67"地黄"条,页 337—340。

血崩之外,医者最担忧的便是"病痓"。"痓"的症状包括牙关紧咬、四肢抽搐、项背强直、肌肉难伸,传统医书多认为是感受风寒所致。前引《五十二病方》"婴儿索痓"条,说明病因在于"居湿地久"。张仲景说新产妇人有三病,一者病痤(痓),二者病郁冒,三者大便难。而认为病痓就是受风,有致命的危险。①《病源论》则称之为"产后中风痓",认为系因"风气得入五脏……复感寒湿,寒搏于筋则发痓"。一旦发痓,则"口急噤,背强直,摇头马鸣,腰为反折。须臾十发,气急如绝,汗出如雨,手拭不及者,皆死。"②而《千金方》形容患者身反强直、犹如角弓反张,称之为"蓐风",并警告"若似角弓,命同转烛"。③

中风病痓,医方中疗法甚多,而以独活、生姜、干姜、桂心、葛根、白术、大豆和防风等最常入药。独活,因形状"一茎直上,不为风摇"而得名,主治各种风寒,或做汤、或煮酒,医方称"虚人不可服他药者"亦可用。生姜、干姜,皆为逐风去湿之菜。桂心为肉桂去内外皮者,医方称治一切风气。葛根主治诸痹,自汉代即用以治疗伤寒中风头痛。白术主治风寒湿痹、死肌痉疸。大豆入药者为黑大豆,又名乌豆,本草书称治风痓、风痹、口噤等,医方多建议以炒热、滤酒,做大豆紫汤给产妇饮用。防风,顾名思义,主治各种恶风风邪。北齐徐之才

---

① 《金匮要略》卷21,徐忠可注称"身热恶寒,足寒面赤,卒口噤,背反张也。"《脉经》卷9同。此外,产妇可能因便秘而食欲不振,富贵之家的产妇,若自产前卧床至产后休养都不活动,情况可能更为严重。
② 《病源论》卷43《妇人产后病诸候上》"产后中风痓候"。
③ 《千金方》卷3《妇人方中》"虚损第一"。

称"疗妇人子脏风"。① 草药之外,医方亦建议热敷足下和腹上,显示
"中风受寒"被视为痉病的主要原因。②

　　医方对痉病的发生时间,或泛称产后,或言在蓐,或谓产后百
日。③ 究竟汉唐之间医方中所谓病痉、蓐风,所指为何? 今日中医妇
科学认为有可能是阴血亏虚、受寒感冒,也可能便是产伤感染破伤
风。④ 倘为破伤风,以当时的医药水准看来,产妇很可能在产后数日
即告死亡,无法熬到产后百日。若为亏虚受寒,则滋补防风便成为重
要措施。

　　事实上,"感受风邪"是汉唐之间医方中理解产后诸病的重要角
度。《病源论》卷四十三《妇人产后病诸候上》,以"当风取凉""宿有风
冷""为风邪所乘"解释大部分的病症,并认为寒冷邪气若流滞于腰

---

① 独活药性与产地,见《本草纲目》卷13《草部》。生姜和干姜药性与产地,见《本草纲目》
　卷26《菜部》。现代中草药研究指出临床上姜多用于治疗风湿痛、关节炎等,见《中药
　志》册2,45"干姜(附生姜)"条,页228—232。桂心药性与产地,见《本草纲目》卷34《木
　部》。现代中草药研究认为肉桂的主要成分有温中补阳、散寒止痛的性能。见《中国本
　草图录》卷2,576"肉桂"条,页51。葛根药性与产地,见《本草纲目》卷18《草部》。现代
　中草药研究指出临床实验显示葛根能改善高血压病人的项强、头晕、头疼、耳鸣症状
　等。见《中药志》册1,98"葛根"条,页563—568。白术药性与产地,见《本草纲目》卷12
　《草部》。大豆药性与产地,见《本草纲目》卷24《谷部》。防风药性与产地,见《本草纲
　目》卷13《草部》。同页引并引北周甄权称防风花,疗"四肢拘急,行履不得,经脉虚羸,骨
　节间痛,心腹痛"。唐代苏恭称,防风子"疗风更优"。以上诸本草治疗中风病痉的医
　方,详见李贞德《汉唐之间医书中的生产之道》附录"G. 中风病痉"。
② 见《医心方》卷23引《小品方》《葛氏方》。
③ 产后之说,如《千金方》卷3《妇人方中》"中风第三"中"五石汤"与"葛根汤";《外台秘
　要》卷34引《小品方》;《医心方》卷23引《小品方》。在蓐之说,如《千金方》卷3《妇人方
　中》"中风第三"中"甘草汤"。百日之说,如《千金方》卷3《妇人方中》"中风第三"中"独
　活紫汤方"。
④ 参考罗元恺主编《中医妇科学》第十章《产后病》。

脊,将来怀孕也容易流产,影响日后的生育能力。① 职是之故,医方对于产妇的照顾,并不止于产后数日的救急而已。《千金方》卷三讨论产后保健,有"新产""初产""蓐中""在蓐"和"出蓐"等用语,并将产后七日当作滋补的起点:

> 凡产后七日内,恶血未尽,不可服汤……后三两日消息,可服泽兰丸,比至满月,丸尽为佳……凡在蓐必须服泽兰丸补之,服法必七日外,不得早服也。②

对照前引《小品方》死生三日之说,和宋代卧床三日的规定,似乎产后三日是产妇性命安危的关键。而三日到七日之间,则为观察期,倘若无致命病变,便可以开始滋补调护。

2. 在蓐保健

新产妇的身心健康,确实是医方关怀的重点。针对产后种种不适,例如恶露不尽、大小便异常、心腹疼痛、无乳、妒乳、溢乳、阴脱肿痛痒和各种虚损状况,医方中都载有理疗药方。其中,除了乳病与阴痛,较常使用敷涂、洗浴等方式处理外,一般产后病变,仍以服用本草药方为主。而隋唐医方中滋补的汤药,则多加入各种肉类。③

妒乳、溢乳,医方建议或以温石熨乳,或以醋封乳,或以蛋白和小豆冷敷,或先洗浴,再敷涂药散。④ 阴脱肿痛,则多用热疗。或以铁精、鳖血、热鼠壤、蛇床子、桃仁末熨阴涂阴,或以硫磺、枸杞、桃叶、当

---

① 《病源论》卷43《妇人产后病诸候上》。《千金方》卷3以羊肉汤治产后中风,亦针对"久绝不产"的问题。

② 《千金方》卷3《妇人方中》"虚损第一"。

③ 相关医方,见李贞德《汉唐之间医书中的生产之道》附录"H. 恶露不尽""I. 大小便异常""J. 心腹疼痛""K. 无乳、妒乳、溢乳""L. 阴脱肿痛痒""M. 其他产后虚损"。

④ 见《外台秘要》卷34引《小品》《集验》《千金》;《医心方》卷23引《葛氏方》。

归等制汤洗阴,或以坐药纳阴中。① 至于治疗产后诸病,以及补虚养身的各种草药,大多仍采用甘草、生姜、当归、地黄、桂心等。除此之外,人参和芍药最为常见。人参"补五脏""治一切虚症"。芍药,医方称"通顺血气""治风补劳",疗"女人一切病,胎前产后诸疾"。②

肉类滋补,则随着时代发展与贵贱阶层而不同。自汉以来,便有以羊、酒祝贺生产的习俗。在《史记》卢绾的传中记载刘邦与卢绾同日生,"里中持羊酒贺两家"。③ 前引陈延之则称生产如遇死难,一旦结束,亲属会带猪肝来庆贺。④ 唐代医方如《千金方》《广济方》的理疗补虚汤药中,除羊肉外,更有鹿肉、麋肉、獐肉、獐骨等珍馐,显然是为富贵人家设计,非一般平民百姓所能轻易获得。⑤

除去服用汤药之外,产妇也须以行动配合疗伤补身。"中风受寒"既是传统医方对产后诸病的主要解释,新产妇的行动便因防风而受到限制。古时厕所设于屋外,为了预防受风,医方建议应该为产妇在房中准备便盆。孙思邈认为过早行房将使妇人"背患风气,脐下虚冷",因此主张产后百日,才可行房,并且将未能回避行房所引起身反

---

① 见《千金方》卷3《妇人方中》"杂治第八":"治产后阴肿痛""治产后阴下脱";《外台秘要》卷34引《集验方》:"玉门开不闭""疗妇人产后阴下脱";《医心方》卷23引《小品方》《产经》《广济方》。坐药医方,见《千金方》卷3《妇人方中》"杂治第八":"治产后阴下脱";《外台秘要》卷34引《古今录验方》。

② 人参药性与产地,见《本草纲目》卷12《草部》。现代中草药研究则指出人参对中枢神经有镇静作用以及抗疲劳之效。见《中药志》册1,1"人参"条,页1—10。芍药药性与产地,见《本草纲目》卷14《草部》。现代中草药相关研究,见《中药志》册1,31"白芍"条,页182—185。

③ 《史记》卷93《韩信卢绾列传》。

④ 《医心方》卷23引。

⑤ 加入肉品珍馐的补疗医方,见《千金方》卷3《妇人方中》"虚损第一":"鹿肉汤""獐骨汤",及"中风第三","心腹痛第四";《外台秘要》卷34引《崔氏》。

强直、角弓反张的病症,称为"蓐风"。①

休养期间不宜行房的看法,《小品方》也曾提及,但是以产妇分娩,身体破损,需要时间恢复为理由:

> 妇人产时,骨分开解,是以子路开张,儿乃得出耳。满百日,乃得完合平复也。妇人不自知,唯满月便云是平复,合会阴阳,动伤百脉,则为五劳七伤之疾。②

陈延之虽未将行房视为受风的原因,却和孙思邈一样要求产妇休养一百天左右。宋代医者认为行房会影响乳汁的品质,故而要求妇女哺乳时不得行房。《产经》亦曾提及乳母若"房室喘息乳儿者……能煞儿,宜慎之"。③ 但以陈延之和孙思邈的说法来看,行房禁忌的重点似乎在于新产妇的健康,而非哺乳的问题。

从保健的角度来看,部分滋补之方,如服泽兰丸等,或在满月时告一段落,但恢复行房则应再等一阵子。倘若产妇身体不佳,则需继续调养。《病源论》所谓:产伤血气,"轻者节养将摄,满月便得平复;重者其日月虽满,气血犹未调和"也。④ 从习俗禁忌的角度来看,满月是一个重要分野:

> 《小品方》曰:妇人产后满月者,以其产生,身经暗秽,血露未净,不可出户牖至井灶所也,亦不朝神祇及祠祀也。满月者,非为数满卅日,是跨月故也。若是正月产,跨二月,入三月,是跨月耳。⑤

---

① 《千金方》卷3《妇人方中》"虚损第一"。
② 《医心方》卷23。
③ 《医心方》卷25。
④ 《病源论》卷43。
⑤ 《医心方》卷23引《小品方》。

由此看来，或为保健，或因禁忌，妇女在分娩后大约有三十天以上的时间，仍然待在产房内，而在满月之后，才恢复正常生活。生产一事，从入月至此，终告结束。

五、生产之道的社会意义

如此辛苦的生产过程，难怪被视为女性的生死关头。然而，生产虽然攸关产妇存亡，其成败的影响却不止于产妇本身。产妇、胎儿、丈夫、助产者甚至医者，各种人物因对生产的观念或同或异，彼此之间或互助，或折冲，在生产的过程中形成多重的互动关系，以至于分享或共同承担生产的结果。分娩虽在胎儿产下、胞衣排出之后告一段落，生产却未完全结束，产妇和她周围的社会恢复关系，仍需一段时间。其中涉及父系家族的亲子伦理，产家的社会地位，医者对助产者的批评，以及妇女在生产中的形象。以下便配合正史、笔记等其他资料，分别从上述四点，试探汉唐之间医方中生产之道的社会意义。

1. 分娩中的产妇、胎儿与丈夫

在妊娠的十个月中，胎儿受母体的照顾而成形发育，二者有如一体。日满月足，分娩时至，二者必须分开。顿时，母子有如敌体，甚至胞衣此一与胎儿命脉相系的产余之物，都可能威胁产妇平安。① 所谓顺产，即指此分离过程平顺，否则产妇与胎儿都将面临危险。分娩的过程会影响母子感情，尤其以横生逆产最为显著。《左传·隐公元年》记载："庄公寤生，惊姜氏，故名曰寤生，遂恶之。""寤生"一说为"牾生"，足先头出，也就是逆产。庄公出生的方式吓到了他的母亲姜

---

① 关于胞衣与胎儿、产妇的关系，见李建民《马王堆汉墓帛书"禹藏埋胞图"笺证》。

氏,导致母亲嫌恶他。^① 在汉代,嫌恶之极,甚至成为民间"生子不举"的原因之一(见第四章《堕胎、绝育和生子不举》的讨论)。

出生经验是否影响小儿将来对父母的态度,现存资料不足以评估。范晔的母亲如厕时生晔,措手不及而范晔的额头"为砖所伤"。《宋书·范晔传》记载晔触法临刑前,生母以手击晔颈及颊,泣曰:"不念我老,今日奈何",而晔竟然毫无羞愧之色。处决后查封晔家,发现他的姬妾装饰华丽,而母亲却居处简陋,仅有一个厨子协助采集樵薪。范晔的不孝行为,与出生经验是否相关?可惜资料不够,否则此类心理历史的研究,应当颇能引人入胜。^②

医者认为分娩的过程究竟是由谁主导呢?从汉唐之间的医方看来,无法有单一的答案。《逐月养胎方》和《千金方》主张"日满则生""俟时而生",至少产妇无法左右分娩的起讫。腹痛,究竟是子宫想要排出胎儿而收缩,还是胎儿以子宫已不敷使用,故而向外扩张的结果,现存医方资料不足以提供答案。^③ 胎死腹中和儿衣不出的救治方药,重叠之处甚多,显示医者相信子宫收缩为分娩的重要动力之一。下地坐草和坐卧任意的方式,则显示产妇主导帮助分娩。^④ 然而在其他情况下,胎儿仍被视为分娩的主要动源。产妇的安危,绝大部分取

---

① 见《春秋左传注》。《风俗通义校注》则另解"寤生"为"生即开目"。
② 《宋书》卷 69《范晔传》。
③ 西方妇产科学史的研究,显示自古至中世纪,医者相信分娩是由已成长欲出母腹的胎儿主导,而由产妇的子宫收缩协助。见 Gélis, *History of Childbirth*, p. 141 引 Hippocrates 和 Galen.
④ 现代生产,大多进入医院,产妇仰卧,由医护人员主道生产过程。剖腹产的流行,更彻底剥夺产妇主动参与的机会。与之相较,古代社会的直立式生产,反而表现了妇女在生育过程中的积极角色。分娩姿势的转变,与医疗系统对女性的控制,是西方医疗史与妇女史的重要议题。参见 Shorter, *A History of Women's Bodies*, pp. 56-57; Odent, *Birth Reborn*; Gélis, *A History of Childbirth*, pp. 121-133 等。

决于胎儿向产门运动的情形。横生逆产时,医者担心"子上迫心",以搔爪、针刺等各种方式企图使儿自动回顺。尤其认为将父亲的名字书写于胎儿足心,胎儿便会顺出,或认为将丈夫阴毛以猪膏合成丸药给产妇吞下,"儿手即持丸出",似乎相信胎儿能因辨识自己的父亲而主动调整运动的方向。[①]

胎儿能辨识父亲的观念,无形中提高了产妇丈夫在分娩中的重要性。自古以来孕不洁的观念,和近人丈夫不进产房的印象,使丈夫在分娩的图像中,仅限于在屋外紧张踱步而已。然而,汉唐之间救治难产的各种努力,却显示至少在民间,产妇的丈夫,也就是胎儿的父亲,可能扮演重要角色。在农村核心家庭中,阵痛伊始,丈夫或需协助产妇布草安顿,并寻求他人支援。待女性亲友、邻居或产婆来到,他即使不在产房内,也必须在附近待命,以便紧急时提供协助。在某些情况中,为了"含水着妇口中"救治难产,也可能数度进出产房。[②] 然而若母子难以两全时,究竟由产妇或丈夫作最后决定,则可能依情况而定。

《齐东野语》收录唐代的生产故事:

> 唐长孙后怀高宗,将产,数日不能分娩。诏医博士李洞玄候脉,奏后曰:"缘子以手执母心,所以不产。"太宗问:"当何如?"洞玄曰:"留子母不全,母全子必死。"后曰:"留子,帝业永昌。"遂隔

---

① 见《外台秘要》卷33引《小品方》。
② 大足石刻"临产"一景中,有一男子立于左方。由于一般分娩除非难产,未必有医者在场,加以整个石刻的重点是父母恩重,因此这名男子应当就是产妇的丈夫,在一旁待命或尝试协助。Gélis研究法国农村生育史,指出丈夫力气大,有时担任"抱腰",有时则负责将产妇抱回床上。但由于丈夫多在难产时才加入助产之列,因此丈夫出现在产房,对产妇而言,也可能是危险和恐慌的征兆。见 Gélis, *History of Childbirth*, pp. 101-103.

> 腹针之,透心至手,后崩,太子即诞。后至天阴,手中有瘢。庞安
> 常视孕妇难产者,亦曰:"儿虽已出胞,而手执母肠胃,不复脱
> 衣。"即扪儿手所在,针其虎口,儿既痛,即缩手而生,及观儿虎
> 口,果有针痕。①

这些故事一方面说明胎儿在分娩中的影响力,另一方面也显示产妇、胎儿与丈夫之间,因父系家业而产生的权力关系。笔记故事中的长孙皇后决定牺牲性命,以存帝业,似乎妇女也认定自己只是传宗接代的生育工具。然而,在诸多难产状况中,产妇可能虚脱昏迷,无法清楚表达留子或留母的意见。此时,丈夫应是最后决定之人。关于此点,几乎没有任何史料可供讨论。然而,汉魏六朝的平民百姓,似不可与唐代帝室或官宦之家相提并论。主妇为民间核心家庭中的重要劳动力,虽然求子心切,却未必采取"留子母不全"的方案,否则民间也不会因为孱生而弃养新生儿了。

2. 医护行为与贵贱之别

社会阶层造成生产差异的假设,涉及的问题多,而可用的史料少。虽然本书《导论》所引昝殷调气助产的故事中,医者曾经提出"贱婢独产"不难,而"产死者多为富贵家"的阶层差异说,但实际情况恐非如此简单。

首先,不同阶层产家在妊娠末期所能提供给产妇的资源,多寡不一。汉魏六朝的平民百姓以核心家庭为主,主妇为家中重要劳动力,不能因怀孕而休息不工作,很可能持续劳动到分娩征兆之前。至于

---

① 《齐东野语》卷14"针砭"条。查《旧唐书·高宗本纪》知高宗生于贞观二年,《后妃传》中则载长孙皇后崩于贞观十年。可知《齐东野语》故事年代有误,其重点或不在生产中的母子关系,而在针砭的医疗效果。

士人阶层,主干和共祖家庭渐增,亲友加上仆役,人力较多,孕妇在妊娠末期或有休养的机会。① 入月准备,富贵之家或能按图设帐、寄产安庐,但平民百姓以至贫贱之人,设备完整和精密的程度想必递减。《国语·晋语》记载太姒怀文王,"少溲于豕牢,而得文王不加疾焉";《越绝书》记载"勾践入宦于吴,夫人从,道产女于亭"。② 曹操卞皇后,本倡家,《魏书》称其生于"齐郡白亭"。③ 这些产妇分娩时,不是正在猪圈中工作,就是正在旅行途中,显然并未因临盆在即而受到特别照护。《搜神记》更记载因出身低贱,生产前仍在劳动的妇女,"取薪而生子于野"的故事。④

其次,隋唐之际,医者对于分娩的进程、所需时间、助产人数,有了较为系统性的看法,而富贵之家可能比平民百姓较早接触并获得新的分娩观念。不论滑胎或救难,在草药栽种逐渐扩张的过程中,富贵之家亦较平民百姓容易获得生长于特定地区的本草。在照顾新产妇时,也能提供较多滋补营养食品。

然而,对于产育之事,不论贫富贵贱,也可能有一些共识。例如天人相应、物物相感,"快速少痛即为顺产"的观念。而在分娩过程中,平民百姓虽或无亲戚围观,却未必没有邻友相助。救难诸方中数度出现取"三家鸡卵""三家盐""三家水"和"三家饭"作为药方,企图帮助顺产,显示分娩或为邻里共同参与之事。⑤ 邻家之物被视为具有救难之效,邻家之人即使不入产房,也不无进出产家造成喧闹的可

---

① 汉魏六朝家庭形态及其转变,学者已有详论。见唐长孺《门阀的形成及其衰落》;许倬云《汉代家庭的大小》,页 515—541;杜正胜《古代社会与国家》伍《礼制、家族与伦理》。

② 太姒和勾践夫人二例并见《太平御览》卷 194 引。

③ 《三国志》卷 5《后妃传》引《魏书》。

④ 《太平御览》卷 362。

⑤ 相关医方见《外台秘要》卷 33 引《集验方》;《医心方》卷 23 引《产经》等。

能,并非都如昙峦所称"贱婢独产"的情形。

最后,倘若发生难产,产家大概都是众治齐下,但求速效,未必会因社会阶层而有"信巫"或"信医"的差别。晋代于法开以刺针救产的故事,显示产家"众治不验,举家遑扰"的混乱情形:

> 晋剡白山于法开,不知何许人。事兰公为弟子,深思孤发,独见言表。善放光及法华,又祖述耆婆,妙通医法。尝乞食投主人家,值妇人在草危急,众治不验,举家遑扰,开曰:"此易治耳。"主人正宰羊,欲为淫祀,开令先取少肉为羹,进竟,因气针之,须臾羊膜裹儿而出。①

这个故事出自《高僧传》,收录的目的显为宣教,故将佛僧与代表理性的医学相连,而与代表迷信的淫祀对立。从儿随针下的叙述看来,与曹魏时华佗和刘宋时徐文伯的故事一样,凸显了刺针引产的功效。② 然而刺针毕竟属于神奇技术,一般产家难得受益。文中说"众治不验",虽然并未言明包括哪些,料想为求产妇平安,或许也是医巫并进,诸方合用吧! 倘若并未发生难产,男性医者是否会在分娩现场,则颇值得怀疑。

3. 妇产科发展与助产问题

古代孕妇大概并无定期产检。曹魏时代的名医华佗,便有曾在检查文武大官的怀孕夫人时,发现胎死腹中的案例。甘陵相夫人有

---

① 《高僧传》卷4。
② 华佗以刺针下死胎,见《三国志》卷29《华佗传》;徐文伯以刺针引产,见《南史》卷32《徐文伯传》。用于堕胎,讨论见本书第四章《堕胎、绝育和生子不举》。前引宋代周密《齐东野语》卷14"针砭"条,记载唐长孙皇后生高宗时,医博士李洞玄"隔腹针之,透心至手",而庞安常"扪儿手所在,针其虎口"二例,皆透过母腹,直接针于儿手,与前引《小品方》以刺针回缩救治横生逆产,以及华佗、徐文伯、于法开等之刺针引产并不相同。

娠六月,腹痛不安,华佗诊脉,判断:"胎已死矣。"①李将军妻病,呼佗视脉,佗曰:"死胎枯燥,势不自生",于是下针去胎,并以汤药疗补。②二位夫人虽然在孕期中召医诊脉,却都是因为身体不适。倘若孕中无病,即使贵为夫人,是否会定期就医检查,值得怀疑。③待至分娩,若无难产,也未必会召医诊视。《病源论》中屡言抱腰之人应如何,助产者应如何,显示分娩中的主要助产者不是医生。然而医生对于一般分娩却颇有意见,并且不排除助产失理造成产妇危殆的看法。

《病源论》在编排上,首次将经、带等内容安排于胎、产之前,学者或以此为理论性的突破,认为对于后代妇产科经、带、胎、产体例的确立,当有影响。④而汉唐之间,医者对于妇女分娩的看法,也有一系统化的过程。第一、滑胎助产方药的服用,从并未言明何时当服,到逐渐标定各种汤药的服用月份。第二、产图的形制、内容,经过医者的努力,从分门别类且众说纷纭,到逐渐出现统一的规格。第三、医书中对产后理疗的时间趋于明确,由泛称"产后",到三日、七日、满月、百日,各有重点。同时,医者对难产也提出触忌犯神之外

---

① 《三国志》卷 29《华佗传》。
② 《后汉书》卷 82《华佗列传》。此故事亦见《三国志》卷 29《华佗传》。
③ 古代妇女就医情形,颇难确知。但从少数资料推测,妇女自往男医师处就诊,在魏晋时期或并不忌讳。晋王叔和《脉经》卷 9 中,许多条以"有一妇人来诊"之语启始。而前来就诊妇女,可能大多为社会中上阶层。王叔和或称其"夫人",或形容其为"好装衣来诊"。见《脉经》卷 9。
④ 见马大正《中国妇产科发展史》,页 90。虽然现今所见之《病源论》或亦尝经北宋校正医书局整理,但以前章所论《小品方》和《千金方》对月水的重视观之,巢元方若将调经置于妇人方论之首,并非不可能。

的解释。[①] 而《病源论》、《千金方》和《外台秘要》不约而同地出现对助产者的批评。其中最主要的责难,在于医者认为助产者的喧扰影响产妇心情,而助产者急于结束分娩的态度,适足以造成产难。[②]

医者认为,一般产妇、产家和经验不足的助产者,大多试图缩短时间,使分娩尽快结束,而医者则主张"顺其生理"。为了让产妇能够顺其生理,巢元方要求助产者等产妇腹腰皆痛,才可抱腰,胎儿产出之后,则应将脐带系于一旁,等待胞衣自然降下;孙思邈主张产时只应有二三人在旁协助;而王焘接受昙峦和崔知悌的说法,认为产妇一人生产,更能安稳自若,根本不需要"聚居女妇辈",造成不适任的助产行为。

事实上,虽然一般看产者未必都受过专业训练,但自汉代以来应当已有以看产为职业者。助产者可能是因为贫困需要收入而帮人助产,也可能是较有经验的妇人,"善看产"的名声在乡里间逐渐传开,而被公认为地方上的产婆。汉代巨鹿南郊乡人木羽的母亲,便曾因贫困而助人生产。[③] 晋代庐陵郡(今江西吉水东北)妇人苏易,则以"善看产"有名于乡里,甚至有"牝虎当产,不得解,匍匐欲死,辄仰视。

---

① Charlotte Furth 认为"满月"和"百日"是两个不同系统的观点。前者出现较早,重点在于产乳不洁,属仪式系统。后者出现较晚,重点在于休养生息,属医药系统。而仪式为主的生产之道,首重避免触忌犯神。见 Furth, "Ming-Qing Medicine and the Construction of Gender."而本章指出隋唐之间各种系统消长与规格化的情形,显示医药系统亦将"满月"视为产妇滋补的一个阶段,并非只是仪式禁忌的断限而已。

② 产妇过早用力,助产者多方干预,是否因妇女向来被视为应努力工作,以致在分娩时亦勤奋不懈,从汉唐资料尚无法断定。Charlotte Furth 研究清代的分娩则曾提及此种可能,见 Furth, "Concepts of Pregnancy, Childbirth, and Infancy in Ch'ing Dynasty China.", pp. 7-35.

③ 《太平御览》卷 361 引《列仙传》。

易悟之,乃为探出之"的神奇故事。[①] 宫廷中后妃分娩,女医应该是主要看产者。[②] 一般平民妇女分娩,可能并无医者在场,而是由有生产经验的女性亲友协助。如本书《道论》记载的,庆因"一妹二女,并皆产死,有儿妇临月,情用忧虑",而入山寻医坐镇家中助产的事迹,应属特例。从苏易的故事看来,发生难产时,乡里间仍然依靠"善看产"的妇人协助救治。

医者多为男性,其实甚少直接参与生产,顶多在难产时才被请来,对女性看产者能力的评估是否公允,向来是妇产科学史的悬案。产婆既无文字流传、记载接生技术,在妇产科学史的研究中,便没有自己的声音。因此医者指责助产者造成难产,恐怕只能聊备一说。[③] 汉唐之间,在产前预备、产后调理方面,医书中草药和补汤皆随时代发展而更加丰富。但坐草分娩,变幻莫测,安危难卜,医者责备助产

---

① 《搜神记》卷 20《苏易》条。

② 汉宣帝许皇后临产,女侍医淳于衍入宫前,受霍光夫人显的威胁利诱,在皇后娩身后,以附子和大丸毒杀皇后。事见《汉书》卷 8《宣帝纪》,卷 97 上《孝宣许皇后传》。

③ 此类讨论,甚或辩论,在西方妇产科学史已行之经年,助产学(midwifery)及其历史,并成为重要研究领域。早期研究,若非通论,就是聚焦于近现代的发展,如 Shorter, *A History of Women's Bodies*, Part Two "A History of Birth Experience," 及 Ornella Moscucci, *The Science of Women: Gynaecology and Gender in England*, 1800—1929. 本世纪始有较多利用中古和前近代史料分析的佳作,如 Monica Green, *Making Women's Medicine Masculine: the Rise of Male Authority in Pre-Modern Gynaecology*, 以及 Helen King, *Midwifery, Obstetrics and the Rise of Gynaecology: the Uses of a Sixteenth Century Compendium*. 传统中国史方面著作不多,未见激烈辩论。梁其姿讨论前近代的女性医疗者,曾指出产婆虽名列"三姑六婆"之中,遭儒士大夫的舆论批评,但仍有男性医者不讳言曾经向优秀的产婆处学习获益。见梁其姿著,蒋竹山译,《前近代中国的女性医疗从业者》,页 355—374。傅大为研究近代台湾妇科医疗发展史,则铺陈从日治到战后,男性妇产科医生从传统产婆手中一步步接收主控权的过程,见傅大为《亚细亚的新身体——性别、医疗与近代台湾》第三章《近代妇产科的兴起与产婆的故事》,页 81—152。至于汉唐之间的情况,详见本书第六章《女性医疗者》。

者,或可视为在禁忌之外,力求新解。

生产涉及超自然的力量,其实产家、助产者和医者,皆深信不疑。汉代帝室、民间皆祠神君,除表达对产难的害怕之外,亦显示其相信产死者具有救助难产的能力。而汉唐之间,医者一方面借着产图系统化、批评助产者和介绍新汤药,来引导生产的医护行为,另一方面却也透过隔离与禁忌,传达了与民间相似的生产文化。

4. 隔离、禁忌与产乳不吉

分娩虽为生产的主戏,但生产的开演与落幕却不止于分娩。对于产妇自己和她的亲友邻里而言,从入月安庐到满月出蓐,隔离与禁忌标示了生产的起讫。隔离始于寄产安庐。妇女在分娩之前,必须离开日常生活的空间,进入为她特别安排的场所。隔离的目的,主要在于产乳不吉。

虽然现存医书在安庐方面的资料始于《产经》,但寄产之事,春秋时代可能便已存在。《左传·昭公二十九年》:"公衍、公为之生也,其母偕出",杜预注称为"出之产舍"。[1] 二母同入产舍,待分娩后偕出,显然妇女不在自己原来的生活空间生产,而是寄居他处。汉代则有到乳舍寄产的习俗,应劭的《风俗通义》提到两个例子,显示乳舍之中,可能豫妇与屠妇并比而卧:

> (1)颍川有富室,兄弟同居,两妇皆怀任,数月,长妇伤胎,因闭匿之;产期至,同到乳舍,弟妇生男,夜因盗取之,争讼三年,州

---

① 《左传》卷53。孔颖达疏认为杜预所谓产舍,即《礼记·内则》中之侧室,见同页引疏。但侧室是家中原有的房间,和专作寄产之用的乳舍不同。杜预所说的产舍,若为乳舍,则晋代仍和汉时一样,有寄产乳舍之俗。孔颖达释产舍为侧室,或唐代已无寄产专用的乳舍。

郡不能决。①

（2）汝南周霸，字翁仲，为太尉掾，妇于乳舍生女，自毒无男，时屠妇比卧得男，因相与私货易，裨钱数万。②

颖川兄弟既为富室，应非家中无房可用，无仆可使。屠妇亦至乳舍，与掾吏之妇并比躺卧，则乳舍亦非上层阶级的特殊医疗待遇。至乳舍生产，所为何来？令人好奇。

王充曾经批评江南"讳妇人乳子，以为不吉，将举吉事、入山林、远行、度川泽者，皆不与之交通。乳子之家，亦忌恶之，丘墓庐道畔，逾月乃入，恶之甚也"。并说明江北则不如此。③ 上述二例，颖川在今河南禹县，汝南在今河南上蔡县东南平舆县西北，皆在江北。四个妇人不在家中生产，而到乳舍，是否表示江北虽不如江南般忌恶乳子妇人，却仍有让产妇寄产他处的习俗？④

虽然产妇需脱离日常生活的空间，甚或寄产他处，却"不宜归生"。汉人认为出嫁女不宜回娘家生产。《风俗通义》说："不宜归生。

---

① 王利器《风俗通义校注》，页 590 辑。
② 王利器《风俗通义校注》，页 591 辑。此故事有下文："后翁仲为北海相，吏周光能见鬼，署为主簿，使还致敬于本郡县……往到冢上，郎君沃酹，主簿俯伏在后，但见屠者弊衣蓝结，踞神坐，持刀割肉，有五时衣带青墨绶数人，彷徨明堂东西厢，不敢前来……翁仲……问妪……妪辞穷情竭，泣涕具陈其故。时子年已十八，呼与辞决曰：'凡有子者，欲以承先祖，先祖不享血食，无可奈何。'"应劭结论曰："神不歆非类明矣，安得养他人子乎？"
③ 《论衡》卷 23《四讳篇》。
④ 此外，寄产之事，似又不止于汉。西晋惠帝（259—306）八王之乱时，"忽有妇人诣大司马门求寄产"，并称"我截脐便去耳"。见《晋书》卷 29《五行志下》。南齐东昏侯施行暴政，史称"乳妇婚姻之家，移产寄室"，见《南齐书》卷 7《东昏侯本纪》。但前者重点在于预言齐王冏将遭斩戮，后者则在形容苛政扰民之状，不足以说明寄产之风自汉不衰。《三国志》引《列异传》故事，称华歆为诸生时，"尝宿人门外，主人妇夜产"，可见分娩未必寄产。见《三国志》卷 13《华歆传》。唯前引杜注"借出"为"出之产舍"语，或可佐证晋代寄产之事。

俗云:令人衰。案:妇人好以女易他男,故不许归。"①从案语来看,由于生育上重男轻女的观念,使产妇可能以己女易他男,于是产家尽量防范。②然而应劭和王充一样,惯以理性批判当时人的俗信,或因此而为不许归生的忌讳,寻求理性的现实解释。若自俗说观之,可知人们的真正顾虑,在于归生令娘家之人衰。显然和王充所批评的江南风俗类似,也是产乳不吉的观念所致。

即使不到乳舍,不回娘家,汉代以来仍有为产妇另外安置产房的习惯。产房可能设于室内,也可能设于室外。在室内者,如《礼记·内则》所谓:"妻将生子,及月辰,居侧室。"在入月后便为产妇选择正寝、燕寝等主卧室之外的房间为产房。③在室外者,或如《产经》所言,搭于距离井灶较远的所在,目的亦在避免"大凶"。

产乳不吉,主要来自分娩血水污秽,容易触忌犯神。敦煌变文《父母恩重经讲经文》形容妇女生产时,"如煞猪羊,血流遍地"。④前引《产经》及《外台秘要》皆建议产家铺草洒灰、张设兽皮,或以器皿盛物洗涤等方式,避免血水着地犯禁。《产经》又主张铺草时应一面念咒,请求诸神"来此护我",以使"诸恶魍魉莫近"。⑤《子母秘录》则有借地法、禁水法,临盆时为产妇向诸神借一方地分娩;并在储存洗涤用水时诵念咒语,使用水能"以净持浊"。⑥《外台秘要》引《崔氏产

---

① 王利器《风俗通义校注》,页 562 辑佚文。
② 汉人重男轻女,见刘增贵《汉代婚姻制度》,页 21。前引周霸妇与屠妇以女换男的故事,正说明父系家族祖先崇拜的信仰之下,妇女生男的压力,并可为前引唐长孙皇后牺牲性命保全夫家帝业的故事作一注脚。
③ 《礼记》卷 28《内则》。
④ 王重民等编《敦煌变文集》下集卷 5,页 679、699。
⑤ 《医心方》卷 23。
⑥ 《医心方》卷 23 引《子母秘录》。《子母秘录》依马继兴《〈医心方〉中的古医学文献初探》定为唐代许仁则之作。

图》,亦讲究避诸神所在。神明的形象极具能力,既能保护产妇,又可能因受冒犯而加害于人。

道书《元始天尊济度血湖真经》,描绘血湖地狱情景,说明世间男女犯神下狱,显示婚姻生活中的平民妇女,几乎难以幸免:

> 是故生产有诸厄难,或月水流行,洗浣污衣,或育男女,血污地神,污水倾注溪河池井,世人不知不觉,汲水饮食,供献神明,冒触三光……或致子死腹中,母亡产后,或母子俱亡,至伤性命……横伤非命,死入酆都血湖地狱,备受诸苦,由积血以成湖,认幻缘而有狱……元始天尊曰:吾观欲界众生,女人造种种罪业,身堕血湖受苦,沉沦动经亿劫,永无出期。吾今开琅函宝藏,出金箓赦文……①

《产经》中诸般措施,大多仅限于反支等特殊禁忌月日。《外台秘要》亦明言各项准备,目的在于避免"子死腹中,或产不顺"。医书中的重点在保护产母与胎儿,并且防范的对象和时间明确。《元始天尊济度血湖真经》对妇女下血湖地狱的解释,却表现了比医书更为严苛的态度,除表达对女性身体排出物的厌恶之外,也显示女性因生育责任和家务劳动等社会角色,以致背负罪责,无所逃于天地之间。

《产经》与《元始天尊济度血湖真经》的不同,或因方书与道书写作目的相异,或因时代越后,妇女的困境越明显。② 然而,方书虽未直

---

① 《元始天尊济度血湖真经》,正统道藏洞真部本文类(宿),卷上,页 3—4、卷中,页 2,上海涵芬楼馆藏影本 32 册。

② 任继愈编《道藏提要》,页 55 称此经"假托元始天尊为众仙所说"。"元始天尊",神名,最早见于南朝梁陶弘景的《真灵位业图》,假托元始天尊之名所作的道经,唐代起大增。《元始天尊济度血湖真经》的时代,说法不一,或谓在唐宋之际。见ミシェル・スワミエ,《血盆经の资料的研究》,页 109—166。道藏三洞的讨论,见陈国符《道藏源流考》,页 4—7。

接说明女性的罪责,其中种种预防触忌犯神的措施,却在试图救助产妇脱离罪责的同时,也分享了礼俗观念,确认了女性从社会角色而来的不洁形象。

不洁的力量,即使在分娩结束后仍未停止,产妇行动依然受到限制。自汉以来,便有产妇不宜见人的禁忌。《墉城集仙录》形容麻姑拜访蔡经家,当时蔡经弟妇新产数十日,麻姑望见之,曰:"噫!且止勿前",并且赶紧求取少许米来,撒在地上,说是可以"以米袪其秽也"。① 新产数十日,尚在禁见范围内。前引王充描述江南风俗忌恶乳子妇人,以致"逾月乃入"。《小品方》则明确指出所谓满月除秽,其实不止三十天,主要在于产妇"身经暗秽,血露未净"之故。

妇女因产乳而不洁,除了产血恶露污秽之外,或也因妇女的角色转换所致。汉魏六朝正是父系意识逐渐确立的时代,结婚生子,为夫家广嗣继祖,成为女性的重要社会角色。② 无子为男性出妻或取妾的正当理由,而女性则借着生育,由妻子、媳妇,变成母亲,并确立她在夫家的地位。生产正是此一角色与地位转换的关键。学者指出,人类社群面临此种角色或关系的转换,常视之为"脱序"与"不洁",而将主角加以隔离一段时间。③ 《酉阳杂俎》描写"北朝婚礼,青布幔为屋,在门内外,谓之青庐,于此交拜"。④ 嫁娶也是人们生命角色转换的重

① 《墉城集仙录》卷 4。《太平御览》卷 803 引此故事,则称麻姑拜访蔡经家时,弟妇"新产数十日"。相关文献问题,见杨莉《〈墉城集仙录〉版本之考证与辑佚》,页 301—328。

② 汉魏六朝父系意识的成长,讨论见侯旭东《汉魏六朝父系意识的成长与"宗族"》,页 60—107。

③ 见 Arnold Van Gennep, *The Rites of Passage*, pp. 10-11. 亦见 Emily Martin Ahern, "The Power and Pollution of Chinese Women."翁玲玲《汉人妇女产后作月子仪式的行为探讨》对人类学者在这方面的理论有颇为详细的说明。

④ 《酉阳杂俎》卷 1《礼异》。

要典礼,北朝婚礼为交拜仪节特地架设青庐,似乎也有将此暂时的脱序现象加以隔离的意味。汉唐之间医书中为生产安庐设帐,除了防风之外,或许也传达了产妇社会角色即将转变的信息。倘若如此,则妇女不洁,并非只因产血肮脏而已,更在于生产一事象征着社会关系破(改变家庭成员的角色)、立(重建家庭成员的位置)之间的重大影响。[①]

六、结　论

自古娩乳大故,有如就死,对产妇而言,是存亡关头,对产家而言,则为成败之机。汉唐之间,妇女早婚、早育,医家劝诫而俗风难改。面对生产大事,人们在入月、分娩和产后都有因应之道。滑胎汤药,汉魏六朝时对于服用的月份尚未有清楚的意见,唐宋以后则标定各种汤药的服用时间。由于产孕不吉的观念,产妇生产的地点选择不易。寄产安庐,便是以隔离为前提,为产妇寻找一个适合分娩的场所。唐代以前,分娩或在户内,或在户外,大多有帐以避风邪。生产

---

① 人类学家对现代中国社会的研究又指出,妇女在父系家族中,经由缔结深厚的母子情而形成 Margery Wolf 所谓的"子宫家庭",对父系家族的团结造成威胁。因此,生产使妇女一方面具有传宗接代的贡献,另一方面亦具有使父系家族脱序的破坏力。对此种"脱序"情形的忌惮与规范,亦是视产乳妇人为"不洁"或"不吉"并加以隔离的社会因素之一。讨论见 Emily Martin Ahern, "The Power and Pollution of Chinese Women";翁玲玲《汉人妇女产后作月子仪式的行为探讨》。历史学家则称明清家庭中的母子关系,为"受苦的母亲和她那身负重任的儿子",见熊秉真《明清家庭中的母子关系——性别、感情及其他》,页 514—544。本世纪对于魏晋时期母子关系的研究,则显示母亲透过对儿子因生养而来的情感挑战并修正父系制度与礼法,讨论见郑雅如《情感与制度:魏晋时期的母子关系》。另针对汉唐之间的完整论述,见郑雅如《中古时期的母子关系——性别与汉唐之间的家庭史研究》,页 135—190。

依产图行事,包括设帐、安庐、向坐、埋胞。隋唐之际,产图似乎经历一重整的过程,由分门别类逐渐统合为一图。贵贱之别,在产前准备与产后照顾中,表现较为明显。至于分娩当下,不论社会阶层,或皆众治齐下但求顺产速效。

临产坐草,或攀绳倚衡,或由人抱腰。由于"快而少痛,即为顺产"的观念,助产者可能惊动产妇或持捉失理。汉唐之间,医家对于难产的解释,已超越触忌犯神的范围,对于横生逆产亦有刺缩回顺的处理。而难产救治的过程,显示人们相信应及早干预、众治齐下和物类相感等观念。丈夫被视为责无旁贷,而邻里的参与,或因时因地而异。坐草之时,助产者、亲友可能聚集发表意见,也影响产妇的自然生产时间。男性医者对于不适任的助产行为,非但指责,甚或认为完全不需要。然而由于女性助产者向来没有自己的声音,男性医者又多在难产时才被召至,两者之间的恩怨,不免成为医疗史与妇女史上的公案。

假若生产顺利,胎儿胞衣娩出之后,产妇的辛苦便得以告一段落。不过,基于防避风邪和产乳不吉的观念,可能暂时仍须和日常生活空间稍作区隔。妇女虽因血露污秽或角色转换等因素,被视为不洁,但在医书疗伤补虚的观念下,富贵人家的产妇,至少得以休养一个月。农村核心家庭的主妇,恐怕产后不久即需工作。然而亲友持滋补之物相贺,医书说不是为了庆生,而是给产妇"补养五内",又劝妇女晚嫁少产,以免"血枯杀人",也算是对女性本身,而非其作为生育工具的一种关怀吧!

然而,倘若难产,母死子活,则产家顿失主妇,新生儿乏人哺育,恐怕就要面临另一项攸关存亡的抉择了。以下就针对弃杀婴儿的问题深入分析。

第四章　堕胎、绝育和生子不举

一、前　言

　　一般人常认为传统中国社会观念以多子多孙为福气，以不孝有三，无后为大。然而在研究生育文化、阅读史籍资料时，却不难发现许多"生子不举"的故事。"举"者"养"也。《史记》司马贞《索隐》解释"举"为"浴而乳之"，也就是为婴儿洗澡哺乳。[①]反之，生子不举，不论是消极地弃之不顾，或积极地置诸死地，都是不乳养从己所出的子女。[②]在避孕、堕胎和绝育技术不发达的传统中国，弃杀婴儿的情形可能存在于各个时代。不举的原因和方式，因时空而有异，但学者的

---

① 《史记》卷 75《孟尝君列传》。
② Anne Behnke Kinney 讨论汉代的生子不举问题，虽然努力区分弃婴和杀婴，并将文章划限于探讨弃婴现象，却不得不承认二者实难截然而分。并且由于弃婴经常是杀婴的方法之一，她仍必须引用并讨论关于杀婴的个案。见 Anne Behnke Kinney, "Infant Abandonment in Early China." 本章则根据传统文献对"举"的解释，将弃、杀新生儿皆列入"不举"的范围内讨论。

研究则集中在宋代。① 其实,弃杀新生儿并非宋代初始,先秦两汉以来事例众多。前章曾提到汉代人嫌恶"足先头出"的逆产婴儿,可能弃之不顾,又说刘宋开国皇帝刘裕,出生当天母亲便因难产而死,刘裕差点遭到弃养。这些都显示汉魏六朝人们"不举"的原因不止一端,和宋代相似。但捜诸史籍,又会发现他们"不举"的行为,或弃或埋,和宋代以后以溺婴为主不同。此外,两个时代的救济资源也有差别。

"生子不举"的事例既然无代无之,则社会上各种力量亦颇起而劝阻与救济。汉唐之间的中央和地方政府也曾针对"生子不举"的社会现象提出解决之道。然而"不举"的原因和分布有其地域性,以致遏抑之效各地不一。刑律惩处之外,中古兴盛的宗教道德也是劝阻杀婴的力量之一。士大夫对"生子不举"的谴责,在早期有针对"禁忌迷信"所做的"辟邪"言论,至佛道盛行后,则或置于戒律之中。传统家庭伦理既重视生养子嗣,对于弃杀婴儿的现象应当也有救济之意。然而由于家庭结构的转变,某些家庭伦理的提倡,与解决既存的社会问题之间,常存在着复杂微妙的关系,非救济一言可以蔽之。② 在此

---

① 如曾我部静雄《溺女考》,说明宋代南方,尤其是华南地区,主要因经济问题而溺杀婴儿的情形。陈广胜《宋人生子不育风俗的盛行及其原因》,臧健《宋代南方农村"生子不举"现象之分析》皆指出,即使在宋代无子者身丧户绝,资产没官的法律规定下,南方人民因生计考量,仍然"生子不举",造成男女人口比例严重失调和买卖妇女等社会问题。刘静贞《不举子——宋人的生育问题》一书深入探讨此现象,涵盖了经济之外的因素,如因果报应观念对亲子关系的影响。梁其姿《施善与教化——明清的慈善组织》第三章《慈善组织的制度化》,页71—102,则通论宋元以降中国境内弃婴、杀婴及其救济的情形。

② 家庭伦理与社会问题之间的复杂微妙,亦可以复仇为例:汉代复仇风尚盛行,便显示出政府一方面赞誉孝悌伦理,另一方面提倡人民生命权属于国家时的矛盾。见 Jen-der Lee, "Conflict and Compromise between Legal Authority and Ethical Ideas: From the Perspectives of Revenge in Han Times" pp. 359-408.

情况之下,收养与节育似乎不失为防范与疏解之道。收养的援手,可能来自亲族邻里,也可能来自宗教机构,但史料记载皆不多见。至于节育的可能性,传说汉代以来后宫便已有堕胎之法,而六朝医书中亦出现堕胎绝育之方。但"生子不举"的现象却似乎反映了此时妇科医学在避孕、节育方面的技术仍有待加强。以下就先说明"生子不举"的现象,政府政策、舆论伦理与宗教救济所能矫正的程度,然后尝试从传统妇科知识分析预防"生子不举"的可能性。

二、"生子不举"的情境多端

　　研究宋元以降的诸位学者虽然承认产子不养的因素复杂,但大多仍以经济问题为历代杀婴溺女的最主要原因,而研究也以此为重心。[①] 汉魏六朝的史料则显示,造成人们"生子不举"的情境多端,且显有阶级差异。

　　首先,有因后宫争宠、妻妾妒忌而弃杀人子者。如史称赵飞燕立为汉成帝(前51—前7)皇后,专宠怀忌而皇子多横夭。又说许美人、曹宫都曾经蒙皇帝御幸产子,但两人的儿子都隐匿不见,恐怕皆遭赵氏姊妹杀害。可见赵氏姊妹争宠妒忌,或擅杀皇子,或说服成帝非她

---

① 日本人西山荣久观察中国民间杀婴现象,罗列十三项不同的因素,包括迷信、奇迹怀孕、孝道、自利媚人、一时激情、家庭不和、妻妾妒忌、危急之际、乱伦、畸形儿、子女过多、饥饿、考虑将来负担等等,参西山氏《支那民间のInfanticideについて》,原刊《东亚经济研究》13:1,此处转引自曾我部静雄《溺女考》。西山氏所列十三项中有些重复,有些可归纳成类。而曾我部则认为其实最重要的因素在于经济问题与家族制度。梁其姿亦认为乱伦与因奸受孕较不具社会普遍性,故仍以经济问题为主要讨论对象,见梁其姿《弃婴、杀婴与育婴堂》。

二人之子便不养,以杀他人之子而专宠后宫。^① 曹魏时,王朗因明帝"屡失皇子,而后宫就馆者少",劝帝御幸应务广而诚意,似乎也暗示后宫因争宠而杀子的情形。晋惠帝贾皇后也曾因妒忌,而"以戟掷孕妾",使惠帝之妾重伤流产,较之产后杀婴更先发制人。^② 然而,后宫妒忌争宠,皆以弃杀对手之婴儿,断绝其资源为手段,与本文所欲探讨之不举己子并不相同。

其次,有因乱伦、通奸而怀孕,不欲养子者。如北齐文宣李后,遭武成帝以"若不许,当杀尔儿"恐吓逼迫,与之通奸,而后有娠,大惭而生女不举。^③ 又如《汉书·元后传》中称匈奴人唯恐新娘与人先交怀孕而后婚己,混淆了父系血统,因此有弃杀头胎的风俗,称为"荡肠"。不过,也有学者认为颜师古注《元后传》此段是误解了羌胡习俗,认为"荡肠"的背景并非如汉人所想象的是为了确保父系血统,而是古代民族以头生之子献祭的传统。换句话说,杀子也有可能是基于宗教信仰的缘故。^④

再者,则有嫔妃为了避免子贵母死,自行人工流产或弃杀男婴者。如北魏"故事,后宫产子将为储贰,其母皆赐死",致使后宫怀孕者忐忑不安,唯恐所诞育者为长男。宣武灵皇后胡氏被召入掖庭为承华世妇时,"椒掖之中,以国旧制,相与祈祝,皆愿生诸王、公主,不愿生太子"。当胡氏身怀六甲时,后宫中"同列犹以故事相恐,劝为诸计"。及至肃宗出生,宣武帝"为择乳保……养于别宫,皇后及充华嫔皆莫得而抚视焉"。如此看来,由于子贵母死的旧制,北魏后宫似乎

① 《后汉书》卷 81《谯玄列传》;《汉书》卷 97 下《孝成赵皇后传》。
② 《晋书》卷 31《惠贾皇后传》。
③ 《北齐书》卷 9《文宣李后传》。
④ 《汉书》卷 98《元后传》颜师古注。讨论见裘锡圭《杀首子解》,页 47—51。

隐藏着堕胎或杀婴的消息,以至于一旦皇子出世,皇帝便将之带离生母,另外命人抚养。[1]

最后,则是男性为了在政争中求自保,或以美名夺取继承权,因而产子不养,或不举妾子。如晋废帝海西公(342—386)在政敌监察环伺下,为表示自己无意于复辟政权,以弃养儿子作为自保的手段,史称"帝知天命不可再,深虑横祸,乃杜塞聪明,无思无虑,终日酣畅,耽于内宠,有子不育,庶保天年。时人怜之,为作歌焉,朝廷以帝安于屈辱,不复为虞"。[2] 海西公以"有子不育"自保,杨广则以不育妾子争取继承顺位。隋文帝(541—604)皇后独孤氏以性忌妾媵著名,曾杀文帝御幸之尉迟迥孙女,谮毁使妾生男的鳏夫高颎,劝文帝贬斥"诸王及朝士有妾孕者"。当皇太子杨勇因内多嬖幸,不再受皇后青睐时,晋王杨广便借由"后庭有子皆不育之,示无私宠,取媚于后",夺取了其兄杨勇的太子名分。[3]

由此观之,不举的情境多端,难以一概而论。此虽多属私人个案,却不时发生于皇室贵族家中。然而,若论汉魏六朝最具社会普遍性的弃婴杀子,则属产育禁忌与家计考量之下的生子不举。

---

[1]　《魏书》卷13《皇后列传》。讨论见蔡幸娟《北魏立后立嗣故事与制度研究》,页257—309。立子杀母源于拓跋部落的婚姻习俗与政治困局,讨论见田余庆《北魏后宫子贵母死之制的形成与演变》,页9—61。其中反映鲜卑政权对母亲角色和皇后地位认知的转变,最新的讨论见郑雅如《汉制与胡风:重探北魏的"皇后"、"皇太后"制度》,页1—76。

[2]　见《晋书》卷8《废帝海西公本纪》。

[3]　独孤后事,见《北史》卷14《隋文献皇后独孤氏传》。杨广事,见《隋书》卷4。

三、因产育禁忌而"生子不举"

1. 产孕异常

因产育忌讳而生子不举的,包括异常受孕、分娩不顺、诞辰相克和婴儿异形等各种原因。并且这种风俗自远古已然,至秦汉不衰。[①]传说周的始祖之所以名叫"弃",正是因为其母姜嫄在助祭郊禖时,"履帝武敏歆",踩到天帝的大脚印而受孕生男,由于害怕当时人不相信,便弃子于厄巷之中。祀郊禖是求子的活动,姜嫄既然在助祭之后有身,似乎应该为灵验感恩,却弃子不养,显然是认为"徒以禋祀,而无人道,居默然自生子",怀孕过程过于奇特所致。[②]

秦汉以降,亦不乏因诞育之子异于常人而遭弃的例子。秦代睡虎地出土云梦秦简的法律书便显示生子若异形"有怪物其身",父母杀之则无罪。[③]"有怪物其身",其意不明,或谓身上长有异物,因其异于常人,父母杀之而无罪。此外,胎儿尚未出生便在腹中啼,属异常现象,汉人亦因此而不举子:

> 哀帝建平四年四月,山阳方与女子田无啬生子。先未生二月,儿啼腹中,及生,不举,葬之陌上,三日,人过闻啼声,母掘收养。[④]

此外,《风俗通义》列举许多当时人视为忌讳的新生儿。包括多

① 参考张寅成《中国古代禁忌》,页15—25。
② 《诗经·大雅·生民》及郑玄笺。
③ 《睡虎地秦墓竹简·法律答问》,页181。秦简"法律答问"的性质,讨论参杜正胜《传统法典之始原》,收入《编户齐民——传统政治社会结构之形成》,页229—260。
④ 《汉书》卷27《五行志》下之上。

胞胎、生而开目、生即有须的婴儿,认为会妨害父母,因此即使生下来也不养:

> 不举并生三子。俗说:生子至于三,似六畜,言其妨父母,故不举之也。不举寤生子。俗说:儿堕地便能开目视者,谓之寤生;举寤生子,妨父母。不举生髭须子。俗说:人十四五,乃当生髭须,今生而有之,妨害父母也。①

"妨"的观念牵涉颇广,不仅透过产育忌讳影响父母对子女的态度,甚至涉及牲畜诞育。魏晋南北朝民间便有"耕牛两角乱毛起妨主"的忌讳。② 造成"妨害"的项目并非一成不变,却可能因时空而异。例如在奖励生育的政府看来,多胞胎不但无妨,反而值得赏赐。后赵(319—351)黎阳民妻产三男一女,石勒便赐乳母、谷帛,视之为祥瑞之兆。③ 而《魏书》中则记录西域疏勒国人手脚都有六根指头,因此产子不是六指的便不养育。④ 此种记载,虽然可能是当时人对西域的偏见,并非疏勒国果真人皆六指。然而,却可见《魏书》作者了解"产孕异常,则生子不举"的情境,并投射在异国风俗的记录中。

　　2. 时日禁忌

　　认为异常的新生儿有"妨害父母"的神秘力量,是以禁忌弃子的主要原因,并且不易以法律、道德之类的力量遏止。产孕异常之外,

---

① 三条皆出《太平御览》卷 361 和卷 374,并见《风俗通义校注》所辑佚文。其中第二条所称"寤生",前章已经提及,除了生即开目之外,另一解释是逆生,足先头出,难产之类。此说虽较为学者所接受,然应劭称汉俗不举生而开目之子,似亦有所本,故暂留置本文中。
② 见周一良《魏晋南北朝史札记》"妨"条,页 108。
③ 《太平御览》卷 361 引《后赵书》。
④ 《魏书》卷 102《疏勒国列传》。

人们也会因分娩时日不吉而弃子不养。秦简《日书》中有《生子》一篇（简869—878），专门预测生子的吉凶未来。其中有些日子，只通称生子不吉，如丙子（简871）、辛亥、辛酉（简876）、癸卯（简878），有些则明言当日生子，子将少孤（简869、870）。《日书》中又有一日被视为"生子毋弟，有弟必死"。（简731）似乎此日所生之子，将克死自己的弟弟。这些预测是否会造成人们弃养凶日所生之子，仅从简文，难以得知，却可帮助我们理解时日禁忌所造成的弃杀婴儿现象。①

应劭《风俗通义》中另外提及了两个因分娩时日忌讳而不举的风俗，一为"不举同父月子。俗说：妨父也"。② 另一则是"俗说：五月五日生子，男害父，女害母"。③ 史料中不举同父月子的案子并不多见，然而应劭既称当时风尚如此，想来亦非无的放矢。至于婴儿因五月五日出生而险遭弃绝的事例则不一而足。战国齐威王时（前356—前320）出生的田文，后为势力显赫的孟尝君，便曾因出生的日子不好，差点儿遭到弃养：

> 初，田婴有子四十余人，其贱妾有子名文，文五月五日生，婴告其母曰："勿举也。"其母窃举生之。及长，其母因兄弟而见其子文于田婴，田婴怒其母曰："吾令若去此子，而敢生之，何也？"文顿首，因曰："君所以不举五月子者，何故？"婴曰："五月子者，长与户齐，将不利其父母。"④

田婴不欲举田文，在于俗信五月子长成将不利父母，后来虽因田

---

① 此处所引简文皆依《云梦睡虎地秦墓》所编定之简号为准。《日书·生子》篇中的吉凶预测及其意义，参蒲慕洲《睡虎地秦简〈日书〉的世界》。
② 《太平御览》卷361引，亦见王利器《风俗通义校注》。
③ 王利器《风俗通义校注》，页561，辑自司马贞《史记孟尝君索隐》。
④ 《史记》卷75《孟尝君列传》。

文敏对而终长养之(见下讨论),并且成为五月五日子并无不妥的有力反证,但民间俗尚仍以五月五日子为不吉。西汉时王凤、刘宋时王镇恶的故事都足以说明:

> 《西京杂记》曰:王凤以五月五日生,其父欲勿举,其母曰:"田文五月五日生,父婴敕其母勿举,母窃举之,后为孟尝君。以占事推之,非不祥。"遂举之。[1]

> (王)镇恶,北海剧人也。祖猛,字景略,苻坚僭号关中,猛为将相,……镇恶以五月五日生,家人以俗忌,欲令出继疏宗。猛见奇之,曰:"此非常儿,昔孟尝君恶月生而相齐,是儿亦将兴吾门矣。"故名之为镇恶。[2]

王凤之母,王镇恶祖父王猛,都举孟尝君故事为例来反对五月五日有所妨害的观念,终于生身父家得以存养新生儿。然而二王皆为当世显贵将相之家,初时尚相信俗忌,则平民百姓若无人及时提醒,因禁忌弃儿恐怕在所难免:

> 《宋躬孝子传》曰:纪迈,庐江人,本姓舒,以五月五日生,母弃之,村人纪淳妻赵氏养之。年六岁,本父母时来看,语曰:汝是我生。迈泣涕告赵,赵乃具言始末。及年十岁,佣力所得,辄分二母各半。淳亡无子,迈乃斩衰三年。本父母继亡,又并斋心丧三年。[3]

纪迈佣力供养,显为一般劳动百姓,其母生子不举,可见对俗忌

① 《太平御览》卷 361 引,并见王利器《风俗通义校注》。
② 《宋书》卷 45《王镇恶传》。
③ 《太平御览》卷 411 引。

之深信。事实上,因时日禁忌而生子不举的情形,自先秦两汉以至魏晋南北朝皆不绝如缕。且不止五月五日而已,又有包括正月、二月、五月出生者。王充批评流俗"讳举正月、五月子。以为正月、五月子,杀父与母,不得已举之,父母祸死"。① 田琼《四孤议》也说:"有俗人五月生子妨忌之,不举者。"②可见汉晋以来皆有这样的风俗。而在史料中,也不难发现父母不举二月、五月出生婴儿的事例:

> 《世说》曰:胡广本姓黄,五月生,父母恶之,乃置于瓮,投于江湖。翁见瓮流下,闻有小儿啼声,往取,因长养之,以为子。登三司,流中庸之号。广后不治其本亲服,云:"我于本亲已为死人也。"世以此为深讥焉。③

> (张奂)复拜武威太守,平均徭赋,率厉散败,常为诸郡最,河西由是而全。其俗多妖忌,凡二月、五月产子及与父母同月生者,悉杀之,奂示以义方,严加赏罚,风俗遂改,百姓生为立祠。④

> 炀帝愍皇后萧氏,梁明帝岿之女也。江南风俗,二月生子者不举。后以二月生,由是季父岌收养之。未几,岌夫妻俱死,转养舅张轲家。⑤

所谓正月、二月、五月产子及与父母同月生者,皆不举,究竟是指整个月份中的所有日子,还是仅指某一天,值得推敲。倘若月中所

---

① 《论衡·四讳篇》。
② 《通典》卷 69 引。
③ 《太平御览》卷 361 引。
④ 《后汉书》卷 65《张奂列传》。
⑤ 《北史》卷 14《隋炀愍皇后萧氏传》;《隋书》卷 36《炀帝萧皇后列传》。

生,全为不吉,则一年中恐怕有将近半年不宜生产,难以想象。以王
充批评田婴不举"五月子"田文,而《史记》标明田文生于五月五日来
看,推测所谓不举五月子,当即指五月五日出生者。那么正月、二月
是否也有一天特别不宜产育呢? 可惜史料阙如,难以验证。[①]

　　从上述几个例子来看,首先,五月忌生子似乎是普遍性的,二月
的禁忌,则或在河西(如张奂例),或在江南(萧后例)。其次,虽然正
月、二月都有为俗所忌之日,但五月五日生者,禁忌传言最多。在北
齐甚至有"俗云:五月五日生者脑不坏"的传说。[②] 最后,在产育禁忌
之下,似乎没有性别之分,不论婴儿是男是女,只要出生情境异常或
月日不祥,一概不欲存养。但若由于贫困苦役等社会因素,必须以弃
子杀婴节制家庭人口时,便可能有性别选择的差异。

四、以"生子不举"节制家庭人口

1. 贫困不举

　　除了产育禁忌之外,民间又有因长年贫困或岁饥时荒而陷于绝
境,以致弃杀子女的贫家。在汉代,王吉就曾抨击由于嫁娶花费太

---

① 《四民月令》以二月祠太社之日"非冢良日",《荆楚岁时记》说正月初一"先于庭前爆竹,
以辟山臊恶鬼"。是否正月初一与二月祠太社之日,即为不宜生产的日子呢? 二月祠
太社之日,"其非冢良日",石汉声以为应为"祀冢良日",缪启愉则以为应为"其非冢祀
良日"。现暂从缪说。又,相关讨论见王毓荣《荆楚岁时记校注》,页19。

② 《北齐书》卷12《琅琊王俨传》。实则,以五月为恶月,又非仅止于诞育之事。汉代有
"五月到官,至免不迁"的说法,劝人避免在五月上任。见王利器《风俗通义校注》,页
564辑自《意林》。北齐时人们仍相信"五月不可入官,犯之,卒于其位"。见《北齐书》
卷49《宋景业传》。另外,《风俗通义》又有"五月盖屋,令人头秃"和"五月五日,不得曝
床荐席"等各种说法。见《风俗通义校注》,页564—565。顾炎武则认为对五月的忌
讳,与正月、九月相似,皆由于古人喜偶憎奇之故。见《日知录》卷30"正五九月"条。

大,造成贫人困扰而生子不举的情形:"夫妇,人伦大纲,夭寿之萌也。世俗嫁娶太早,未知为人父母之道而有子,是以教化不明而民多夭。聘妻送女亡节,则贫人不及,故不举子。"①然而真正的贫困之人,恐怕来不及考虑到子女长成之后的嫁娶花费,而是一出生便因缺乏衣食,无法养活而不举子。东汉贾彪出任新息县长时,便有"小民困贫,多不养子"的情形,待贾彪严为其制,禁民杀子后,"数年间,人养子千数"。可见原来不养子者,或亦以千数。② 宋度在长沙,也面临类似的问题:

> 宋度迁长沙太守,人多以乏衣食,产乳不举。度切让三老,禁民杀子,比年之间,养子者三千余人,男女皆以"宋"为名也。③

宋度出任长沙太守,一年之间活三千人。以长沙郡约一百零五万人口来算,倘若史书记载不误,则每三百五十人中就有一遭弃杀的婴儿,生子不举的情况不可说不严重。④ 梁武帝天监二年(503),任昉出为义兴太守,由于岁荒民散,亦有产子不举的悲剧。史称任昉对"孕者供其资费,济者千室",由此不难想见原本弃婴杀子的状况惨烈。⑤

事实上,对于无力养育的贫家,若无邻里或亲族及时援助,见弃之子大多性命不保。汉魏六朝史书中不乏因贫困而弃杀子女的故事。南朝宋的开国皇帝刘裕就曾差点成为弃婴:

---

① 《汉书》卷72《王吉传》。汉人嫁娶花费大,如富人卓王孙给女儿文君僮百人,钱百万,见《史记》卷117《司马相如列传》。东汉议曹史展允结婚,需靠朋友凑钱帮忙,见《全上古三代秦汉三国六朝文》卷48,李固《助展允婚教》。讨论并见葛剑雄《西汉人口地理》,页39—40。

② 《后汉书》卷67《贾彪列传》。

③ (吴)谢承,《后汉书》卷7,引自《八家后汉书辑注》。

④ 人口按东汉顺帝永和五年(140)之户口调查资料,见《后汉书》志22《郡国志四》。

⑤ 见《梁书》卷14《任昉传》;《南史》卷59《任昉传》。

　　（刘）怀肃次弟怀敬，涩讷无才能。初，高祖产而皇妣殂，孝
皇帝贫薄，无由得乳人，议欲不举高祖。高祖从母生怀敬，未期，
乃断怀敬乳，而自养高祖。①

　　孕妇因难产或产疾而死亡，可能是许多贫家生子不举的决定性
因素。宋高祖刘裕此例，因其母"以产疾殂"，显然是出生即将见弃。②
如此看来，是否许多天灾人祸时代所记录的"生子不举"其实也暗示
了产妇死亡频繁？③ 倘若正值饥荒，更有可能因"虑不相存"，干脆
不养：

　　　　严世期，会稽山阴人也。好施慕善，出自天然，同里张迈三
　　人，妻各产子，时岁饥俭，虑不相存，欲弃而不举，世期闻之，驰往
　　拯救，分食解衣，以赡其乏，三子并得成长。④

　　在此例中，张迈等三人得蒙严世期及时"分食解衣"，才能养育新
产。一般贫人，经历年荒，倘若无人及时赈赡，在"虑不相存"的情况
下，最佳的选择也只有弃此保彼了。

　　2. 弃此保彼

　　不论因长年贫困或岁饥时荒，一个家庭无力养活过多人口，以致
生子不举，都是考量家庭资源分配而采行节制抚养人口的一种典型
手段。通常，弃杀新生儿是为了保全家中其他子女，但有时，则是为
了抚养老年成人。

---

① 《宋书》卷 47《刘怀肃传》。
② 《宋书》卷 41《孝穆赵皇后传》。
③ 利用六朝墓志所做的寿年分布来看，十八岁到二十二岁是妇女死亡人数较多的年龄，
　　且墓志铭中亦提及产褥疾病致命的情形。关于六朝妇女墓志与寿年，见 Jen-der Lee,
　　"The Life of Women in the Six Dynasties", pp. 47-80.
④ 《宋书》卷 91《严世期传》。

秦律中对擅杀子的罚则,显示当时以杀婴节制家庭人口:

> 擅杀子,黥为城旦舂,其子新生而有怪物其身及不全而杀
> 之,勿罪。今生子,子身全殹(也),毋(无)怪物,直以多子故不欲
> 其生,即弗举而杀之,可(何)论?为杀子。①

"以多子故不欲其生"列入秦律的说明文件中,可见杀婴节育之事,恐
非仅见。然而贫困之家生子不举,有时却非为了自己的其他骨肉,而
是为了养育亲族的子女。东晋余杭妇人,卖其子以养活丈夫之兄子,
武康男子,弃己子以养活弟弟之子,皆可见其苦情:

> 太和中,(孔严)拜吴兴太守……余杭妇人经年荒,卖其子以
> 活夫之兄子。武康有兄弟二人,妻各有孕,弟远行未反,遇荒岁,
> 不能两全,弃其子而活弟子。严并褒荐之。②

而郑休之妻石氏,甚至九年之中三次生子不举,以便养育舅翁之庶子
和丈夫前妻之女:

> 郑休妻石氏,不知何许人也。少有德操,年十余岁,乡邑称
> 之。既归郑氏,为九族所重。休前妻女既幼,又休父布临终,有
> 庶子沈生,命弃之,石氏曰:"奈何使舅之胤不存乎!"遂养沈及前
> 妻女。力不兼举,九年之中,三不举子。③

更有贫困之人,虽仅有一子,却为了孝养母亲,仍不得不忍痛埋儿。
汉代孝子郭巨,便欲弃儿保母:

> 《刘向孝子图》:郭巨,河内温人,甚富。父没,分财二千万为

---

① 《睡虎地秦墓竹简・法律答问》。
② 《晋书》卷78《孔严传》。
③ 《晋书》卷96《郑休妻石氏传》。

两分，与两弟，己独取母供养……妻产男，虑养之则妨供养，乃令妻抱儿，欲掘地埋之，于土中得金一釜，上有铁券云：赐孝子郭巨……遂得兼养儿。①

刘宋的郭世道亦然：

郭世道，会稽永兴人也。生而失母，父更娶，世道事父及后母，孝道淳备。……年十四，又丧父，居丧过礼，殆不胜丧。家贫无产业，佣力以养继母。妇生一男，夫妻共议曰："勤身供养，力犹不足，若养此儿，则所费者大。"乃垂泣瘗之……元嘉四年，遣大使巡行天下……敕郡榜表闾门，蠲其税调。②

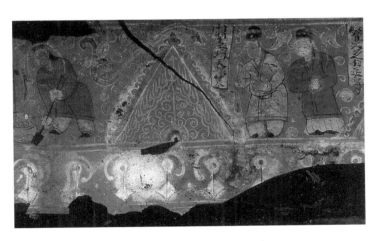

图 10　郭巨埋儿（宁夏固原汉代石棺彩绘）

弃子保侄与弃儿养母，都是贫困之家在力不兼存的情况下，所做

① 《太平御览》卷 411 引。郭巨埋儿，名列二十四孝，成为历代绘画的主题。
② 《宋书》卷 91《郭世道传》。

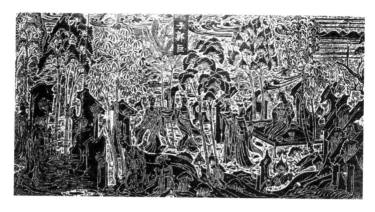

图 11　郭巨埋儿(北魏线刻画)

的伦理抉择。除了伦理因素之外,重男轻女的观念和重赋苦役的政策,也造成人们以婴儿性别为决定弃杀的标准。

3. 弃杀女婴

重男轻女导致选择弃婴不养时,以女儿为先弃之对象。生女不养的例子,自古即所在多有。《韩非子·六反篇》:"产男则相贺,产女则杀之",是描绘战国以来杀女婴的名句。韩非指出儿女"俱出父母之怀衽,然男子受贺,女子杀之者",是"虑其后便,计之长利也"。① 由于"养儿防老,积谷防饥"的观念,养育女婴显得特别浪费。汉代医者淳于意以刑罪传送长安时,面对缇萦等五个女儿,怒骂曰:"生子不生男,缓急无可使者!"②由于女性的社会地位低,生养女儿,益显无谓。女婴遭弃,并不稀见。以争宠杀婴著名的赵飞燕本人,就曾经是一个弃婴,史称其"初生时,父母不举,三日不死,乃收养之"。③

────────────

① 《韩非子》卷 18《六反篇》。
② 《史记》卷 105《扁鹊仓公列传》。
③ 《汉书》卷 97 下《孝成赵皇后传》。

汉末乱世弃杀女婴的情况更为严重,根据《太平经》的批评看来,可能已造成人口性别比例失衡的现象:

> 今天下失道以来,多贱女子,而反贼杀之,令使女子少于男,故使阴气绝,不与天地法相应……然天下所以杀女者,凡人少小之时,父母自愁苦,绝其衣食共养之……少者还愁苦老者,无益其父母,父母故多杀之也。①

《晋书》也有生女不养的纪录:

> 义熙中,东阳人莫氏生女不养,埋之数日,于土中啼,取养遂活。②

南朝刘湛“生女辄杀之,为士流所怪”。③ 颜之推描绘其疏亲家中杀婴的情形,则点出六世纪时弃杀女婴的普遍现象,并将之归咎于女儿是“赔钱货”的流行观念:

> 太公曰:“养女太多,一费也。”陈蕃曰:“盗不过五女之门。”女之为累,亦已深矣。然天生蒸民,先人传体,其如之何? 世人多不举女,贼行骨肉,岂当如此,而望福于天乎? 吾有疏亲,家饶妓媵,诞育将及,便遣阍竖守之。 体有不安,窥窗倚户,或生女者,辄持将去;母随号泣,使人不忍闻也。④

---

① 《太平经》卷 35《分别贫富法》。
② 《晋书》卷 29《五行志下》。
③ 《宋书》卷 69《刘湛传》。
④ 《颜氏家训》卷 1《治家第五》。

遭世仓卒,亡命弃女,未必皆刻意做性别的选择。[1] 赵飞燕和莫氏之女见弃原因不详,或因家贫无以取养,或因性别歧视,史书皆未解释,而二例后皆因女婴不死而复养之。《太平经》和《颜氏家训》中的评论则显示生女不养是由于衡量家庭资源的分配,以弃杀女婴节制抚养人口。《太平经》明白地指责杀女在于"多贱女子"的性别歧视。颜之推远房亲戚所弃之女,则为妓媵所生,或因"河北鄙于侧出"而遭逢较悲惨的命运。[2] 正妻之女,待遇可能不至如此。然而颜氏论述,旨在批评时人"贼行骨肉",仅此一例,已足以呈现"养女太费"以致"世人多不举女"的惨状,与韩非对"父母之于子也,犹用计算之心以相待也"的观察,遥相呼应,令人唏嘘。

4. 生男勿举

然而,弃杀女婴并非唯一的性别选择。当战祸频仍,征役繁重,以致民不堪其扰时,也会造成苦役难当而生子不举的情形。此种现象,自秦已然,而遭弃的,则可能为长成后必须服劳役兵役的男婴。秦始皇筑长城,死者相连,遂有民歌曰:"生男慎勿举,生女哺用脯。不见长城下,尸骸相支拄。"[3]这种民歌的主题和用语,在后代战役相随的社会中,常被援用以形容人民的辛苦。曹魏时陈琳的《饮马长城窟行》就用了完全相同的诗句。[4] 汉武帝时,"征伐四夷,重赋于民,民产子三岁则出口钱,故民重困,至于生子辄杀,甚可悲痛"。元帝(前

---

[1] 例如《东观汉记》卷 6 记载两汉之际,战祸频仍,"敬隐宋后以王莽末年生,遭世仓卒,其母不举,弃之南山下"。或因正在逃难,无法养育初生婴儿,或因考虑乱世难以全活,干脆弃女于南山之下,似非故意以女婴而弃之。

[2] 《颜氏家训》卷 1《后娶第四》。

[3] 逯钦立辑校《先秦汉魏晋南北朝诗》,页 32。

[4] 逯钦立辑校《先秦汉魏晋南北朝诗》,页 367。

76—前33)时贡禹上书便建议:"宜令儿七岁去齿乃出口钱,年二十乃算。"①可见沉重的人头税造成"生子不举",举国皆有可能,并不限于长城边上。

东汉末年,战祸频仍,至三国鼎立,则各国疆域之沿边大多役民防御。役民的次数、年数累增而年龄递减,造成少年死伤,幼子忧恐的情况。百姓见此,干脆产子不养。吴大帝孙权(182—252)时骆统上疏,指出在"三军有无已之役,江境有不释之备,征赋调数,由来积纪"的情况下,"又闻民间,非居处小能自供,生产儿子,多不起养;屯田贫兵,亦多弃子。"②

吴国为防备曹魏,故在长江边境长期戍守,造成当地居民、屯兵苦役而弃子。吴国如此,江北的政权亦然。西晋自代魏至统一全国期间,邻吴边境的巴郡,同样有兵士苦役,生男多不养的情形:

> (王浚)除巴郡太守。郡边吴境,兵士苦役,生男多不养。浚
> 乃严其科条,宽其徭课,其产育者皆与休复,所全活者数千人。③

此事发生在晋武帝(236—290)伐吴之前的晋、吴边境。巴郡因临边,兵士苦役,人民一则不愿养儿受苦(此由"生男多不养"可知),再则或因苦役也无力干活养育小孩(此由后言"休复"可知)。以巴郡三千三百户,可能不足二万七千口数的情况来看,王浚竟能全活数千人,可

---

① 《汉书》卷72《贡禹传》。
② 《三国志》卷57《骆统传》。
③ 《晋书》卷42《王浚传》。

见原先生子不举与产育死伤的人数颇为可观。①

苦役伤民的原因,包括役事太多和役龄太幼。南北对峙的局势底定之后,南方朝臣相继上疏,建言宽政活民。然而从东晋中期到刘宋初叶的五六十年间,情况似乎并未好转。东晋孝武帝时(373—396在位)范宁上疏,指陈役民太过,造成生子不举的现象:

> 古者使人,岁不过三日,今之劳扰,殆无三日休停,至有残刑剪发,要求复除,生儿不复举养,鳏寡不敢妻娶,岂不怨结人鬼,感伤和气?②

东晋南朝劳役的种类繁多,殆难尽述。东晋穆帝升平年间(357—361)庾和代孔严为丹杨尹,"表除重役六十余事"。③ 表除之役已有六十多项,百姓平日力役负担可想而知。除兵役、工役之外,南朝又有运役、杂役等多种征用民力之事。在征发之时,常以三五取丁,亦即户有三丁取一,五丁则取二。倘若军事紧急,也会发生"户留一丁,余悉发之"的情况。④ 由于一般服役,多以男丁为主,在劳役难

---

① 按太康元年(280)的户口统计,全国约二百四十五万九千八百四十户,一千六百一十六万三千八百六十三口,平均一户八口。虽然各地户口比例可能不尽相同,但无论如何,巴郡在西晋平吴时政府所能掌握的户口数似乎并不高。虽然真正人口与政府户籍可能有差异,但在无法确知人口实数的情况下,以户籍资料讨论,一则可了解政府所能掌握的民数,再则可推估弃养问题对政府之严重性。太康户口数,见《晋书》卷14《地理志上》。占著之数与生齿之实的差距讨论,见吕思勉《两晋南北朝史》,页934—946。一户口数的讨论,见杜正胜《传统家族结构的典型》,收入《古代社会与国家》,页779—853。

② 《晋书》卷75《范宁传》。

③ 《晋书》卷73《庾和传》。

④ 东晋南朝役之繁琐和征发情形,见李剑农《中国古代经济史稿》第二卷《魏晋南北朝隋唐部分》,以下称《魏晋南北朝隋唐经济史稿》。

堪的压力下,平民百姓便以"生儿不复举养"来应付。①

除役事太多之外,役龄太幼也是一严重问题。汉初因袭秦制,以十五周岁为成丁的年龄标准,到景帝时(前 188—前 141),"令天下男子年二十始傅",以二十岁为成丁。② 昭帝时(前 86—前 74 在位),又提高三岁,"二十三始傅,五十六而免",从此以后,形成定制。③ 东汉末年,人口锐减而兵役、徭役增加,学者研究指出,曹魏和西晋初,或即以十七岁为成丁之制。至西晋平吴之后,订出"丁、中、老、小"的役龄标准,太康(280—289)初年武帝诏曰:"男女年十六以上至六十为正丁;十五以下至十三,六十一以上至六十五为次丁;十二以下,六十六以上为老小,不事。"④丁年的标准,比曹魏和西晋初又低了一岁,并且增加了次丁,使真正始役的年龄降到十三岁。⑤ 此后相袭沿用,徭宽役轻的年代或可忍受,若值庸宰苛政之时,十三岁男虽为次丁半役,已不堪负荷之苦。范宁上疏曾建议提高始役年龄而不果。⑥ 至刘宋时,王弘又上言,认为十三以上,"体有强弱,不皆称年","况值苛政,岂可称言",以致"逃窜求免"和"胎孕不育"之事迭生。⑦ 倘若役龄太幼而赋役太重,则产子不养的情事便会发生,刘宋文帝(424—453

---

① 兵役限于男性。运役,据《隋书·食货志》载南朝之制"其男丁……又率十八人出一运丁役之",则亦以男性为主。至于少数工役,如"百工医寺"若系举家应役,则女性或亦参与其中。讨论见李剑农《魏晋南北朝隋唐经济史稿》,页 140。

② 《汉书》卷 5《景帝纪》。

③ 《盐铁论·未通篇》。

④ 《晋书》卷 26《食货志》。

⑤ 讨论见高敏《魏晋南北朝社会经济史探讨》,页 330—342,"关于丁、中、老、小制度的年龄界限与历史演变"。秦汉赋役演变状况,并见黄今言《秦汉赋役制度研究》所附《秦汉赋税徭役记事年表》。

⑥ 《晋书》卷 75《范宁传》。

⑦ 《宋书》卷 42《王弘传》;朝臣上言并见下讨论。

在位)元嘉初年始兴郡的沉重米课即为一例:

> 元嘉初,(徐豁)为始兴太守。三年,遣大使巡行四方,并使
> 郡县各言损益,豁因此表陈三事,其一曰:"郡大田武吏年满十
> 六,便课米六十斛,十五以下至十三,皆课米三十斛,一户内随丁
> 多少,悉皆输米。且十三岁儿,未堪田作,或是单迥,无相兼通,
> 年及应输,便自逃逸,既逼接蛮、俚,去就益易。或乃断截支体,
> 产子不养,户口岁减,实此之由。谓宜更量课限,使得存立。今
> 若减其米课,虽有交损,考之将来,理有深益。"①

刘宋时代的始兴郡在今天广东北部韶关市附近,属岭南地区。
郡大田之武吏,举家以应役,其耕种大田以输米,实类军屯之纳租,役
与课合而为一。② 然而,以当时一个成人月食米二斛,年食二十四斛,
却需缴纳米课六十斛,而十三岁丁食量或更小,亦需缴三十斛,可见
其负担之重。③ 当地人民无力缴交,或逃亡蛮俚,或产子不养,以免日
后成为"不堪田作"却需输米的十三岁男丁。虽然徐豁的重点在说明
"一户内随丁多少,悉皆输米"所造成的困扰,王弘则强调"十三半役"
的不切实际。一重课,一重役,颇有不同,但人民以"生子不举"来回
应赋役之压力却是一致的。

---

① 《宋书》卷 92《徐豁传》。
② 李剑农研究南朝之赋役,称刘宋时有武吏课米奇重的现象,即根据此条资料。他引《三
　国志》卷 16《任峻传》,称"大田"源自曹操行屯田收租之制,郡大田即郡之公田。《晋
　书》卷 43《山涛传》称晋于平吴之后,"天下罢军役,示海内大安。州郡悉去兵,大郡置
　武吏百人,小郡五十人"。至东晋时应詹上表言:"都督可课佃二十顷,州十顷,郡五顷,
　县三顷。皆取文武吏医卜,不得扰乱百姓。"见《晋书》卷 70《应詹传》。武吏成为生产
　力来源。参李剑农《魏晋南北朝隋唐经济史稿》,页 131—132。
③ 周一良《魏晋南北朝史札记》"南北朝时口粮数"条,页 124—127。李剑农《魏晋南北朝
　隋唐经济史稿》,页 132。

综上所述,可知不论是弃杀女婴、生男不养,或是力不兼存而弃此保彼,都显示以生子不举为节制家庭抚养人口的手段和导因于产育禁忌的弃杀一样,是汉魏六朝的一种社会现象。相对于宋元以降的发展,由于处境和原因不一,发生产子不养的地域和方式也有差异。

五、"生子不举"的地域性、方式转变与时代分布

从以上讨论生子不举的各种现象中,也发现关于地域、方式与时代分布等几个值得注意的现象。第一,生子不举似有其地域性,而此又和当代的政治状况相关。就禁忌而言,从前引《隋书》《北史》和张奂之例,可知江南与武威都有二月生子不举的风俗。此外,因时日禁

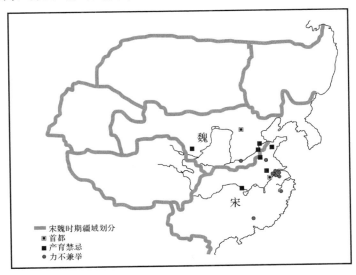

图 12　生子不举的地域分布

忌而险遭不举者,孟尝君为齐(山东)人,王凤为济南人,胡广为南郡华容人,在今江陵东边云梦沼泽的北端。王镇恶为北海人,在今山东潍坊市南。可见产育禁忌造成的生子不举,地域较广,时代也长。

表3 因产育禁忌而生子不举

个 案	时 代	导 因	方 式	地 域	结 果
田婴子文(孟尝君)	战国齐威王时(前356—前320)	五月五日生	不举	齐(山东)	母窃举生之
田无啬女	西汉哀帝建平四年(前3)	儿啼腹中	葬之陌上	山阳方与(山东鱼台县西)	不死,母掘收养
王凤	西汉(前206—8)	五月五日生	不举	济南(山东)	以孟尝君为例,遂举之
张奂治下	东汉桓帝延熹年间(158—167)	二月、五月生,与父母同月生	杀之	武威(甘肃)	张奂严加处罚
胡广	东汉(25—220)	五月生	投于江湖	南郡华容(湖北江陵东云梦沼泽北端)	老翁取之而长养之
王镇恶	前秦苻氏败前十三年(约381)	五月五日生	欲出继疏宗	北海剧县(山东昌乐县西潍坊市南)	以孟尝君为例,遂仍自养
纪迈	刘宋(420—479)	五月五日生	弃之	庐江(安徽疏城县)	村人赵氏收养
萧皇后	后梁明帝(562—585在位)	二月生	不举	江南	养于季父与舅氏

表 4　以生子不举节制家庭人口

个　案	时　代	导　因	方　式	地　域	结　果
郭巨	西汉（前 206—8）	贫困（为孝养母亲）	埋之	河内温县（河南温县西）	得金一釜。遂得养儿
贾彪治下	东汉桓帝（147—167）	困贫	不养	新息（河南息县）	彪严禁其制，与杀人同罪
宋度治下	东汉（25—220）	乏衣食	不举	长沙（湖南长沙）	宋度禁民杀子
郑浑治下	东汉献帝（190—220 在位）	战乱（天下未定）	不举	下蔡（安徽凤台）	郑浑重去子之法，教民垦殖
小民贫兵	吴大帝（222—251 在位）	苦役	弃养	江境（长江沿岸）	骆统建言与民休息
王浚治下	晋武帝伐吴前（265—280）	苦役	生男不养	巴郡（四川）	王浚严刑宽徭
郑布庶子沈	晋（265—420）	临终庶子生	弃之	？	郑布子休妻石氏养之
郑休妻石氏三子	晋	力不兼举	不举	？	死？
刘裕	东晋哀帝兴宁元年（363）	母死，贫无乳母	不举	彭城县（江苏徐州市）	从乳母养之
孔严治下余杭妇人	东晋海西公太和年间（366—370）	年荒	卖己子活夫兄之子	吴兴（江苏湖州市）	孔严襃荐之
孔严治下武康男子	东晋海西公太和年间	年荒	弃己子养弟之子	吴兴	孔严襃荐之
范宁上疏	东晋孝武帝（373—396 在位）	苦役	生子不举	全国	范宁建言提高始役年龄
莫氏女	东晋安帝义熙年间（405—418）	生女不养	埋之	东阳（浙江金华）	三日不死，取养遂活

续表

个 案	时 代	导 因	方 式	地 域	结 果
徐豁治下	刘宋文帝元嘉三年(426)	米课太重	产子不养	始兴(广东韶关)	徐豁建言改善
王弘上疏	刘宋文帝元嘉六年(429)	苦役	胎孕不育	全国	王弘建言提高始役年龄
周朗上疏	刘宋孝武帝(454—464 在位)	严刑天灾苦役	生子不举	全国	周朗建言禁杀子之科,设早娶之令
郭世道	刘宋(420—479)	为孝养继母	埋儿(垂泣瘗之)	会稽永兴(浙江萧山)	榜表闾门蠲税调
张迈等三人	刘宋元嘉四年以前(420—427)	贫困(岁饥)	不举	会稽山阴(浙江绍兴)	同里严世期救助
任昉治下	梁武帝天监二—六年(503—507)	贫困(岁荒)	不举	义兴(江苏宜兴)	孕者供其资费
颜之推疏亲	北齐(550—577)	养女太费	生女不举		母嚎泣随之

至于平民因饥贫苦役而生子不举,史料可稽考者似乎集中在
江淮地区及其南。东汉宋度在长沙郡(今湖南长沙),贾彪在新息
县(今河南息县),晋代孔严在吴兴郡(今浙江湖州)。而晋代王浚
在巴郡、刘宋时严世期在会稽郡(今浙江绍兴)、徐豁在始兴郡(今
广东韶关)、萧梁时任昉在义兴郡(今江苏宜兴),都曾以公权或私
财处置,救济过生子不举的困苦之民。若更仔细观察,则发现六朝
案例大多发生在扬州治下诸郡县(吴兴、东阳、义兴、会稽皆属之)。
扬州在六朝为军事要地,对抗北方政权所在,税役皆重,或许便是

小民产子不养的主要原因。①

　　第二,中古生而不养的方式似乎与宋代溺婴有别。宋代以降杀
婴方式多采溺死,或利用为新生儿洗拭产褥污秽时,或利用"三日洗
儿"的仪式将其浸溺于水盆之中。② 汉魏六朝的生子不举记载,不常
提及"不举"之法,但若言及处,则少见以水溺死者。除胡广一例是将
小儿置于瓮中,投于江湖之外,其他案例皆未提及以水处理。一般来
说,若非弃之不顾,便是活埋土中。倘若经人劝阻,则可能寄养他所。
遭弃之不顾者,如传说中的周弃(于厄巷)、汉之赵飞燕、敬隐宋皇后
(于南山下)等。遭活埋者,如汉山阳方与田无啬之子(葬于陌上),晋
东阳莫氏之女(埋于土中),郭世道之子(垂泣瘞之)等。而出继与寄
养他所者,则有刘宋王镇恶(欲令出继疏宗),高祖刘裕(养于从母),
以及隋炀帝皇后萧氏(季父岌收养之)。

　　第三,不论因礼法、禁忌或节育而杀子者,自汉以降皆未绝迹,但
因重赋苦役而弃养者,则明显地从东汉政局混乱之后激增,而以《宋
书》记录最多。刘宋以后,除齐武帝(483—493 在位)曾下诏重申禁
杀子之科外,南北朝各史似皆不再出现大量类似记载。③《宋书》中案
例特多,或因其作者沈约的社会关怀,或因《宋书》篇幅较《南齐书》
《梁书》《陈书》为大。然此不足以抹杀"生子不举"在梁代以前为社会
问题之事实,而且朝廷并无有效的救济吓阻措施。梁陈以降,弃养案
例稍减,是史籍选材有异,还是其他原因? 是因中央与地方政府之宽
贷养息措施奏效? 宗教道德之吓阻成功? 亲族收养所致? 还是避
孕、堕胎技术稍有增进造成? 换言之,汉魏六朝对于生子不举的现象

---

① 参周一良《魏晋南北朝史札记》"东晋南朝地理形势与政治"条,页75—82。
② 曾我部静雄、臧健和梁其姿的研究中都曾描述溺女之状。
③《南齐书》卷3《武帝本纪》。

有哪些对策，其效果如何？皆有待进一步考察。以下先考虑政府与民间对生子不举的惩处与谴责。

六、“生子不举”的惩处与谴责

生子不举，或弃或杀，置新生儿于危境，而无益于国家人口之增益。政府基于掌握人民生命的权力，并关切作为经济基础的民数，必然有所对策。而士人学者视产育禁忌为迷信，佛徒道人视弃女为恶行，对汉魏六朝的生子不举亦有所劝诫，以下便先讨论从这两方面的吓阻情形。

1. 杀子刑律

自秦代承袭战国以来的统治技术，以法律施政，透过刑罚掌握对人民的生杀之权后，人民相杀，固需惩处，父擅杀子，也在禁止之列。政府为了掌握人民的生命权，而收取父亲教训子女的最后权力，虽容许谒杀，却禁止擅杀。《白虎通德论》中有“人皆天所生，托父母气而生耳，王者以养长而教之，故父不得专也”之语。① 秦汉以降的历代政府都有律令处罚杀子之罪。前引云梦秦简《法律答问》，可知除非婴儿先天畸形或异常，否则擅杀子者，将处其父“黥为城旦舂”的罪刑。秦简中且有“人奴擅杀子，城旦黥之，畀主”，及“人奴妾治（笞）子，子以肪死，黥颜頯，畀主”等条，显示不论自由人或人奴擅杀子，至少都须受黥刑处分。② 秦律杀人者死，而擅杀子只处黥为城旦舂，可知杀子罪较杀一般人为轻。生子不举，倘若杀之，则为擅杀；倘若弃之，或视情

① 《白虎通德论》卷4《诛伐》。
② 《睡虎地秦墓竹简·法律答问》。

况量刑？秦代无明确资料，而汉代酷吏则可能视其与杀人同罪。[1]

汉代杀子亦须处刑。前引宋度在长沙"禁民杀子"，贾彪任新息县长，小民困贫，多不养子，史书说他"严为其制，与杀人同罪"。[2] 酷吏王吉为沛相时"若有生子不养，即斩其父母，合土棘埋之。"[3]不养子者，或弃之不顾，未必皆杀之。然婴儿若无人及时接养，必死无疑，此或贾彪、王吉严为其制之故。然须注意的是，汉法故意杀人才处弃市，而王吉判案却是"凡杀人皆磔尸车上，随其罪目，宣示属县"，处罚较常律来得苛重。史书又称他"其余惨毒刺刻，不可胜数"，可见生子不养即斩父母，是王吉严酷的表现，未必符合常律。[4]《贾彪传》中亦明白表示其判生子不养"与杀人同罪"，是在"严为其制"的情况下，倘若按照常律，或许罪不至死？则汉律与秦法一样，杀子罪较杀一般人稍轻。尽管如此，擅弃杀子仍须负刑责，则毋庸置疑。

三国时代，杀子律文因史料阙如而难征。然高贵乡公甘露五年（260），太后诏中有"夫人有子不孝，尚告治之"之语，可见谒杀或仍存在，而擅杀当仍为法律所禁？[5] 两晋之时，亦有禁杀子之律。前引西晋武帝（265—289 在位）时王浚在巴郡，"生男多不养，浚乃严其科

---

① 秦代律令对于杀子的处置，有"擅""谒"之分。父谒杀子，即父告子、讼子罪而请官府杀之，官府不但不处父亲之罪，并照父亲所请去办。秦简中便有二例言及。第一个例子，某人告不孝，谒杀，官府表示此罪不应三宥，应"亟执勿久"，赶快执行。见《睡虎地秦墓竹简·法律答问》，页 195。第二个例子则显示官府将其子逮捕后，确有依照父亲谒请而杀的意思。见《睡虎地秦墓竹简·封诊式》，页 263。至于擅杀，即不透过官府而自行杀子，则必须处刑。秦汉律令对杀子处置的擅谒之分，参李贞德《西汉律令中的家庭伦理观》，页 12—13。

② 《后汉书》卷 67《贾彪列传》。

③ 《后汉书》卷 77《王吉列传》。

④ 《后汉书》卷 77《王吉列传》。

⑤ 《三国志》卷 4《高贵乡公髦传》。

条"。① 东晋孝武帝（373—396 在位）时殷仲堪任晋陵太守,亦有"禁产子不举"的命令,但不知量刑轻重如何。② 东晋有两个杀子的案子,杀子之母原都判处弃市。其一是子有痫病:

> 义熙十四年,军人朱兴妻周生子道扶,年三岁,先得痫病。周因其病发,掘地生埋之,为道扶姑双女所告,周弃市。（徐）羡之议曰:"自然之爱,豺狼犹仁;周之凶忍,宜加显戮。臣以为法律之外,尚弘通理……愚谓可特申之遐裔。"从之。③

其二则是打死前妻之子:

> 《三十国春秋》曰:晋安帝时,郭逸妻以大竹杖打逸前妻之子,子死,妻因弃市,如常刑。④

朱兴之子朱道扶年已三岁,郭逸前妻子未言年纪,杖打至死,大约亦非新生儿,二例皆非杀婴事件。但道扶有病,若在秦代,不知是否可以"怪物其身及不全而杀之,勿罪"的观念减免其母罪刑? 至少在东晋,埋三岁病儿于地下,不被发现则已,一旦被告发,按律当处弃市。徐羡之虽建议改为流刑,但从其"法律之外"一语来看,杀子弃市应是常刑,郭逸妻弃市案也可辅证。则东晋律令或与秦汉不同,杀子无减轻之条。⑤ 如此看来,王浚、殷仲堪亦可能以杀子或杀人之罪刑

---

① 《晋书》卷 42《王浚传》。
② 《晋书》卷 84《殷仲堪传》。
③ 《南史》卷 15《徐羡之传》。《太平御览》卷 739 引《续晋阳秋》作"愚谓可特原母命,投之遐裔",文意似较清晰。
④ 《太平御览》卷 511 引。
⑤ 参程树德《九朝律考》卷 11《晋律考》卷中,页 4。章太炎《五朝法律索隐》亦认为五朝法律重生命,"而父母杀子同凡论"即其表现之一。见吕思勉《读史札记》丙帙《父母杀子同凡论》条,页 874—876。

处置产子不养者。

北魏《斗律》："祖父母、父母忿怒,以兵刃杀子孙者,五岁刑;殴杀者,四岁刑;若心有爱憎而故杀者,各加一等。"①将"忿怒"与"爱憎"相对而言,凸显"故""误"之别。② 然生子不举,显为故意,但即使加罪一等,或亦不至于死。南朝杀子,也有擅谒之别。《宋书·何承天传》称:"母告子不孝,欲杀者许之;法云谓违犯教令,敬恭有亏,父母欲杀,皆许之。"③可见谒杀存在。至于擅杀,是否亦减死,史料无征。至少依刘宋孝武帝(454—464 在位)初年周朗上书中所言,知"法有禁杀子之科",而前引梁代任昉为义兴太守,正值岁荒,"时产子者不举,昉严为其制,罪同杀人",可见产子不举,按南朝常律当较杀人之刑稍轻。④

综上所述,可知秦汉以来,凡生子不举,依律当有惩处。若为杀婴,或可减死(如秦汉时),但也有处弃市者(如东晋时);倘在酷吏治下,或地方官以严为其制来禁止时,则难免与杀一般人同罪。虽然如此,在力不兼举的贫困之家,于官府不知情的情况下,弃婴埋儿等生子不举事例依然发生,一方面显示刑律的罚效有时而穷,另一方面不免引起吾人好奇:难道弃子杀婴者没有受到伦理、舆论或良心上的责备吗?

2. 士人舆论与宗教劝诫

对于生子不举的评论,除去刑律的惩处外,还有来自士人舆论和宗教戒律的谴责。然而有趣的是,在汉魏六朝的史料中,除了士人学者对产育迷信所造成的不举现象加以指斥外,宗教戒律对产子不育

---

① 《魏书》卷 111《刑罚志》。
② 量刑时的故误之别,自汉律即然。汉代故杀弃市,误杀则减死。见孙诒让《周礼正义》卷 68,郑众引汉律。
③ 《宋书》卷 64《何承天传》。
④ 《南史》卷 59《任昉传》。

的反应似乎不甚热烈,反而将批判的矛头指向堕胎。

士人舆论除汉代的王充和应劭外,北齐的颜之推亦曾在其家训中提及。王、应二人皆以举例说明的方式来破除迷信,颜氏则诉之于天来谴责弃杀女婴之人。王充以孟尝君的例子,指责由于时日禁忌和产育迷信所造成的弃子不养。王充不信鬼神,目的在破除吉凶之言,他先从人的生成本质谈起,认为"人之含气,在腹肠之内",既然都是怀胎十月而产,是"共一元气",本质相类,吉凶与出生月日无关。然后举田婴与田文的对话说明五月子妨父的俗说不可靠:

> 婴曰:"五月子者长至户,将不利其父母。"文曰:"人生受命于天乎?将受命于户邪?"婴嘿然。文曰:"必受命于天,君何忧焉?如受命于户,即高其户,谁能至者?"婴善其言,曰:"子休矣!"其后使文主家待宾客,宾客日进,名闻诸侯。文长过户而婴不死。以田文之说言之,以田婴不死效之,世俗所讳,虚妄之言也。田婴俗父,而田文雅子也。[①]

田文提醒其父,人之诞生乃受命于天,倘若真担心成长到门户一般高时将对父母不利,只要将门户提高即可。王充不但以俗雅之别评论田婴父子,并且设法溯源,为俗忌五月子寻求理性化的解释:

> 实说,世俗讳之,亦有缘也。夫正月岁始,五月盛阳。子以生精炽热烈,厌胜父母;父母不堪,将受其患,传相仿效,莫谓不然。有空讳之言,无实凶之效,世俗惑之,误非之甚也。夫忌讳非一,必托之神怪,若设以死亡,然后世人信用……若夫曲俗微小之讳,众多非一;咸劝人为善,使人重慎,无鬼神之害,凶丑之祸。[②]

---

① 《论衡》卷 23《四讳篇》。
② 《论衡》卷 23《四讳篇》。

王充主张正月五月所生之子,因节气之故,可能压抑父母,可见他仍接受时日与人世相感的看法,只是认为世俗之人以神怪死亡加油添醋,以致变成流俗鬼神吉凶之言。①

应劭在《风俗通义》所采取的,也是企图以实例推翻俗说的策略,故而每释一忌,便举古来之例说明吉凶禁忌之不可信。针对五月子妨父母之说,他和王充一样以田文之例反驳。针对不举三胞胎,他指出,勾践复国,倚赖的正是生聚教训,人民生双胞胎便加以犒赏,若生三胞胎还提供乳母,所以才能繁衍众多,行霸于中国;古代又有陆终氏生六胞胎,其后六子皆成为诸侯;今人也有不少一生三子而全家平安的例子。因此他主张:"岂有天所孕育而害其父母兄弟者哉?"针对不举"生而开眼"或"足先头出"的寤生子,他指出,春秋时代郑庄公寤生,虽然令其母姜氏受到惊吓,但母子都安享天年,也没有妨害父母的问题。针对俗说弃养和父亲同月份出生的儿子,应劭则举鲁桓公之子与父亲同月份出生,桓公不但不以为意,还为他取名"子同";况且当代的汉明帝,也和其父光武帝同月生,照样没有问题。至于世人弃养出生即有鬓须的孩子,则举周灵王之例,表示灵王虽然生而有髭,但他克修其职,诸侯顺服,宇内安泰,应劭反问:怎么可能有害呢!②

应劭批评不举多胞胎的言论,除说明人民繁息对国家强盛的助益外,也诉之于天,认为天所孕育的人,不可能有害于自己的父母兄弟。"人皆天所生"的观念自汉以来便十分盛行。③ 至北齐颜之推谴责弃杀女婴者为"贼行骨肉"时,仍然告诫他们不要想"望福于天"。④

① 关于"厌胜"的讨论,参见张寅成《中国古代禁忌》,页170—176。
② 《太平御览》卷361引,《太平御览》卷374引。
③ 见前引《白虎通德论》卷4《诛伐》。
④ 见前"弃杀女婴"节引《颜氏家训》卷1《治家第五》。

恶行致祸的观念自古已然。古言"天道无亲,常与善人""积善之家,必有余庆;积恶之家,必有余殃"。不论是陈平自省"我多阴谋,是道家之所禁,吾世即废,亦已矣,终不能复起",或葛洪所谓"天地有司过之神,随人所犯轻重,以夺其算……算尽则死……若算未尽而自死者,皆殃及子孙",都显示人们对报应的信仰。"报"的观念可说是中国社会关系的一个重要的基础。①

针对杀婴弃子,以"天道"之名加以谴责者,《太平经》的"举证"最为直接。汉末乱世杀女婴的情况严重,道教《太平经》便以"一男当配二女"的"天道"倡言保护女婴,并以命运分担的"承负"观念警告杀女婴造成男多女少将带来的恶果:

> 然天法,阳数一,阴数二……故二阴当共事一阳,故天数一而地数二也,故当二女共事一男也……今天下失道以来,多贱女子,而反贼杀之,令使女子少于男,故使阴气绝,不与天地法相应。天道法,孤阳无双,致枯,令天不时雨。女者应地,独见贱,天下共贱其真母,共贼害杀地气,令使地气绝也不生,地大怒不悦,灾害益多,使王治不得平……今天下十家杀一女,天下几亿家哉?或有一家乃杀十数女者,或有妊之未生出,反就伤之者,其气冤结上动天,奈何无道理乎?……慎吾书言,以示凡人,无肯复去女者也,是则且应天地之法也,一男者得二女也。故天制法,阳数者奇,阴数者偶。大中古以来,人失天道意,多贼杀之,乃反使男多而女少不足也。大反天道,令使更相承负,以为常

---

① 天道无亲语,见《史记》卷 61《伯夷列传》。积善之家语,见《易经》卷 1《坤卦》"文言"。陈平自评语,见《史记》卷 56《陈丞相世家》。葛洪语,见《抱朴子内篇》卷 6《微旨》。"报"观念的研究,见杨联陞《报——中国社会关系的一个基础》。

俗。后世者剧天下恶过，甚痛无道也。夫男者乃承天统，女者承地统；今乃断绝地统，令使不得复相传生，其后多出绝灭无后世，其罪何重也！[1]

《太平经》利用一男须御二女始合阴阳天道的说法，谴责杀女婴的行为直接导致社会中阴阳无法相配，间接则造成天干地旱等灾变。[2]

事实上，宗教劝戒的对象，并不仅是生子不举之家，反而多针对堕胎落子之人。[3] 前引《太平经》中所谓"或有妊之未生出，反就伤之者"即是。六朝末道教的《三洞奉道科诫仪范》中则数度警告堕胎杀子者：

经曰，生孤独贫寒者，从犯出家法身及堕胎害子中来。

---

① 《太平经》卷35《分别贫富法》。
② 《太平经》中恶行致病的观念，见林富士《试论〈太平经〉的疾病观念》。
③ 《法苑珠林》卷69《受报篇第七十九之一》"生报部第六"引晋竺法护译《修行道地经》说明自受胎至生产，胚胎与胎儿在母腹中每七日的发育情形。虽然吾人尚无法得知六朝时人所理解的怀孕现象是否受佛经影响，然而因轮回信仰而来"自受胎即有生命"的观念，却能支持对堕胎者的谴责。至于何以落胎将遭果报，而"生子不举"者较少见于戒律，殊难解释，或因"不举"者婴儿未必皆死，而下胎胎儿无一生存机会所致。然而这种说法却不排斥佛教戒杀果报观念对遏止"生子不举"的部分作用。学者比较南北朝佛教信仰异同，常指出北统佛教信仰着重持戒修行，与南朝重义理论辩不同。北统又重修寺造像，祈福还愿，以致华北佛教信仰借由义邑造像在乡村传布流行，而南朝佛教至梁而大盛。从史料纪录上看来，生子不举的事例南盛于北，不举的方式从弃杀逐渐转为寄养，而齐梁之后生子不举事例似有减少的趋势。虽说无直接证据证明佛教戒杀在此事上的影响，但生子不举问题的演变，似乎和佛教传播的时空有相应的发展。关于南北朝的佛教发展，见汤用彤《汉魏两晋南北朝佛教史》第十四章《佛教之北统》；任继愈主编《中国佛教史》卷3第一章《南北朝时期的社会与佛教》；刘淑芬《五至六世纪华北乡村的佛教信仰》，页497—544。关于印度医学影响中医怀胎思想，讨论见陈明《"十月成胎"与"七日一变"——印度胎相学说的分类及其对我国的影响》，《国学研究》13（2004），页167—216。

经曰,风邪癫病狂言者,从布施不还及堕子落胎中来。[①]

将堕胎杀子的超自然罚则列于戒律中,对于奉道修习之人当有劝阻警惕的作用。戒杀果报的思想,对于堕胎落子一事,归咎罪责,益加细微,以致有谴责货卖堕胎药者:

> 《杂宝藏经》云:有一鬼白目连言:我身常如块肉,无有手脚眼耳鼻等,恒为虫鸟所食,罪苦难堪何因缘故尔? 答言:汝前世时常与他药堕他儿,是故受如此罪。此是华报地狱,苦果方在后身。[②]

士人舆论针对时日禁忌而发,宗教戒律则企图吓阻堕胎落子者,然而生子不举事例不断,谴责恐吓似难奏效。此是否因社会上此类事例太多,且多情有可原者,出于对贫困产家的包容所致? 其实,社会对弃此保彼者的伦理困境有所同情,确实可从前面"弃此保彼"一节中所引述的事例得到辅证。

3. 家庭伦理

骨肉至亲,而竟弃杀,违背家庭伦理,显然应受责备,颜之推称"贼行骨肉,岂可望福于天",即出于此。然而伦理观念,复杂微妙,有时某一违背伦常的行动,实为达成另一伦常中的责任。[③] 力不兼存的

---

① 吉冈义丰,《三洞奉道科诫仪范の成立について——道教学成立の一资料——》。

② (宋)张杲《医说》卷 10《下胎果报》条中有因售下胎药维生,以致忽患脑痛,自言"夜夜数百小儿咂我脑袋",言讫遂死的妇人。与《杂宝藏经》故事类似,皆显示货药致祸的可怕,可见堕胎被视为杀子,确在佛教禁诫之列。《杂宝藏经》故事,见《大正新修大藏经》卷 53《事汇部上》《法苑珠林》卷 70《受报篇第七十九之二》"恶报部第十一"引。

③ 例如大义灭亲,显示忠孝不能两全时的移孝作忠抉择;为亲报仇,虽违国法,却符私恩;而割股疗亲,或被称为"不孝之孝"。报仇,讨论见 Jen-der Lee, "Conflict and Compromise between Legal Authority and Ethical Ideas: From the Perspectives of Revenge in Han Times", pp. 359-408. 割股疗亲,讨论见邱仲麟《不孝之孝——唐以来割股疗亲现象的社会史初探》,页 49—94。

弃此保彼行为,便显示了伦理上的抉择。前引汉代郭巨与刘宋的郭世道埋儿,皆为供养母亲。郭巨夫妻在掘地时,得金一釜,上有铁券云"赐孝子郭巨",显然因孝感动天而获得天助。郭世道佣力所养者,乃其继母,因考虑"若养此儿,则所费者大",于是"垂泣瘗之"。此事后来在宋文帝元嘉四年(427)遣使巡天下时显然为官府得知。刘宋既有"禁杀子之科"(周朗语),且产子不举也可能罪同杀人,若按律处置,郭氏夫妇就算不死,也应受到惩罚。然而朝廷的反应,却是"敕郡榜表闾门,蠲其税调",显然是着眼于郭世道埋儿,目的在于孝养。

以伦理之名弃子而受到褒扬的,又不仅止孝养而已。前引东晋余杭妇人卖自己的儿子以养活丈夫哥哥的儿子,武康男子抛弃自己的儿子来养活弟弟的儿子,在孔严拜吴兴太守时,不但没有以弃儿或杀子名义追究,反而加以褒荐。至于郑休之妻石氏为养育公公的庶子和丈夫前妻之女,九年之内,三不举子。其实郑休之父郑布在临终前已经下命弃养郑沈,石氏的举止,一来可见贫家妇人在无力兼养和频频怀孕的两难中,所面临的困境,二来也可见其"存舅之胤"的意志坚决。而《晋书》的作者既称誉她"少有德操",又以其不举子事录于《列女传》中,亦可见褒扬之意。

为了对家庭伦理的某个面向表示执着,而做出极端的行为,可能是汉末以来名教高涨时代的一种风气。或为表现思母之情,而供养路人,或为极尽兄弟之义,而夺财自污;至于一般服丧过礼,兄弟让财之例,更是不胜枚举。此种行为固曾引起学者愆礼、过誉之讥,也曾

导致自然与名教冲突的讨论。[①] 然而价值观念使然,即使东晋过江时,仍有邓攸弃己子以活弟子的惨剧:

> 石勒过泗水,攸乃斫坏车,以牛马负妻子而逃。又遇贼,掠其牛马,步走,担其儿及其弟子绥,度不能两全,乃谓其妻曰:"吾弟早亡,唯有一息,理不可绝,止应自弃我儿耳。幸儿得存,我后当有子。"妻泣而从之,乃弃之。其子朝弃而暮及。明日,攸系之于树而去。[②]

小儿遭弃,追及父母,邓攸却将他绑在树上,参看之前妻子"泣而从之"的形容,当时景况悲痛凄惨,可以想见。而邓攸存弟之胤的决心,亦可为石氏存舅之胤的意志参佐辅证。

有时,为了表现特殊礼法观念而生子不举,即使处境并不困难,也未必受到处罚,反而受到舆论称扬。三国时代吴国的诸葛瑾便以不举妾子而被视为"笃慎":

> 初,瑾为大将军……才略虽不及弟,而德行尤纯,妻死不改娶,有所爱妾,生子不举,其笃慎皆如此。[③]

---

① 奉养路人为母,见应劭《风俗通义》卷 3《愆礼》载:东汉九江太守陈子威,生不识母,常自悲感;游学京师,还至陵谷中,见一老母,年六十余,因就问:"母姓为何?"曰:"陈家女李氏。""何故独行?"曰:"我孤独,欲依亲家。"子威再拜长跪自白曰:"子威少失慈母,姓陈,舅氏亦李,又母与亡亲同年,会遇于此,乃天意也。"因载归家,供养以为母。夺财自污,见《后汉书》卷 76《许荆传》载:东汉许武"以二弟晏、普未显,欲令成名……于是共割财产以为三分,武自取肥田广宅奴婢强者,二弟所得并悉劣少。乡人皆称弟克让而鄙武贪婪,晏等以此并得选举。"有趣的是,事成之后,许武会宗亲,说明心意与实情,大家不但不以其欺骗为非,反而"郡中翕然,远近称之"。见应劭《风俗通义》中《愆礼》《过誉》二卷。学者评论与研究,见余英时《名教危机与魏晋士风的演变》,页 330—372。
② 《晋书》卷 90《邓攸传》。
③ 《三国志》卷 52《诸葛瑾传》引《吴书》。

　　史称诸葛瑾虽有二子恪、融名盛当世,但"瑾常嫌之,谓非保家之子,每以忧"。① 尽管如此,有爱妾生子,却仍不举。由此看来,六朝大家族中纳妾的目的并不全为广嗣,否则不会不举妾子。② 而汉代严妻妾之防,六世纪末颜之推观察南北两地对妻妾分野的不同态度,却发现"江左不讳庶孽",而"河北鄙于侧出"的现象。③ 诸葛瑾是孙吴时人,或正处于从汉代礼法转变至"不讳庶孽"的南方新风气之间。他以妻死不改娶,而不举妾子,显示其维护传统妻妾伦理的意志,因而获致"德行尤纯"的赞誉。④

　　综上所述,可知秦汉以来士人舆论虽对产育迷信提出批评,宗教信徒亦劝阻弃杀,然终究不足以吓阻生子不举的现象。政府虽然常设杀子刑律,屡申产子不举之禁,然而民间因力不兼举,或埋卑幼以养尊老,或弃己子以活兄弟之子,朝廷不但未予惩处,反而依家庭伦理之价值观而加以褒扬。在刑律、戒命皆只能收一时之功、难达永久之效的情况下,生子不举的问题便须从救济和防范来着手解决。实则,前引严杀子之科的地方官,亦不乏辅以宽政恤民者。六朝的政府与民间对于生子不举有什么救济和防范之道,以下便就宽政胎养、接济收养和节育绝育等几个角度来看。

――――――――――――

① 《三国志》卷52《诸葛瑾传》。
② 对于六朝时代纳妾功能的讨论,见刘增贵《魏晋南北朝时代的妾》,页1—36。
③ 《颜氏家训》卷1《后娶第四》。南北两地对嫡庶之态度有别及其反映之家庭史、社会史和思想史意义,讨论见唐长孺《读〈颜氏家训·后娶篇〉论南北嫡庶身份的差异》,页58—65。
④ 不举妾子庶孙,未必皆受赞誉,实视其动机而定。如《魏书》卷47《卢度世列传》,称卢度世因自己曾受庶兄弟迫害而决定戒绝妾孽。其动机出于"常深忿恨""以防后患",乃至即使相貌相类的庶孙亦杀之,行为过狠,而"为识者所非"。更显示诸葛瑾被誉为德行笃慎的家庭伦理意义。值得注意的是,无论诸葛瑾或卢度世皆未受法律制裁,也未提及道德或宗教所引起的良心不安。

七、"生子不举"的救济与防范

1. 宽政与胎养令

汉晋以降面临产子不育问题的地方官,除征引杀子刑律之外,亦有辅以宽政而绩效颇佳者。前引王浚令"产育者皆与休复",任昉"孕者供其资费",史书号称前者"全活者数千人",后者则"济者千室"。汉魏之际,郑浑任下蔡长与邵陵令时,更以改革当地民生财政形态,来解决生子不举的社会问题:

> 郑浑……太祖闻其笃行,召为掾,复迁下蔡长,邵陵令,天下未定,民皆剽轻,不念产殖;其生子无以相活,率皆不举,浑所在夺其渔猎之具,课使耕桑,又兼开稻田,重去子之法。民初畏罪,后稍丰给,无不举赡;所育男女,多以郑为字。①

"生子不举"显然是当地民众面临生计问题时的节育措施,而政府则以经济政策和重法吓阻,以达人口增殖之目的。史书指其地方民情导因于"天下未定"的不安全感。实则,下蔡在今安徽凤台县,东汉时属扬州刺史部,九江郡治下,在淮水边上。《汉书·地理志》称九江为故吴地,形容"其民至今好用剑,轻死易发",下蔡附近"寿春、合肥受南北湖皮革、鲍、木之输",可见郑浑所面对的"渔猎轻剽"民情,并非自汉末才开始。② 然而,不论是如《魏志》所言导因于天下未定,或是自古以来不念产殖的结果,此地人们"生子无以相活,率皆不举"的现象似乎是有目共睹的。而郑浑使耕桑、开稻田,就当时的官府角

---

① 《三国志》卷16《郑浑传》。
② 《汉书》卷28下《地理志》。

度言,可说是从民生财政着手改善人口问题;就今日人类学的经验言,则可说是农桑主流文化透过政治力取代了在地的营生手段。《魏志》清楚描绘平民百姓"初畏罪,后稍丰给,无不举赡"的心理转变,一方面说明了这段移风易俗历史中的强迫性质,另方面则显示撰史者也相信辅以经济措施的人口政策比较能够奏效。

针对因赋役太重而引起的生子不举现象,中央官吏也曾尝试矫正。吴大帝时骆统指出江境苦役,产子不育的问题后,建议孙权"与民消息""育残余之民,阜人财之用"。[①] 东晋孝武帝时,范宁上书指出役龄太幼的弊病后,也建议提高始役的年龄。他根据礼书,主张"十九为长殇,以其未成人也,十五为中殇,以为尚童幼也",认为当朝虽以十三岁为半丁,但所负荷绝非童幼之事,可说既伤天害理又违背经典,才会使百姓困苦难当。他主张应回归礼文,以二十岁为全丁,十六岁至十九岁为半丁,如此才能"人无夭折,生长滋繁"。[②]

对于范宁更改役龄的意见,孝武帝虽然"善之",但根据刘宋初年的讨论来看,显然并未听从:

> (王)弘又上言:"旧制,民年十三半役,十六全役。当以十三以上,能自营私及公,故以充役。而考之见事,犹或未尽。体有强弱,不皆称年。且在家自随,力所能堪,不容过苦。移之公役,动有定科,循吏隐恤,可无其患,庸宰守常,已有勤剧,况值苛政,岂可称言。乃有务在丰役,增进年齿,孤远贫弱,其敝尤深。至令依寄无所,生死靡告,一身之切,逃窜求免,家人远讨,胎孕不育,巧避罗宪,实亦由之。今皇化惟新,四方无事,役召之宜,应

① 《三国志》卷 57《骆统传》。
② 《晋书》卷 75《范宁传》。

存乎消息。十五至十六,宜为半丁,十七为全丁。"从之。[1]

王弘上疏在宋文帝元嘉六年(429),距刘宋开国仅九年时间,之所以讨论役龄问题,或和元嘉三年(426)文帝下诏派遣特使巡行四方,"博采舆诵,广纳嘉谋"有关。[2] 当时始兴太守徐豁就曾针对米课太重和役龄太低说明弊害。[3] 王弘所谓十三半役,十六全役的"旧制",即前引遭东晋范宁批评的规定。而疏中并未指称苦役发生在特定地区,恐怕整个江南皆如此。王弘说明百姓胎孕不育,原因在避苦役。生养至十三岁即可能受苦役,离家而亡,故不育。因此他建议改役丁的年龄下限为十五至十六岁。此条与晋武帝时王浚领巴郡不同:当时欲伐吴,故苦役,一百五十年后的宋文帝时,已"皇化惟新,四方无事",并且王弘要求的役龄比范宁建议的来得小,或因此而使皇帝"从之",情况得以改善。

地方官在辖区内施以宽政,政府针对百姓苦役修法,都是事后补救的措施,治本之法,实赖胎养诏令,而此则牵涉历代政府的人口政策。"编户齐民"是秦汉以降政府的经济来源与统治基础。国家透过户籍掌握人力资源,以为课征赋役的对象。[4] 此即建安七子之一的徐干(170—217)在《中论·民数》中所谓"国之本也":

> 故民数者,庶事之所自出也,莫不取正焉。以分田里,以令贡赋,以造器用,以制禄食,以起田役,以作军旅。国以之建典,

---

① 《宋书》卷42《王弘传》。

② 《宋书》卷5《文帝本纪》。

③ 《宋书》卷92《徐豁传》。

④ 从战国到秦汉,透过编户的过程,人民身分由不齐而齐,担负起课赋力役的责任,成为政府统治的经济基础。见杜正胜《编户齐民——传统政治社会结构之形成》序和第一章《编户齐民的出现》。

家以之立度，五礼用修，九刑用措者，其惟审民数乎！①

历代政府对于人户，亦即"民数"皆甚重视，至过于土田，即因政权的经济基础多来自人身。② 鼓励人口的增殖与繁衍，于是成为汉代以来中央政府之主要人口政策。或提倡早婚，或优惠产家，或严惩杀子，各代政府做法不一，但目标却相似。人口繁息的工具为及笄（十五岁）可婚嫁之女子，其目的在于"胜兵满野"。骆统称人民为孙权开基建国的基础。③ 此种观点由魏文帝时王朗的上疏更可一目了然：

> （王朗）上疏劝育民省刑曰："……嫁娶以时，则男女无怨旷之恨；胎养必全，则孕者无自伤之哀；新生必复，则孩者无不育之累；壮而后役，则幼者无离家之思；二毛不戒，则老者无顿伏之患。医药以疗其疾，宽徭以乐其业，威罚以抑其强，恩仁以济其弱，赈贷以赡其乏。十年之后，既笄者必盈巷。二十年之后，胜兵者必满野矣。"④

倘若适龄而不嫁娶，则有法令加以惩罚：

> （汉惠帝）六年，令女子年十五以上至三十不嫁，五算。⑤

刘宋孝武帝时周朗上书中亦称"法设早娶之令"，他本人更建议用刑律连坐来强制执行，令女子早婚早育以增加人口：

---

① 徐干《中论·民数》。
② 以西汉为例，政府七项物资来源：田租、刍稿、算赋、口赋、献、贡与力役，除田租刍稿外，皆以人头计算。因此，以人身为本的征敛比以土地为本者重，而获得减免的机会则较少。魏之屯田、晋之课田、北魏隋唐的均田及租庸调课，无不以人户为准。参王毓铨《"民数"与汉代封建政权》，并见杜正胜《编户齐民》第一章《编户齐民的出现》。
③ 《三国志》卷57《骆统传》。
④ 《三国志》卷13《王朗传》。
⑤ 《汉书》卷2《惠帝纪》。

法虽有禁杀子之科,设蚤娶之令,然触刑罪,忍悼痛而为之,岂不有酷甚处邪!今宜家宽其役,户减其税。女子十五不嫁,家人坐之。特雄可以娉妻妾,大布可以事舅姑,若待礼足而行,则有司加纠。凡宫中女隶,必择不复字者。庶家内役,皆令各有所配。要使天下不得有终独之生,无子之老。所谓十年存育,十年教训,如此,则二十年间,长户胜兵,必数倍矣。[①]

然而,严法若不辅以宽政,徒法不足以自行。从周朗上疏中得知刘宋已有"早娶之令",可见朝廷未尝不以提倡女子早婚早育多产来增殖人口。然而在无相关经济措施的救济下,早婚早育多产只会令小民生子不举,于人口增殖无益。因此胎养诏令的颁布,便益显重要。

汉魏六朝,中央政府时或颁布诏令优惠产家。胎养复除的诏书,大多在朝代初兴之时,或为表示德政,安定民心,或为恢复前代战乱时失丧减少的人口:[②]

汉高祖七年春,令……民产子,复勿事二岁。[③]

光武宽仁……及得陇望蜀……民有产子者,复以三年之算。[④]

刘邦刘秀之令,仅止复事,未言给养。东汉章帝时(76—88在位),始

---

① 《宋书》卷82《周朗传》。

② 自古即有统治者以鼓励早婚及胎养法令增殖人口的例子。《国语·越语上》卷20,勾践"令壮者无取老妇,令老者无取壮妻。女子十七不嫁,其父母有罪;丈夫二十不取,其父母有罪。将免者以告,公令医守之。生丈夫,二壶酒,一犬;生女子,二壶酒,一豚。生三人,公与之母;生二人,公与之饩"。此外,《周礼》卷10《地官·大司徒》:"以保息六养万民:一曰慈幼……"郑玄注曰:"保息,谓安之使蕃息也。慈幼,谓爱少小也。产子三人,与之母;二人,与之饩。"

③ 《汉书》卷1《高祖纪》。

④ 《晋书》卷26《食货志》。

有胎养诏令：

> 章帝元和二年诏曰："令云'人有产子者复,勿算三岁'。今诸怀妊者,赐胎养谷人三斛,复其夫,勿算一岁,著以为令。"[①]

章帝此诏在元和二年(85),既"著以为令",终汉之世,应为常规。且元和三年又有诏称："其婴儿无父母亲属,及有子不能养食者,禀给如律。"[②]然而前引王吉、贾彪、宋度传中皆未提及,不知施行状况如何？东汉末战乱以来,经三国、两晋、以迄刘宋,生子不举事例不断,朝臣上疏建言不绝,却未再见中央政府以诏令形式做全国性的辅助与救济。[③]

　　南朝赋役颇重,学者已有讨论。自东晋孝武帝太元二年(377)废除度田收租之制而改以口税,但实际上大户荫庇之人口,并不在配赋之内,而只以户口册中之人口为征税对象。如此一来,编户小民的负担更重。[④] 扬州一带既为南朝沿江军备的重心之一,是首都建康所在的政治中心,三吴又为富足之区,财政仰赖,故南朝政权视之为根本

---

① 《后汉书》卷 3《章帝纪》。

② 《后汉书》卷 3《章帝纪》。

③ 在南齐武帝诏令之前,仅石勒优惠多胞胎产妇,于史可征。《晋书》卷 105《载记》称："黎阳人陈武妻一产三男一女,武携其妻子诣襄国上书自陈。石勒下书以为二仪谐畅,和气所致,赐其乳婢一口,谷一百石,杂彩四十匹。"又称："石勒时,堂阳人陈猪妻一产三男,赐其衣帛禀食,乳婢一口,复三岁勿事。"石勒视一胎多子为吉祥,并赐平民乳母的情况,一来可见羌胡并不以多胞胎为忌讳,二来亦可见统治者鼓励人民繁息的态度。

④ 《晋书》卷 26《食货志》记载,东晋成帝咸和五年(330)"始度百姓田,取十分之一,率亩税米三升",哀帝即位(362)减田租,亩收二升。但大户原有土地不愿按亩纳税,新占土地亦不肯及时登记,则政府征税困难,乃于孝武帝太元二年(377)改亩税制为口税制。大户占田之讨论,见谷霁光《汉唐间"一丁百亩"的规定与封建占有制》；唐长孺《三至六世纪江南大土地所有制的发展》；唐长孺《南朝的屯、邸、别墅及山泽占领》。亩税改为口税的讨论,见李剑农《魏晋南北朝隋唐经济史稿》,页 129—130。

之地,赋役最为繁重。① 税重役繁而无胎养复除,致令百姓无法维生。扬州治下吴兴、义兴、东阳、会稽诸地,都有生子不举风气。前引会稽人郭世道"家贫无产业",乃无地贫民,"佣力以养继母",并至埋儿的地步,但在元嘉四年刘宋朝廷免除其税调之前,只要户籍上有名,无地亦须缴纳税调。② 由此,一来可见人口民数为政府征收税役之基础,二来也可见无胎养优惠的救济,贫民无以自存的景况。

东汉章帝胎养诏令之后,一直到南朝齐、梁之时才又有优恤产家的全国性补助:

> 南齐武帝永明七年春正月……诏曰:"春颁秋敛,万邦所以惟怀,柔远能迩,兆民所以允殖。郑浑宰邑,因姓立名,王浚剖符,户口殷盛。今产子不育,虽炳常禁,比闻所在,犹或有之。诚复礼以贫杀,抑亦情由俗淡。宜节以严威,敦以惠泽,主者寻旧制,详量附定,蠲恤之宜,务存优厚。"③

《南齐书》未言如何"寻旧制""存优厚",《南史》《齐本纪》则说明齐武帝此诏除申明生子不举将受惩处之外,也规定产子则免父亲劳役的优惠。④ 在此之后,不到十年,明帝于建武四年(497)再度下诏补助产家,不但将免除调役的优惠扩及新产的母亲,并且赐米十斛。此外,若有新婚者,则免丈夫劳役一年。⑤ 梁武帝时之优蠲也类似,在天监

---

① 南朝沿江三大军事重心,自西而东为益州、荆州与扬州,而扬州为首善之区,更属重要。参周一良《魏晋南北朝史札记》"东晋南朝地理形势与政治"条,页75—82。三吴会稽赋役之重,见刘淑芬《六朝建康的经济基础》,收入氏著《六朝的城市与社会》,页81—110。
② 《宋书》卷91《郭世道传》。
③ 《南齐书》卷3《武帝本纪》。
④ 《南史》卷4《齐本纪》。
⑤ 《南齐书》卷6《明帝本纪》。

十六年(517)下诏免收特别贫困之家的税调,并且若有人民产子,也
依规定蠲免。① 凡此,皆可见政府鼓励生育的人口政策。

　　中央政府胎养令的效用究竟如何,可从人民口粮与所赐谷米的
比例来看。汉代吏卒廪食,每月约谷三石三斗,周一良认为稻谷与稻
米的比例,大致为二比一,即一石稻谷可舂出五斗稻米,则三石三斗
谷约十七斗米。② 按汉唐之间粮食计算,十升为斗,十斗为斛,则汉成
年劳动力每月约食米一斛七斗(小斗)。南朝时一般平民与士兵或日
廪米五升,或七升,月食亦约在米一斛五斗与二斛之间。③

　　以上述标准来看各代胎养令,可得几点意见。第一、东汉章帝胎
养令,怀孕者赐谷人三斛,则约米一斛五斗,约仅一般人一月口粮。
或因此乃针对孕妇,故较平均口粮稍低,但亦可见所赐不丰。第二、
石勒时人产多胞胎(三男一女),所赐除乳婢、布帛外,纯口粮即“谷一
百石”。一百石谷,约五百斗之米,即合五十斛米。倘给一人,可食二
十五个月以上,约两年时间。但此为赐一家,初生婴儿不计,至少父
母与乳婢三大口,以人月食二斛计,足八个月口粮。此事在汉魏六朝
虽属特例,却可见石勒鼓励生育,并不忌多胞胎的态度。第三、南齐
明帝“民产子者赐米十斛”,亦足供产妇一人至少五个月口粮,倘若夫
妇新产皆计,则足供两大口二、三个月食用。虽不如石勒奖励多胞胎

---

①　《梁书》卷 2《武帝本纪》。
②　参杨联陞《汉代丁中、廪给、米粟、大小石之制》;林甘泉《养生与送死:汉代家庭的生活
　　消费》;周一良《魏晋南北朝史札记》“南北朝时口粮数”条,页 124—127。
③　《汉书》卷 21《律历志》载:“量者,龠、合、升、斗、斛也,所以量多少也。本起于黄钟之
　　龠,用度数审其容,以子谷秬黍中者,千有二百实其龠,以井水准其概。合龠为合,十合
　　为升,十升为斗,十斗为斛,而五量嘉矣。”《通典》卷 6《食货六》“赋税下”载亦同。大小
　　斗讨论,见李剑农《魏晋南北朝隋唐经济史稿》,页 132。口粮数,见周一良《魏晋南北
　　朝史札记》“南北朝时口粮数”条,页 124—127。

之丰，也较东汉章帝时宽裕许多。由此看来，若胎养米谷之颁赐确实施行，南齐产家应能得到及时补助，此与南齐无一生子不举记载，或非全然无关。然而诏赐米谷，既非常制，布施情形亦不明朗。力不兼举的产家，似乎需有其他出路配合，而因产育禁忌不举子者，也非经济补助可以解决。

2.接济与收养

王充、应劭等学者以破除迷信的态度，举例反证的方法批评产育禁忌，功效如何，有待稽考。其实，宗教信仰上的劝说，除果报吓阻外，亦有可能以改姓消灾来解除产父母心理上的障碍：

> 陈元达，本姓高，以生月妨父，故改云陈。①

学者称妨父改姓之俗未详。② 然而此条显示生月妨父，若能疏解，亦未必皆遭弃养。陈元达改姓过程不明，但似与前秦王镇恶出继疏宗、隋炀帝萧后养于外戚家的想法类似：既出继、寄养或改姓，则已非本家人，当然也就不会妨害生身父母了。③

养于外家，对于孤儿，诚为重要之救济。梁代的顾协"幼孤，随母养于外氏"，颜协亦"幼孤，养于舅氏"。④ 二例皆未提及伯叔照顾抚养的可能性。究竟南朝以孤儿寡妇或遭弃之子而由伯叔抚养的机会有多大？刘宋时蔡兴宗"家行尤谨，奉宗姑，事寡嫂，养孤兄子，有闻于

① 《晋书》卷102《陈元达传》。
② 周一良《魏晋南北朝史札记》"妨"条，页108。
③ 此外，亦有作法消灾的事例。《梁书》卷7《高祖郗皇后传》记载梁武帝郗皇后出生时，"有赤光照于室内，器物尽明，家人皆怪之。巫言此女光采异常，将有所妨，乃于水滨被除之。"郗后"将有所妨"未言明妨害的对象。巫以水滨被除之术破解了妨的困扰，使郗氏得以存活生长，显示宗教信仰对产育禁忌造成的生子不举所可能有的救济。这种例子，在六朝佛道盛行之世，或非仅有。
④ 顾协事见《梁书》卷30；颜协事见《梁书》卷50。

世";南齐时,"又有何伯玙,弟幼玙,俱厉节操,养孤兄子,及长为婚,推家业尽与之。"①至若前引弃此保彼的武康男子和郑休妻石氏,对于自己的骨肉,虽是弃子之父母,但于兄弟和庶叔之子,却有抚养救济之恩。刘裕之母因产而亡,裕在贫薄无乳人的危机时,经叔母乳养才得存活,也是亲族救济见弃之子的案例。

以上几个养兄弟之子的例子,或"有闻于世"(如蔡兴宗),或列于孝义(如何伯玙兄弟、郑休妻石氏),或受到褒扬(如武康男子),似乎显示此种行为的特殊性。此固由于某些家庭在经济能力有限的情况下尚勉力兼顾孝义,值得重视,却也涉及六朝家庭结构的问题。也就是说,成年已婚的兄弟同居共财,或非当时普遍的家庭模式。

传统儒家对家族范围的理想,是以"大功之亲"为同居共财的极限,包括从父昆弟(堂兄弟),即同祖父的亲人,成员大约三四代。②汉代家庭真正同居共财的范围并未到大功之亲,较普遍的情形是:年轻的夫妇与未成年子女同居,若父母年事过高,或同产年纪太小,不能劳动独立生活则同居,否则大多异居。至于大功之亲,可能只是近亲的关系,情感密切,可以服丧报仇,但未必同户共籍。③也就是说,汉代以核心家庭为主要模式,偶或有直系三代同居的主干家庭,而非成

---

① 蔡兴宗事见《宋书》卷 57《蔡兴宗传》。何伯玙事见《南齐书》卷 55《孝义传》。
② 关于传统"家""族"的范围和结构,学者已曾详论,大要依《仪礼·丧服传》中的服制来讲,以为:第一,丧服轻重显示生人与死者的亲疏关系,其大别有斩衰三年、齐衰期、大功九月、小功五月和缌麻三月等五类,称为"五服"。而五服之内,便是以父系为主的"族"的范围。第二,服内亲疏明显的界线在大功,它是家族共财的极限。见杜正胜《古代社会与国家》伍《礼制、家族与伦理》;"五服"的范围见图 14;服制的讨论,参李贞德《西汉律令中的家庭伦理观》。
③ 汉代家庭范围与亲疏关系,见许倬云《汉代家庭的大小》,页 515—541;李贞德《西汉律令中的家庭伦理观》,页 1—54。

年已婚的兄弟，甚至堂兄弟都同居的共祖家庭。①

六朝时代的江南，此种家庭形态可能仍持续颇长一段时间。刘宋的周朗批评当时风俗：

> 教之不敦，一至于是，今士大夫以下，父母在而兄弟异计，十家而七矣。庶人父子殊产，亦八家而五矣，凡甚者，乃危亡不相知，饥寒不相恤，又嫉谤谗害，其间不可称数。②

周朗的言论，一方面暗示：仕宦人家父母在而兄弟同居共财虽然不多，父子分异的情形大概已较少见，而平民也有将近四成的家庭改变秦汉父子分异的风俗。③ 然而从另一方面看，即使直系三代同居共财的主干家庭，在士人阶层稍有增加之势，成年已婚兄弟乃至大功之亲同居共财的共祖家庭，或仍属少数。④ 而平民中则仍以核心家庭为主。《隋书·地理志》称四川"小人薄于情礼，父子率多异居"，江南则"父子或异居"，甚至即使同居，亦非共财。《魏书》叙述裴植显宦之后，"虽自州送禄奉母及赡诸弟，而各别资财，同居异爨，一门数灶"，而称其"盖亦染江南之俗也"。⑤ 及至隋代卢思道受聘于陈，作诗嘲讽南人，仍曰："共甑分炊饭，同铛各煮鱼。"⑥

从汉魏六朝家庭范围与结构的背景来看前引生子不举或养兄弟之子数例，便不难理解贫家的困境及其赢得嘉誉的原因。汉人郭巨

---

① 讨论见杜正胜《古代社会与国家》伍《礼制、家族与伦理》。
② 《宋书》卷82《周朗传》。
③ 杜正胜《古代社会与国家》伍《礼制、家族与伦理》，页729。
④ 唐长孺认为周朗之论正足以证明分居之俗盛行于江南，而非北方常态。见唐长孺《门阀的形成及其衰落》，页1—24。
⑤ 《魏书》卷71《裴植列传》。
⑥ 见顾炎武《日知录》卷17《分居》条。

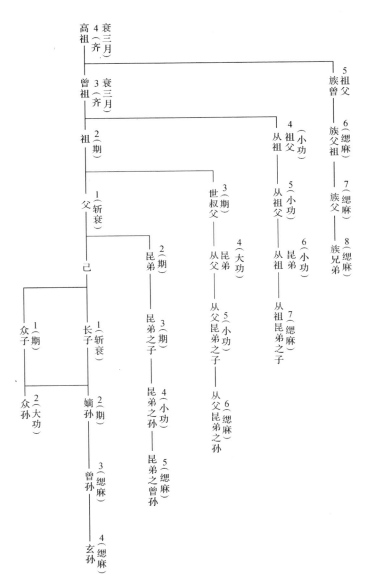

图 13　本宗五服图。阿拉伯数字为现代民传亲等

"父没,分财二千万为两分,与两弟,己独取母供养"。虽然父在时未生分,但父没之后,显然兄弟别居异财,以致郭巨贫困得必须掘地埋儿之时,亦无兄弟之助。晋代石氏,"既归郑氏,为九族所重",然而当她力不兼举而三次弃子的时候,却未闻家族之中大功之亲有援助之事。刘宋郭世道佣力以养继母,力不足以养子而瘗埋新产儿。此皆显示汉晋以来核心与主干家庭出现经济困境时,无大功之亲挺身救助的情况。而余杭妇人、武康男子虽表现了共祖家庭互助相存的意愿,却都只能弃此保彼,而不能两全。

北方风俗与江南不同,学者讨论颇多。[1] 中土宗族亲党临危互助,史论可稽:

> 北土重同姓,谓之骨肉,有远来相投者,莫不竭力营赡,若不至者以为不义,不为乡里所容。[2]

北魏卢渊、卢昶兄弟"远亲疏属叙为尊行长者,莫不毕拜致敬,闺门之礼,为世所推"。"父母亡,然同居共财,自祖至孙,家内百口"。[3] 高允对待远道而至的流徙族人,虽"率皆饥寒"而"徒步造门",仍"散财竭

---

① 唐长孺认为孙吴时江南宗族的乡里凝聚,仍然紧密而势力庞大,与东晋南渡后士族门阀衰落不同,见唐长孺《孙吴建国及汉末江南的宗部与山越》,页 3—29。至于南北朝时代,北方异族统治下的汉人大姓,以同宗宗族为出仕之政治资本,故宗族情感浓厚;而南渡大姓,中央政权既赖之以抗抑土著大族,政治社会地位不受皇权威胁,不必以同宗做后盾而宗族情感淡薄。讨论见杜正胜《礼制、家族与伦理》;唐长孺《门阀的形成及其衰落》。北朝世家大族的凝聚力吸引异族统治者的注意,也可从北魏孝文帝(471—499 在位)汉化改革时大力推行五服制得知,见康乐《从西郊到南郊》第七章《孝道与北魏政治》,页 229—280。
② 《宋书》卷 46《王懿传》。
③ 《魏书》卷 47《卢昶列传》。

产,以相赡赈"。① 由此看来,北方较少生子不举的记载,或许并非
偶然。②

亲族间的救济收养,既受限于家庭范围与经济能力等因素,力不
兼举的贫家只有另谋出路。贫家子也可能送往世家大族之中养育,
如博陵崔孝芬曾经抚育贫家子贾氏为养女。③ 而乡里间仁爱之人,如
前引村人赵氏养弃儿纪迈,严世期分衣解食以救济之外,亦有干脆收
养孤儿者:

> 永明元年,会稽永兴倪翼之母丁氏,少丧夫,性仁爱,遭年
> 荒,分衣食以饴里中饥饿者……同里陈穰父母死,孤单无亲戚,
> 丁氏收养之,及长,为营婚娶……州郡上言,诏表门闾,蠲租税。④

亲族里人之外,魏晋南北朝的道观佛寺在收养弃婴方面可能曾
扮演一定的角色。《高僧传》和《续高僧传》中有许多幼年出家者,虽
未言明是否自出生即寄养寺庙中,但寺庙却颇有可能收养见弃之
子。⑤ 南朝佛寺中多养白徒、养女,在帝王崇佛的风气下,成为人们避
籍逃役的身分掩护。郭祖深曾指出白徒养女"皆不贯人籍",以致"天

---

① 《魏书》卷48《高允列传》。
② 北方较少生子不举记载,或因史书选材有异,或源于赋役制度之不同。李剑农认为北魏均田制奴婢牛只皆授田,可见维护大地主之意,但计口授田再行征调,使贫者亦有相当耕作之地。见李剑农《魏晋南北朝隋唐经济史稿》,页157—168。然由本节的讨论来看,生子不举的严重与否,与家族范围及其伦理之间,亦不无关连。
③ 《北齐书》卷18《孙腾传》。
④ 《南齐书》卷55《孝义传》。
⑤ 梁代慧皎的《高僧传》与唐代道宣的《续高僧传》中记载"弱年从道"或"少年出家"者,不下数十例。《高僧传》卷3《译经下》描述法显因"有三兄,并髫龀而亡,父恐祸及显,三岁便度为沙弥。"此虽因避祸而剃度幼儿,与弃养新生儿不同,但可见佛寺接受幼儿剃度,亦可能收养弃婴为僧。

下户口几亡其半"。^① 既然是为了避籍逃役,南朝白徒养女的来历恐怕不止一端,是否有弃子寄养情事,史文阙如,难以确知。不过,从北朝的纪录中,似可一窥佛寺收养私度之事。

北魏孝明帝熙平二年(517),摄政灵太后曾禁止私度:

> 自今奴婢悉不听出家,诸王及亲贵,亦不得辄启请。有犯者,以违旨论,其僧尼辄度他人奴婢者,亦移五百里外为僧。僧尼多养亲识及他人奴婢子,年大私度为弟子,自今断之。有犯还俗,被养者归本等。寺主听容一人,出寺五百里,二人千里。^②

北朝僧尼养亲戚故旧以及旁人奴婢之子,然后私自剃度,灵太后虽然下诏禁止私度,却似乎并不影响僧尼养子。敦煌藏文文书中有一则"比丘尼为养女事诉状"即可说明:

> 往昔,兔年,于蕃波部落与退浑部落附近,多人饥寒交迫,行将待毙。沙州城降雪时,一贫穷人所负襁褓之中,抱一周岁女婴,来到门前,谓:"女婴之母已亡故,我亦无力抚养,此女明后日即将毙命。你比丘尼如能收养,视若女儿亦可,佣为女奴亦可。"我出于怜悯,将她收容抚养,瞬间已二十年矣。此女已经二十岁。如今……彼女亦不似以往卖力干活。为此,呈请将此女判归我有,如最初收养之律令……批示:"按照收养律令,不得自寻主人;主人仍照原有条例役使。"^③

可见僧尼之亲戚旧识、他人奴婢子,或无依无靠的孤儿,都有可能寄

① 《南史》卷70《郭祖深传》。
② 《魏书》卷114《释老志》。
③ 王尧、陈践译注《敦煌吐蕃文献选》,页48。

养于寺庙之中。①

　　总括上述的讨论可知，政府的宽政与胎养对于力不兼举的贫家，或有一定程度的帮助，然而其施行绩效却难以核考。传统家族伦理虽主张大功之亲以内为同居共财的对象，然而汉魏六朝因时空不同，家庭结构与范围各异，似乎不易发挥救助弃养的功能。在宋代慈幼局和明清育婴堂之类的专门救济机构尚未出现前，寺庙或许是亲戚、世家之外最可能收养弃婴的所在。此外，不同信仰系统之间也可疏解一些导因于"妨父母"观念的弃子现象。从两汉不举便弃杀到六朝末年以改姓、寄养或出继方式解决来看，似乎因时日禁忌而杀婴的行为也受到了某种程度的遏止。

　　然而，除了事前补助和事后收养之外，避免"生子不举"也牵涉到医学的节育手段。因出生时日不吉而导致的生子不举，是发生于分娩之后的行为，无法以避孕或中止怀孕来制衡。但是对于无力或无意抚养新生儿的家庭而言，如若可能，是否曾考虑以避孕、绝育或堕胎来解决呢？传说汉代后宫即有堕胎之药，六朝医书中亦收绝育之方，因奸成孕以致弃女的北齐文宣李后，与九年之内三不举子的晋代妇人石氏，是否可以避孕或人工流产作为"生子不举"之外的另一疏解管道呢？这便涉及六朝妇科医学的发展，以下接着讨论。

―――――――――

①　西欧中古的修道院亦曾是收养弃婴的一个主要机构，见 John Boswell，*The Kindness of Strangers*：*The Abandonment of Children in Western Europe from Late Antiquity to the Renaissance*. 中国对弃婴的处理，在宋代有举子仓和慈幼局的设置，见王德毅《宋代的养老与慈幼》；但其意义与成效如何，说法不一，见刘静贞《不举子——宋人的生育问题》第三章《杀子成风？经济性理由的探讨》，页 81—145。至于明清对弃婴杀子的救济措施，士人基于道德意识亦曾于长江下游诸城镇设育婴堂，见梁其姿《十七、十八世纪长江下游之育婴堂》，页 97—130 和 "Relief Institutions for Children in 19th Century China"，pp. 251-278. 诸文。但在六朝无慈幼局与育婴堂的时代，社会救济或仍以寺院为主。

3. 避孕、绝育与人工流产

过去学者大多认为,在二十世纪医学突飞猛进,新式避孕、堕胎技术风行之前,世界各地的妇女皆无法有效地控制自己的生殖功能。因此,对于弃婴、杀婴等议题,比较习于放在社会史和经济史的脉络中来考虑,而不认为二十世纪以前妇产科学史的知识与"生子不举"之类的社会问题之间,有可深入讨论之处。晚近的研究则显示,环地中海区域的各古代文明,有以阿魏树脂(Silphium, Asafoetida),没药(myrrh)、普列薄荷(pennyroyal)、芸香(rue)和野胡萝卜种籽等制药堕胎、绝育的明确纪录。有些学者认为,这类知识是在西欧中古末期,大学中的男性学者掌控医学知识之后,才逐渐失传的。[①] 此种说法,质疑过去一向以弃婴、杀婴来解释中古家庭人口不多的成说。一方面点出了科技史与社会史之间的关系,另一方面也说明"生子不举"的研究,如果资料允许,应当考虑以避孕、堕胎防范的可能性。

避孕、绝育与人工流产应是避免生子之后再弃杀不举的最根本做法。力不兼举的产家,倘能获致避孕与堕胎针方,当能防患于未然,既不待胎养,亦无需接济。从技术层面言,实为弃婴杀婴等社会问题的重要疏解之道。根据史文记载,汉魏六朝的孕妇确曾有不生的意图,而传世医书也显示确实有不生的可能。既然如此,何以不举的事例仍旧不断,此则牵涉到医学技术的普及性和有效性。

汉魏六朝的人们是否有避孕的观念,引人好奇。自汉以来,妇女的平均婚龄大多在十三到十九岁之间,而早婚早育和多产的妇女则

---

① 环地中海沿岸各文明,及西欧中古社会的避孕、堕胎知识及相关伦理问题,见 John M. Riddle, *Contraception and Abortion from the Ancient World to the Renaissance*. 关于阿魏的最新研究,参 Angela KC Leung and Ming Chen, "The Itinerary of Hing/Awei/Asafetida across Eurasia, 400—1800", pp. 141-164, 503-508.

受到肯定。① 前面讨论六朝的人口政策也显示因战争和财政的需要，朝廷鼓励人民生育繁息。现存六朝医书并不多，而其中关于妇产科的针、方亦多着重于求子保胎，不在避孕堕胎。但若从医书中讨论不孕症、房中养生和绝育手段等记载来看，当时人虽无"避孕"或相关的词汇，却未必没有类似节育的观念和方法。而求子保胎的资料若反过来看，未尝不可一窥当时人对避孕和堕胎所能掌握的知识。

隋代巢元方为治疗无子而说明男人无子的原因时，曾提及："泄精，精不射出，但聚于阴头，亦无子。"②反过来说，忍精不泄很可能被不欲生子的夫妇用来作为避孕的手段之一。有关房中养生的书中亦有许多"御女不泄""还精补脑"的技术，只是由于违背生理自然，以之避孕似难奏效。

前章引马王堆战国医书《胎产书》，称行房求子的最佳时机，是妇人月事断绝之后三日之内。隋唐医方也都承袭此说，如巢元方《诸病源候论》主张妇人月事之后，"一日至三日，子门开，若交会则有子，过四日则闭，便无子也"；《玉房秘诀》表示："以妇人月事断绝洁净三五日而交，有子，则男聪明才智"；孙思邈《千金方》则称："唯经后一日男，二日女，三日男，此外皆不成胎。"③然而这种看法正好与今日医学对受孕的了解大相径庭。妇女生理期结束后三五日内，正属下次排卵前的安全期，不易受孕，而五日之后则正是下次排卵开始。六朝隋

---

① 汉魏六朝妇女的婚龄，讨论见刘增贵《汉代婚姻制度》第三章《婚姻礼俗》，页 47—75；Jen-der Lee, "The Life of Women in the Six Dynasties", pp. 61-67. 对女性早婚多育的称颂，则可见于六朝妇女墓志铭中，讨论见 Jen-der Lee, "The Life of Women in the Six Dynasties", p. 64.

② 《病源论》卷 3《虚劳病诸候上》"虚劳无子候"。

③ 《胎产书》，见马继兴《马王堆古医书考释》，页 778。另，《病源论》卷 3《虚劳无子候》。《玉房秘诀》，引自《医心方》卷 28。《千金方》卷 27《养生》"房中补益第八"。

唐不愿怀孕的夫妇,若参考当时的医学知识,等待生理期结束五日后才行房,似乎不但不能避孕,反而有可能增加怀孕生子的机会。

自古以来,即有借草药绝育的说法。《山海经》中记载"蟠冢山"中的"蓇蓉"和"苦山"上的"黄棘"皆有此效。[①] 人们因"蓇蓉"不结果实而相信食之将会不孕,显然是受感应思想的影响。《管子》中亦提及食用"胥容"使人不孕,但不知"蓇蓉"与"胥容"是否为一物?[②] 至于"黄棘"为何种植物,何以能绝育,就更神秘不可知了。[③]

六朝隋唐医书中也有断产绝育,令妇人终生不孕的方子。《小品方》提供一方,将"故布"烧成屑,配酒服用,表示将令妇人终身不生产。[④] 但《医心方》引录时,将"故布"载为"蚕子故布",而《千金方》则称:"妇人断产,蚕子故纸一尺,烧为末,酒服,终身不产。"[⑤]学者认为很可能即李时珍《本草纲目》中所言老蚕所蜕之皮。[⑥] 然而不论是将旧布还是蚕纸烧成屑,混酒饮用,似皆未与妇女生殖系统产生任何关联,是否会影响生育机能,尚难判定。[⑦] 唯孙思邈《千金方》中另有两条建议,一为刺针断产:"灸右踝上一寸三壮即断";一为服食水银:"油煎水银一日勿息,空肚服枣大一枚,永断,不损人。"[⑧]其中刺针引

---

① 《山海经・西山经第二》,《中山经第五》。

② 《管子》卷19《地员篇》,页312。

③ 伊藤清司称"蓇蓉"令孕不孕的传说,是基于"感染咒术"的思想,并推测古代民间女子或有佩带"黄棘"以避孕者,见伊藤清司《中国古代の妊娠祈愿に关する咒の药物——〈山海经〉の民俗学の研究》。

④ 《医心方》卷21引。

⑤ 《千金方》卷3《妇人方中》"杂治第八"。

⑥ 《本草纲目》卷39《虫部》"蚕蜕、蚕连"。

⑦ 汤万春《小品方辑录笺注》,页112主张:"然核其(上引《本草》)主治条中,并未言及'断产'、'绝育'之效……换布以纸……究竟功效如何?至今失得验证。"

⑧ "水银断产"出于《千金方》卷3《妇人方中》"杂治第八";"刺针断产"出于卷3《妇人方中》"杂治第八"。

产,晋王叔和《脉经》曾提及,南朝亦有案例;水银下胎,《小品方》中也有记载,但以二者作为断产绝育方,则不知效用如何。倘若没有奏效的避孕绝育方式,人工流产似乎是企图"生子不举"者的另一选择。

人工流产今称堕胎,在汉唐之间"堕胎"或指人工流产,或指一般性自然流产。医书有时则以"去胎"称呼人工流产。从汉代后宫斗争的故事看来,可知当时已经施行药物去胎的方法。成帝时赵飞燕姊妹专宠,采用各种手段以防止其他嫔妃育子得宠,史称"掖庭中御幸生子者辄死,又饮药伤堕者无数。"①

前引道、佛经典戒律,显示堕胎落子确有其事。批评释教者,则称僧尼有堕胎杀子之恶。刘宋的周朗指控释教假揉医术,"寄夫托妻者不无,杀子乞儿者继有";北魏的荀济则批评"佛妖僧伪,奸诈为心,堕胎杀子,昏淫乱道。"②僧尼独身守贞,或因破戒怀孕,必须去胎,或仅因不信者之诋毁而蒙污名,真相如何,不得而知。从周朗的评论看来,似乎印度医学传入中土,亦增补了中土医学的堕胎技术。但这些纪录中并未留下药方,且其"药效"除令致去胎外,可能亦兼杀孕妇。

现知最早的去胎药方,可能是刘宋陈延之《小品方》所载。《小品方》中有七条中止怀孕的药方,但主要是针对羸弱患病的孕妇施用的:③

(1)《小品方》:疗羸人欲去胎,方:甘草炙、干姜、人参、芎䓖、生姜、桂心、蟹爪、黄芩各一两。右八味,切,以水七升,煮取二

---

① 《汉书》卷97下《孝成赵皇后传》。
② (南朝宋)周朗《上书献谠言》,《全宋文》,见《全上古三代秦汉三国六朝文》,卷48,页2698。(北魏)荀济《论佛教表》,《全后魏文》,见《全上古三代秦汉三国六朝文》,卷51,页3769。
③ 其中(1)至(3)条引自唐王焘《外台秘要》卷33;(4)(5)两条引自《外台秘要》卷34;(6)(7)两条引自《医心方》卷22,其中亦见(5)条。

升,分三服。忌海藻、菘菜、生葱。

（2）《小品方》：疗妊娠得病,事须去胎,方：麦蘖一升末,和煮二升服之,即下,神效。

（3）又方：七月七日法曲三升煮两沸,宿不食,旦顿服,即下。

（4）又方：疗妊身欲去之,并断产,方：栝楼、桂心各三两,豉一升。右三味,切,以水四升,煮取一升半,分服之。

（5）又方：附子二枚,捣为屑,以淳苦酒和涂右足,去之大良。①

（6）又云：妇人得温病,欲去腹中胎,方：取鸡子一枚,和之,以三指撮盐,置鸡子中服之,立出。

（7）又方：取井底泥,手书其腹,立出,神良。

学者研究《小品方》这几条堕胎方,注意到历来医书皆认为蟹爪、麦芽（蘖）和麦曲有助于催生落胎。蟹爪被视为有"破胞堕胎"的功效,并能"堕生胎下死胎",不知是其成分有去胎之效,还是取利爪形状的象征意义。② 至于麦芽和麦曲,隋代德贞常的《产经》也肯定麦面的堕胎功效,且说明至怀孕二、三个月都可用：

治妊身胎二、三月欲去胎,方：大麦面五升,以清酒一斗合煮,令三沸,去滓,分五服。当宿不食,服之,其子即糜腹中,令母不疾,千金不易。③

孙思邈《千金方》称妊身得病事烦欲去胎,可用"麦蘖一升末,和

---

① 《本草纲目》卷 17《草部》"附子"中《附方·断产下胎》亦云"涂右足心"。
② 《本草纲目》卷 45《介部》"蟹";汤万春的讨论,见《小品方辑录笺注》,页 112。
③ 《医心方》卷 22 引,并称《千金方》同之。

蜜一升,服之,神效。"①明代程敬通重刻《外台秘要》,在上引《小品方》的文字旁加按语,称"麦芽、神曲堕胎如神,凡有孕者,不可妄用。"现代学者或质疑此说,表示不知何据,并指出《本草纲目》卷二十五《女曲条》下引苏颂说"下胎",在《小麦曲》引《日华》说"落胎",却又在同条附方中引《肘后》生曲饼可治胎动不安,认为"下胎""安胎"二说自相矛盾。然而,西方历史中有以 ergot 堕胎的资料,据说这种引起黑麦等谷类病变的麦角菌菌核,质坚,呈黑紫色,具有止血与刺激子宫收缩的功用。② 不知中医对麦面堕胎的认识与 ergot 有无任何关联?至于以井底泥敷涂孕妇腹上,学者亦引李时珍《本草纲目》卷七《土部》说:"疗妊娠热病,取(井底泥)敷心下及丹田可护胎气",认为也与堕胎之说相左。③

尽管医书中对特定本草的堕胎功效说法不一,但以汤药下胎,确有医案可寻。曹魏时甘陵相夫人怀孕六个月而腹痛不安,神医华佗为之诊脉,发现胎死腹中,决定"以汤下之",果然打下一个男胎,甘陵夫人的腹痛也就痊愈了。④ 而华佗除了用药,也能以刺针引产:

---

① 见《千金方》卷 2《妇人方上》"子死腹中第六"。
② 汤万春质疑麦面相关药方的堕胎功效,并称他"临床亲试也无一验",见汤万春《小品方辑录笺注》,页 112,注 2、3。至于 ergot 和其他药用植物在西欧传统社会中的堕胎故事,见 Shorter, *A History of Women's Bodies*, pp. 178-188,和 Riddle, *Contraception and Abortion from the Ancient World to the Renaissance*, Chapter 2, "Evidence for Oral Contraceptives and Abortifacients", p. 17 也提到 ergot 的相关解释。
③ 此外,《医心方》卷 22 另载四条服用和敷涂以堕胎的药方,包括:(1)《葛氏方》云:"或不以理欲去胎方,班苗烧末服一枚,即下。"(2)《录验方》云:"煮中腜根服之。"(3)《如意方》云:"去胎术,以守宫若蛇肝醮,和涂齐,有子即下,永无复有。"(4)又,"煮桃根令极浓,以浴及渍膝,胎下。"《如意方》失作者名而载于《隋书》《经籍志》中。
④ 《三国志》卷 29《华佗传》。据称华佗在打胎前,还曾派人用手探摸,表示死胎在左则为男,在右则为女。助手探摸之后称"在左",于是华佗"为汤下之,果下男形"。

有李将军者，妻病，呼佗视脉。佗曰："伤身而胎不去。"将军
言闲实伤身，胎已去矣。佗曰："案脉，胎未去也。"将军以为不
然。妻稍差百余日复动，更呼佗。佗曰："脉理如前，是两胎。先
生者去，血多，故后儿不得出也。胎既已死，血脉不复归，必燥着
母脊。"乃为下针，并令进汤。妇因欲产而不通。佗曰："死胎枯
燥，势不自生。"使人探之，果得死胎，人形可识，但其色已黑。佗
之绝技，皆类此也。[①]

虽然此处华佗之方是用于引下已死之胎，但此种针药想必也可用于
去胎。然而史书既称此"佗之绝技"，料想若华佗不用以中止怀孕，当
时其他医者大约也没有能力以此施行人工流产。

以刺针落胎，除前引华佗下死胎外，晋王叔和《脉经》亦说明妊娠
各月份皆应当心不要因针灸而堕胎：

妇人怀胎，一月之时，足厥阴脉养。二月，足少阳脉养。三
月，手心主脉养。四月，手少阳脉养。五月，足太阴脉养。六月，
足阳明脉养。七月，手太阴脉养。八月，手阳明脉养。九月，足
少阴脉养。十月，足太阳脉养，诸阴阳各养三十日，活儿。手太
阳少阴不养者，下主月水，上为乳汁，活儿养母。怀娠者不可灸
刺其经，必堕胎。[②]

---

① 《后汉书》卷 82 下《华佗列传》。
② 《脉经》卷 9《平妊娠胎动血分水分吐下腹痛证第二》。这类警语历来不绝，北齐徐之才
《逐月养胎方》（收于唐代孙思邈《千金方》中）、隋代德贞常《产经》（收于日本平安朝丹
波康赖编纂之《医心方》中），以及巢元方《病源论》皆标明各月禁针以防落胎。各书所
载逐月禁针总表，见本书第二章"表 2:《胎产书》、《产经》、《病源论》和《逐月养胎方》中
之胎相、养胎和月禁诸方"。另，《医心方》中并收录《产经》禁针图示，见本书第九章《从
域外看中国》讨论。

刘宋时的徐文伯曾有一例,显示刺针引产的可能性:

> 宋后废帝出乐游苑门,逢一妇人有娠,帝亦善诊,诊之曰:
> "此腹是女也。"问文伯,曰:"腹有两子,一男一女,男左边,青黑,
> 形小于女。"帝性急,便欲使剖。文伯恻然曰:"若刀斧恐其变异,
> 请针之立落。"便写足太阴,补手阳明,胎便应针而落。两儿相续
> 出,如其言。①

徐文伯因为同情孕妇,以刺针引产防止暴君剖人之腹。然此故事与
华佗神医出诊同为特例,恐无法与随手可得的草药同日而语,对于汉
魏六朝必须中止怀孕的妇女,实在难说能有什么普遍助益。

事实上,中止怀孕的可行与否,也和验孕的有效程度息息相关。
综观以上诸药方和医案,可引发几点想法:第一,看似最有效的落胎
方式"刺针引产"是用于胎儿已成形,性别可辨,或甚至已胎死腹中的
情形,并且需名医出诊方可行。以徐文伯针刺"足太阴""手阳明"的
例子比照王叔和《脉经》来看,所下胎儿或在怀孕五个月到八个月之
间。第二,中止怀孕的药方大多以"立出""胎下"为有效,唯《产经》一
条保证"其子即糜腹中,令母不疾",而《产经》此条也是唯一指孕期在
二、三月有效者,似乎透露:若怀孕三个月以后以汤药施行人工流产,
因已成形之胎儿被强迫驱出体外,对孕妇造成极大的伤害和危险。
第三,六朝妇科医学知识,认为胎儿在孕期三月时成形,产生性别之
分,而以上诸方中唯一提及孕期的只有《产经》一条,指出其堕胎药方
在孕期二、三月时有效。由此看来,中国中古的医者对于妊娠与否的

---

① 《南史》卷 32《徐文伯传》。

判断,或许以孕期三个月左右才比较有把握?[①] 并且即使宫廷中的名医也未必准确:

> (王)显少历本州从事,虽以医术自通,而明敏有决断才用。初文昭皇太后之怀世宗也,梦为日所逐,化而为龙而绕后,后寤而惊悸,遂成心疾。文明太后敕召徐謇及显等为后诊脉。謇云是微风入藏,宜进汤加针。显云:"案三部脉非有心疾,将是怀孕生男之象。"果如显言。[②]

怀孕与微风入藏之表象类似,而以脉象验孕,在怀孕初期或仍以猜测为主。可见北魏时宫廷中判断怀孕还不太准。一般村妇农妇是否能在妊娠初期即确知因为怀孕而非其他病变造成生理期的变化,以致及早寻求(未必有效的)堕胎药方,实在

[①] 医书中可见的验孕方式,通常是观察妇女的脉象,偶或参考她的肤色、气血、食欲和月水。西晋王叔和《脉经》卷9《平妊娠分别男女将产诸证第一》称:"诊其手少阴脉动甚者,妊子也",并表示妊娠初期比较不易察觉,要到三月脉象才清楚。隋代德贞常《产经》标示怀胎各月对应经脉与《脉经》同,但未说明如何以脉象判断孕期。隋代巢元方《病源论》卷41《妊娠候》总结过去医书中关于妊娠的各种说法,在验孕方面则仍不出《脉经》的三月之说:"诊其妊娠脉滑疾,重以手按之散者,胎已三月也……诊其脉重,手按之不散,但疾不滑者,五月也。"可见传统中国医者对于验孕,大约都要到孕期三个月时才较有把握。吴一立研究明清医书对鬼胎与假妊娠的诊治,则显示医者对于妊娠判定一直存在着不确定的因素,要到分娩胎儿产出才能真正确定。见 Yi-li Wu, "Ghost Fetuses, False Pregnancies, and the Parameters of Medical Uncertainty in Classical Chinese Gynecology." 中译见吴一立著,林欣仪译《鬼胎、假妊娠与中国古典妇科中的医疗不确定性》,收入李贞德编《性别、身体与医疗》,页159—188。

[②] 《魏书》卷91《王显列传》。

值得怀疑。[①] 何况堕胎不论针、方，常是既能伤胎，"复贼母也"的不安全选择。东汉末灵帝妃王美人妊娠，畏何皇后权势，"乃服药欲除之，而胎安不动"，后生献帝刘协。[②] 史书虽以异象奇事附会，但堕胎药未必有效，却是事实。否则前引晋代郑休妻石氏应当不必"九年之中，三不举子"，而遭奸乱伦的北齐文宣李后应可利用人工流产中止怀孕，而非"大惭"再"生子不举"。至于人工流产在六朝功效不彰，可由徐孝嗣母亲的例子得到传神而深刻的印象：

> 父被害，孝嗣在孕，母年少，欲更行，不愿有子，自床投地者无算，又以捣衣杵舂其腰，并服堕胎药，胎更坚。及生，故小字遗奴。[③]

综上所述，可知汉魏六朝的妇女，确有企图以药方去胎者，然而药效或许并不理想。至于效果明确的刺针引产，因需神医出诊，难以普遍施行，无法预防因奸成孕或力不兼举的产家先生后弃。换言之，在缺乏清楚的避孕观念、有效的早期验孕，和安全的人工流产等情况下，人们较难以妇科医学的知识作为节育的主要方法。如此看来，即使在有绝育药方和堕胎故事的汉魏六朝，生子不举仍然是节制家庭

---

① 草药堕胎的故事历来不绝，但宋代的下胎医方似不出六朝隋唐的范围。宋代张杲《医说》有"下胎果报"条，称一白姓妇人以此为生，后遭报应，但并未说明其药方成分。刘静贞《不举子——宋人的生育问题》，页 70 在张杲故事之后附"断产去胎剂表"，归纳刘宋《小品方》至北宋《太平圣惠方》之间的堕胎方，变化似乎不大。也有学者认为明清医书中的通经药方，其实便具堕胎之效。见 Francesca Bray, *Technology and Gender: Fabrics of Power in Late Imperial China*, Chapter 8, "Reproductive Medicine and the Dual Nature of Fertility", pp. 317-335. 宋明以后中医妇科学确有长足的进步，汉魏六朝的堕胎药方，亦有为后代医书所承抄者。然而从现有纪录看来，药效或未达后世之功，或虽奏效亦兼杀孕妇。

② 《后汉书》卷 10 下《灵思何皇后列传》。

③ 《南史》卷 15《徐孝嗣传》。

抚养人口的重要手段。并且,见弃之子或无生路可言,除非胎养米粮、亲族邻里或宗教救济机构及时伸出援手。

八、结 论

"生子不举",既违背道德伦常,又牵涉刑罚惩处,然而传统中国却一直有这个问题,六朝也不例外。宋代以降,常因经济考量,加以重男轻女,"生子不举"多属溺女。除政府慈幼局之辅助外,民间又有育婴堂之类的机构企图救济。汉魏六朝,民间生子不养,除因产育禁忌外,最主要则是作为节制抚养人口的一种手段。产育忌讳包括分娩月日和新生儿的生理状况等;由于"男妨父,女害母"的观念,新生子女都有被弃养的可能。就地域而言,各种禁忌分布各地,尤其二月五月出生不祥的观念,东西南北皆有案例,似乎并无特殊地域性。就方式而言,弃养之法,汉魏时大多采丢置或活埋,少有以水溺死之记载;至南北朝时,则或以改姓、出继或寄养的方法来解决"妨克"的问题。

因家庭生存策略之考量而以生子不举来节制人口者,其压力大多来自政治经济等环境,因此弃养的性别、地域和方式亦稍有不同。因"养女太费""养儿防老"的观念影响,女婴可能先遭弃养;而因兵役劳役造成少年死伤的情况,则令父母有"生男勿举"的慨叹。由于六朝政治分裂的局面,造成各国边地屯兵小民的生活不易,因此两国接壤之境生子不举的情形特别严重。这种困境有地域性,不养的风气若弥漫一郡一乡,很难以出继或寄养解决,除非有公权力等吓阻力量介入,否则婴儿被弃埋的可能性较高。

吓阻的力量,除了刑律,也包括宗教。六朝地方官常以严法治杀子之罪,少数辅以私囊救助。虽然中央政府的人口政策是鼓励生殖繁息,但只有南朝齐帝曾以诏书形式,采宽政峻法并重,企图解决生子不举的问题。史书虽然称道地方官活人无数的政绩,但重复出现的赞誉和数以千计的活口,也显示问题持续并大量存在。宗教戒律反对生子不举,甚至谴责堕胎落子之人。《太平经》视杀女婴为逆天大恶,从其中论述可知杀女已造成人口的性别比例失调。佛教戒杀生,杀女更不在话下。然而从思辩与学理的论证说明男女一样重要,人命无比宝贵,似乎不如因果报应的故事具有恐吓抑阻的效果。六朝志怪小说和菩萨显灵的传说甚多,却甚少提及弃子杀婴者的报应,亦颇可怪。

子嗣身负延续家族的重任,生子不举显然应受传统家庭伦理的谴责。然而在汉魏六朝的特殊时空下,婴儿却可能成为弃埋的对象,而父母也可能受到赞誉褒扬。此实牵涉家庭结构、经济力和伦理等因素的多重影响。江南大多仍为主干家庭,宗族力量缓不济急,倘若贫家力不兼举又无伯叔兄弟等之援助,只有弃此保彼,以孝以义之名,埋己子而养他人。见弃之婴,欲得生路,实赖邻里仁爱之人与宗教机构之救济。

既有刑律惩处,复受宗教儆戒,人们仍不得不以生子不举为节育之重要手段,恐亦由于避孕、验孕和人工流产等妇科医学的技术和普及性不足之故。虽然企图人工流产者无代无之,而医书中亦颇有去胎绝育之方,但药力不一,难收防范弃婴之效。在缺乏避孕知识、有效验孕和安全人工流产的情况下,妇女一再怀孕、生育,然后再以弃养的方式节制家庭人口。此时,政治与社会力量若仅鼓励早婚早育多产,却无救济之宽政或辅助之机构,则劝阻弃养不易,婴儿求生亦难,而妇女也在生育一事上,危机重重,辛苦万分。

第五章　重要边缘人物

——乳　母

一、前　言

　　前面第三章《生产之道与女性经验》和第四章《堕胎、绝育和生子不举》之中，都曾提及刘宋开国君主刘裕出生时，母亲罹患产疾，在生产当天过世。刘裕的父亲贫薄，请不起乳母，裕差点儿遭到弃养的命运。所幸靠着新产不到一年的叔母救援，才得存活。新生婴儿赖乳维生，乳母的角色吃重。类似案例在魏晋南北朝的史书中不一而足，而以贾充家的故事最引人注目。

　　西晋开国重臣贾充，前后两妻，而无男胤。前妻李氏仅生一女。后妻郭槐虽诞育二男二女，然其中二男皆夭殇。至于二女，不但成长，并且长女贾南风成为晋惠帝皇后，次女贾午则成为骠骑将军韩寿之夫人。其中，婴儿的死生夭寿，乳母似扮演着重要角色。《世说新语·惑溺篇》载：

　　　　贾公闾后妻郭氏酷妒，有男儿名黎民，生载周，充自外还，乳母抱儿在庭中，儿见充喜踊，充就乳母手中呜之。郭遥望见，谓充爱乳母，即杀之。儿悲思啼泣，不饮它乳，遂死。郭后终无子。①

《世说新语》称郭槐"后终无子"，不过《晋书·贾充传》则记载她"后又生男，过期，复乳母所抱，充以手摩其头。郭疑乳母，又杀之，儿亦思慕而死，充遂无胤嗣。"似乎旧事重演，导致前后二子皆殇亡。②

20 世纪 50 年代洛阳出土晋墓中，则有贾南风乳母徐义的墓志铭：

> 晋贾皇后乳母美人徐氏之铭。美人讳义，城阳东武人也。其祖祢九族，出自海滨之寓。昔以乡里荒乱，父母兄弟终亡，遂流离迸窜司川河内之土。娉处大原人徐氏为妇。美人……温雅闲闲，容容如也……忱育群子，勖导孔明……晋故侍中行大子大保大宰鲁武公贾公，平阳人也。公家门姓族，鲜于子孙。夫人宜城君郭，每产辄不全育。美人有精诚笃爽之志，规立福祚，不顾尊贵之门，以甘露三年岁在戊寅，永保乳贾皇后及故骠骑将军南阳韩公夫人。美人乳侍，在于婴孩。抱勖养情若慈母，恩爱深重过其亲。推燥居湿，不择冰霜，贡美吐餐，是将寝不安枕，爱至贯肠。勖语未及，导示毗匡。不出闺阁，戏处庭堂。声不外闻，颜不外彰。皇后……年十三，世祖武皇帝……泰始六年……娉为东宫皇大子妃。妃以妙年，托在妾庶之尊。美人随侍东宫，官给衣裳，服冕御者。见会处上待礼，若宾有所。论道非美人不说，寝食非美匪卧匪食，游观非美人匪涉不行，技乐嘉音非美人匪睹不看。润洽之至，若父如亲。大康三年……武皇帝发诏，拜为中

---

① 徐震堮《世说新语校笺·惑溺第三十五》；余嘉锡《世说新语笺疏》，页 918—919 同。
② 《晋书》卷 40《贾充传》。

才人。息烈,司徒署军谋掾。大熙元年……武皇帝薨。皇帝陛下践祚。美人侍西宫,转为良人。永平元年三月九日,故逆臣大傅杨骏委以内授举兵,图危社稷。杨大后呼贾皇后在侧,视望契候,阴为不轨……美人设作虚辞,皇后得弃离。元恶骏伏罪诛。圣上嘉感功勋。元康元年拜为美人。赏绢千匹,赐御者廿人。奉秩丰重,赠赐隆溢……元康五年二月,皇帝陛下中诏,以美人息烈为大子千人督……美人以元康七年……寝疾,出还家宅,自疗治。皇帝陛下、皇后,慈仁袊愍,使黄门旦夕问讯,遣殿中大医……就家瞻视。供给御药、饮食众属……疾病弥年,增笃不损,厥年七十八,以八年岁在戊午四月丁酉朔廿有四日丙□直平戊时丧殒。皇后追念号啕,不自堪胜。赐秘器衣服,使宫人女监宋端临亲终殡。赐钱五百万,绢布五百匹,供备丧事……①

郭槐"每产辄不全育",按《世说》与《晋书》的说法,是因其妒杀乳母所致。② 妒忌乳母如妒妾婢,杀之而丧子。即使如此,贾南风和贾午出生之后,郭槐仍将之交由乳母照顾。徐氏为流离之人,无父母兄弟,既称"娉处大原人徐氏为妇",则连本家姓氏都不可知。③ 墓志中称她"不顾尊贵之门"而任贾家乳母,当为过誉之辞。何以过誉如此? 应和当时一般乳母的出身有关。根据墓志,她性情温和,自有子女,并

① 赵超《汉魏南北朝墓志汇编》,页 8—10。其中称徐义"城阳东武城人也",有误,今依墓志图版修正为"城阳东武人也"。徐义墓志见图 14,发掘报告见蒋若是、郭文轩《洛阳晋墓的发掘》。

② 然傅畅《晋诸公赞》称郭氏"为性高朗,知后无子,甚忧爱愍怀,每劝厉之"。刘孝标注《世说》此段,引之而论郭氏"向令贾后抚爱愍怀,岂当纵其妒悍,自毙其子。然则物我不同,或老壮情异乎?"傅畅记载与刘孝标注,俱见《世说新语校笺·惑溺篇》。余嘉锡《世说新语笺疏》,页 919 同。

③ 妇女姓字不显,以夫姓冠于名字之前,汉代已然。见刘增贵《汉代妇女的名字》。

且经验丰富(忱育群子)。按元康八年(298)以七十八岁疾没算来,甘露三年她到贾家之时已是三十八岁的中年妇人了。未知先前是否已有担任乳母的经验与口碑,或因年长而未引起郭槐的妒情?[1] 徐氏的工作,包括贾后婴幼时的乳侍、抱劬、推燥居湿、贡美吐餐以及出嫁时的随侍东宫、教诲监督。并在宫廷政争时,救贾后于杨骏之手。徐氏先后因乳保身份和救难有功,不但自己拜为中才人和美人,其子徐烈

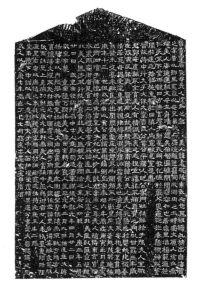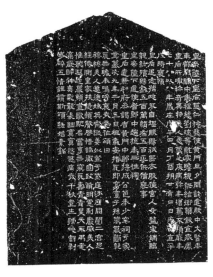

图 14　晋贾皇后乳母美人徐氏之铭(引自《考古学报》1957:1)

---

[1] 古代医书论述女性一生,从十四岁天癸至、可生育,到四十九岁"地道绝而无子",三十八岁的妇人可谓正当中年。又依现存墓志资料来看,六朝女性的平均寿命约五十五岁,三十八岁亦当中年。医书论述女性一生,见郭霭春主编《黄帝内经素问校注》卷1《上古天真论篇》,页9—13,讨论见李贞德《汉唐之间求子医方试探——兼论妇科滥觞与性别论述》,页297—298。六朝墓志所呈现的女性平均寿年,见 Jen-der Lee, "The Life of Women in the Six Dynasties. "

亦累迁司徒署军谋掾和大子千人督,其余人力、物资的赏赐更不在话下,终其一生,受贾后优遇。

郭槐、贾南风与徐美人的故事,是汉魏六朝有关乳母的史料中最为完整者,其中透露中古早期贵族家庭惯用乳母的情形。《世说》的记载显示乳母地位卑微,在主人家的处境并不安全稳定。而徐氏墓志却显示乳母和乳子关系密切,若能获得主人家的信赖,她的任务不仅是乳哺,所获待遇不全是金钱,而她的影响力也将不限于乳子的血气之躯。以流离之女而任职豪门,自身及子嗣并因而屡获爵赏,所以寄托者,初则为女性的生理特质——乳汁,继则为温婉照护的母亲角色。以性别特质而逾越阶级的限制,乳母在传统家庭与社会中的定位,令人好奇。

乳母现象,涉及女性的职业营生、社会阶层的流动、当代对母职角色的认定,乃至于妇幼医学的发展,是值得深究的问题。欧美史学界基于医学史和性别研究的发展,对此主题已探讨多时。[1] 中国史方面,截至目前,只有少数讨论育婴史的著作提及,一来不以乳母为主要对象,二来仅限于宋元以降。[2] 唐代以前的情况,或因资料有限而乏人问津。然而有限的资料却不能抹杀汉魏六朝乳母活动的情形。从前面四章针对生育文化的讨论可知,在汉唐之间政权多迁、社会阶

[1] Valerie Fildes, *Wet Nursing: A History from Antiquity to the Present* 是截至目前介绍乳母研究最完整的专书。书后罗列学者研究欧亚非各地乳母历史的专门著作,超过一百种,其中三分之二以上讨论欧洲的部分。该书出版后三十年来,乳母的历史研究虽不绝如缕,但多为针对特定时空的单篇论文,少见以专书统整综论者。

[2] 熊秉真《传统中国的乳哺之道》其中有"择乳母"一节,唯其重点在宋元明清家庭中长养婴孺的情形,而非以乳母为主要讨论对象。梁其姿研究明清的育婴堂,亦讨论堂中乳母的来源与待遇,唯不及唐宋以前的状况,见梁其姿《十七、十八世纪长江下游之育婴堂》以及《施善与教化》,页 90—91。西文著作亦不多,见 Victoria Cass, "Female Healers in the Ming and the Lodge of Ritual and Ceremony."

层分化，各种思想竞争的同时，也正是妇科医学理论逐渐形成的阶段。世家大族以婢仆为乳母抚育婴幼，下层女性则以乳汁为进身阶，实在展现了乳母在汉魏六朝社会中的特殊意义。基于此，本章将继续利用正史、礼说、医方、墓志等资料，探讨当时与乳母相关的种种议题，包括乳母的背景、选择、职务、待遇和影响力，乃至当代对乳母的评价及其所展现的性别与阶级意义。一方面延续前面对汉唐之间生育文化的探讨，另一方面则往下开拓女性医疗照顾者的新领域。

二、乳母现象

产母不亲自哺乳而以乳母代之，自古以来即有记载。先秦贵族家庭选用乳母喂养新生儿，似为一无庸置疑的成规。《礼记·内则》称诸侯之妻生子之后，以"士之妻、大夫之妾使食子"。除此之外，又于众妾与傅御之中，择其"宽裕、慈惠、温良、恭敬、慎而寡言者，使为子师，其次为慈母，其次为保母"。郑玄注称此乃人君养子之礼："子师教示以善道者，慈母知其嗜欲者，保母安其居处者，士妻食乳之而已。"而大夫之子亦有"食母"，郑玄注称："选于傅御之中，《丧服》所谓乳母也。"唯有士之妻"自养其子"，郑玄谓："贱，不敢使人也。"[1]似乎古代贵族家庭照顾嫡生婴儿的妇女众多，且各有职司，喂乳只是其中之一。并且选用乳母的主要背景，并非由于产母病变或死丧等特殊状况，而是因其地位高贵，家饶妾婢之故。

汉魏六朝医方中之顺乳药多以疗妒乳、乳肿为主，[2]而其病因则

---

① 　《礼记》卷28《内则》。
② 　参考李贞德《汉唐之间医书中的生产之道》，附录"K.无乳、妒乳、溢乳"。

在于"产后不自饮儿，及失儿，无儿饮乳"之故。① 医方言论除暗示当
时婴儿死亡率颇高之外，是否亦暗示汉魏六朝之贵族产母多不自饮
儿，而以乳母代之？证诸史籍，可知汉代以降，皇室与贵族家庭大多
选用乳母。汉文帝（前179—前157在位）时名医淳于意便曾诊疗济
北王阿母之病。"阿母"，张守节《正义》引服虔注云："乳母也。"②史称
汉武帝少时，"东武侯母常养帝，帝壮时，号之曰'大乳母'"。③

即使因宫廷政争，皇子无法经由正常管道采用乳母，救难之臣为
保存皇胤，仍会尽心选用乳母。汉宣帝始生数月，以皇曾孙坐卫太子
巫蛊事系狱。丙吉时奉武帝诏治巫蛊于郡邸狱，见宣帝而怜之，史称
其"择谨厚女徒，令保养皇曾孙……曾孙病，几不全者数焉，吉数敕保
养乳母，加致医药"。④ 汉成帝时官婢曹宫以皇帝临幸而怀孕，于掖庭
牛官令舍产子。皇后赵飞燕专宠，遣人取儿杀之。掖庭狱丞籍武欲
救曹宫之子，将他交给中黄门王舜，史载王舜择官婢张弃为乳母。⑤
东汉灵帝王皇后于光和四年（181）三月癸巳生献帝，庚子日因渴饮米粥
而暴薨，献帝遂归掖庭。自癸巳至庚子，其间不过八日，而婴儿已然离

① 《外台秘要》卷34《妇人方》引《集验方》。
② 《史记》卷105《扁鹊仓公列传》。张守节《正义》并引郑玄注乳母称乃："慈己者。"汉代
乳母又称阿母，例如杨震称东汉安帝（107—125在位）乳母王圣、左雄称顺帝（126—
144在位）乳母宋娥皆称阿母，范晔著《后汉书》亦称袁闳乳母为阿母。见《后汉书》卷
54《杨震列传》，卷61《左雄列传》，卷45《袁闳列传》。细节见下讨论。
③ 《史记》卷126《滑稽列传》。张守节《正义》注此段引《高祖功臣表》云："东武侯郭家，高
祖六年封。子他，孝景六年弃市，国除。盖他母常养武帝。"查《高祖功臣侯者年表》，东
武侯名郭蒙，见《史记》卷18。
④ 《汉书》卷74《丙吉传》。
⑤ 《汉书》卷97下《孝成赵皇后传》。但三天之后，仍为皇后发觉，"以诏书取儿去，不知所
置"，看来凶多吉少。

开母亲,史称:"暴室啬夫朱直拥养,独择乳母。"①其余未明言出身但有迹可考之汉代皇室乳母,尚包括哀帝(前7—前1在位)乳母王阿舍、安帝乳母王圣、顺帝乳母王男、宋娥、桓帝(147—167在位)乳母马惠、灵帝(167—189在位)乳母赵娆、献帝(189—220在位)乳母吕贵等。②

魏晋南北朝皇室乳母的资料不多,参照前后朝代皇室和贵族家庭的情形来看,想必亦以选用乳母协助照顾新生儿为常态。孙皓治吴时(264—280),陆凯上书指陈皓之不遵先帝旧制二十事,便提到对诸王乳母的家庭照顾不周的问题:

> 先帝在时,亦养诸王太子,若取乳母,其夫复役,赐与钱财,给其资粮,时遣归来,视其弱息。今则不然,夫妇生离,夫故作役,儿从后死,家为空户,是不遵先帝十二也。③

刘宋明帝(465—472在位)寝疾危殆之时,召吴兴太守褚彦回返京,托以后事,称欲使着《黄罗襦》。李延寿谓"黄罗襦,乳母服也"。④明帝欲托年幼太子于彦回,故比彦回为乳母。可见乳母责任重大,并在宫中有特定服饰。南北朝时期其余有名可考的乳母,尚包括东晋成帝(326—342在位)乳母周氏、陈后主(583—589在位)乳母吴氏、北魏太武帝(424—451在位)保母窦氏、文成帝(452—465在位)乳母

---

① 王皇后之死,或为何进之女何皇后所为。献帝由朱直所择乳母养至岁余,才由桓帝之后、窦武之女窦太后保护。见司马彪,《续汉书》卷1《后妃传》。

② 以上诸乳母资料,王阿舍见《后汉书》卷77《毋将隆列传》。王圣见《后汉书》卷5《安帝纪》。王男见《后汉书》卷15《来历列传》。宋娥见《后汉书》卷51《左雄列传》。马惠见袁宏《后汉纪》卷21《桓帝纪》。赵娆见《后汉书》卷66《陈蕃列传》。吕贵见袁宏《后汉纪》卷28《献帝纪》。

③ 《三国志》卷61《陆凯传》。

④ 《南史》卷28《褚彦回传》。

常氏、和北齐后主(565—576在位)乳母陆令萱等。[1] 有趣的是,六朝时代的乳母大多和汉代者相似,她们之所以进入史籍记载,并非因其长养主人之子、功不可没,而是因为逾制弄权或参与政争而引起士大夫的注意与批评。[2]

至于士大夫家,其实亦多用乳母,郑玄注《仪礼·士昏礼》之"姆"字,称:"妇人年五十无子,出而不复嫁,能以妇道教人者,若今时乳母矣。"[3]史籍记载列传人物幼年之事,常透露乳母随侍在旁的讯息。《搜神记》记载羊祜五岁时令乳母协寻一个把玩的金环,牵扯出羊祜前辈子是邻居李氏之子的说法,而乳母因日常的贴身照顾,得以见证一段转世故事。[4] 东晋名相谢安之八世孙谢蔺年五岁时,"每父母未饭,乳媪欲令蔺先饭,蔺曰:'既不觉饥。'强食终不进"。[5] 谢蔺母亲健

---

[1] 以上诸乳母资料,周氏见《晋书》卷83《顾和传》。吴氏见《陈书》卷28《高宗二十九王列传》。窦氏见《魏书》卷13《皇后列传》,《北史》卷13《后妃传》同。常氏见《魏书》卷13《皇后列传》,《北史》卷13《后妃传》同。陆令萱见《北齐书》卷50《恩幸传》。

[2] 至于《魏书》记载窦氏、常氏则似乎有不同的背景因素。北魏自道武帝(386—408)始,"后宫产子将为储贰,其母皆赐死",是否因此太武帝、成帝二由保母、乳母抚养呢?查诸《魏书》,明元帝(409—423在位)生于道武帝登国七年(392),其母刘皇后于道武帝末年赐死,明元帝已逾十岁;明元帝之子太武帝生于道武帝天赐五年(408),其母杜贵嫔于明元帝泰常五年(420)赐死,太武帝已十二岁;太武帝之嫡孙文成帝生于太平真君元年(440),其母郁久闾氏于太武帝末年薨,文成帝亦逾十岁。如此看来,三位生母死时,太子皆已十岁上下,非必乳母方能存活之年。《魏书》不载明元帝之乳母,独录窦氏、常氏之事,应是由于窦、常后被尊为太后,得享殊荣之故(见下讨论),既非由于太子之母赐死,方才另择乳保,也非因皇帝尊崇乳母而遭士人批评,值得大书特书。三帝与三乳母事,见《魏书》卷3《太宗纪》、卷4《世祖纪》,卷13《皇后列传》。北魏宫廷对"母"名及其职分的讨论,见郑雅如《汉制与胡风:重探北魏的"皇后"、"皇太后"制度》。

[3] 《仪礼》卷5《士昏礼》。

[4] 《搜神记》卷15记载羊祜令乳母寻所弄金环,最后在邻人李氏东墙桑树中寻得,而李氏则称该金环为其亡儿所有。《晋书》卷34《羊祜传》则称"时人异之,谓李氏子则祜之前身也。"

[5] 《梁书》卷47《孝行传》。

在,却有乳母,并且至蔺五岁时仍为家中照顾之人。逮至唐代,官宦之家亦多用乳母。唐代诗人白居易自称:"仆始生六、七月时,乳母抱弄于画屏下,有指'之'字、'无'字示仆者,仆口未能言,心已默识。"则乳母是白居易自幼聪慧的见证人。① 即使境遇不丰的家庭,似乎亦不例外。南朝齐开国皇帝萧道成的母亲陈道止生道成时,其夫萧承之任济南太守。《南齐书》称:"太祖(萧道成)二岁,乳人乏乳,后(陈道止)梦人以两瓯麻粥与之,觉而乳大出,异而说之。"陈道止少家贫,即使萧承之、道成父子先后为官,《南齐书》仍称其"家业本贫"。即使如此,道止生产,仍有乳人代为乳儿。②

而隋文帝杨坚于西魏文帝大统七年(541)生于同州大兴国寺时,据说"赤光照室""紫气满庭",而"奶母以时炎热而就扇之,寒甚几绝,困不能啼"。直到被神尼智仙所养,才得其所哉。杨坚生母尚在,却先有乳母,后有神尼代为养儿。③ 其余世家大族乳母有名可考者,又包括东汉梁节王刘畅乳母王礼、曹魏时曹洪乳母当、隋末独孤师仁乳母王兰英。④ 而前引贾充家三用乳母养育四名儿女,更为贵族家庭普遍采用乳母的最佳范例。

乳母既为上层社会家庭哺育新生儿的重要人物,势必应谨慎拣选。从正史、典制与医籍看来,皇室、贵族在选择乳母时,大致上有出身、性情和健康等三方面的考虑。至于平民百姓,倘因一胞多产而照顾不及,或因产母病变死丧而不克乳儿时,无力佣买乳母,只能依靠

① 《旧唐书》卷166《白居易传》。
② 萧道成出身事,见《南齐书》卷1《高帝本纪》。陈道止哺乳事,见《南齐书》卷20《皇后传》。
③ 《广弘明集》卷26《感通》。
④ 以上诸乳母资料,王礼见《后汉书》卷50《梁节王畅传》。曹洪乳母当见《三国志》卷12《司马芝传》。王兰英故事见《旧唐书》卷193《列女传》。

政府帮忙或仰赖亲友协助,不能挑剔乳母的品质。以下便依序讨论乳母的来源、选择,及其主要职务。

三、乳母的来源、选择与职务

1. 乳母的来源与出身

《汉官旧仪》称:"乳母取官婢"。① 汉代时诸官署皆有官婢,供给令使。其来源或由私奴婢募入,或由俘虏,或以自愿,最主要则来自连坐没入,如郑玄注《周礼·天官·酒人》称:"古者从坐男女没入县官为奴,其少才知以为奚,今之侍史官婢。"② 赵飞燕追杀皇子,王舜为曹宫之子择官婢张弃为乳母,虽然当时情势紧急,事关机密,或以近水楼台之便,却仍符合汉宫制度。③ 前引献帝生八日而母王皇后死,献帝归于掖庭。以朱直为暴室啬夫的身份来看,乳母当亦选自官婢。④

孙吴诸王子则似取乳母于平民之家。前引陆凯指责孙皓不顾乳母家庭,显示吴景帝孙休在位时(258—264),皇室选用乳母之后,"其夫复役,赐与钱财,给其资粮,时遣归来,视其弱息",因而乳母之家亦

① 《汉官旧仪》卷下《中宫及号位》。虽然《汉官旧仪》显示汉宫中的规定如此,但在实际生活中或亦有以良民妇女甚至诸侯之妻为皇室乳母者。如前引汉武帝少时,东武侯郭他之母常养武帝之例。
② 郑玄注见孙诒让《周礼正义》卷1《天官冢宰第一》"酒人"。募民为奴婢者,如《汉书》卷24《食货志》称武帝"募民能入奴婢得以终身复,为郎增秩"。以俘虏为奴婢者,如《汉书》卷68《金日磾传》称金日磾以休屠太子,为浑邪王所虏,没入黄门养马是也。自愿为奴婢者,如《汉书》卷23《刑法志》记载缇萦愿没入为官婢以赎父刑罪。汉代官私奴婢的来源,见劳榦《汉代奴隶制度辑略》;瞿宣颖《中国社会史料丛抄》甲集,页637—639。
③ 《汉书》卷97下《孝成赵皇后传》。
④ 《续汉书》卷1《后妃传》。

得保全。乌程侯孙皓主政,乳母之夫仍需服徭役,乃至"儿从后死,家为空户"。如此看来,皇室所用乳母,当为核心家庭之平民妇女,而非如汉宫旧制选于官婢之中。[①]

至于北朝,北魏太武帝保母窦氏、文成帝乳母常氏和北齐后主乳母陆令萱,则似皆出身坐罪没入之官婢:

先是世祖保母窦氏,初以夫家坐事诛,与二女俱入宫。操行纯备,进退以礼。太宗命为世祖保母。性仁慈,勤抚导,世祖感其恩训,奉养不异所生。及即位,尊为保太后,后尊为皇太后,封其弟漏头为辽东王……真君元年崩……谥曰惠。[②]

高宗乳母常氏,本辽西人。太延中,以事入宫,世祖选乳高宗。慈和履顺,有劬劳保护之功。高宗即位尊为保太后,寻为皇太后,谒于郊庙。和平元年崩……谥曰昭……依惠太后故事,别立寝庙,置守陵二百家,树碑颂德。[③]

穆提婆,本姓骆,汉阳人也。父超,以谋叛伏诛。提婆母陆令萱尝配入掖庭,后主襁褓之中,令其鞠养,谓之干阿奶,遂大为胡后所昵爱。[④]

常氏"以事入宫",或许是因家人犯罪,连坐入宫,史籍未明载。窦氏和陆令萱则皆因丈夫有罪诛死,以妻坐夫入宫为婢,并且入宫时

---

① 《三国志》卷61《陆凯传》。
② 《魏书》卷13《皇后列传》;《北史》卷13《后妃传》。
③ 《魏书》卷13《皇后列传》;《北史》卷13《后妃传》。
④ 《北齐书》卷50《恩幸传》。《北史》卷92《恩幸传》则称"提婆母陆令萱配入掖庭,提婆为奴"。

已有子女。可能因有生育经验而被选为皇子之乳保。① 不论如何，皆可见北朝所行和汉宫旧制相似。唯北魏宣武帝（483—515），因先前频丧皇子，得胡氏才生孝明帝（510—528），故而"深加慎护，为择乳保，皆取良家宜子者。养于别宫，皇后及充华嫔（胡氏）皆莫得而抚视焉"。② 显然认为没入之官婢尚不足取。

皇室乳母或选自官婢，或取良家宜子者；世家大族则可能以家婢担任乳母。汉代蓄奴之风颇盛，即使中资以下亦然，如冯衍自称"家贫无僮……唯一婢"；③而魏晋南北朝贵族豪强家中更不乏奴客婢妾，供给役使。④ 曹魏时讨论为乳母服丧的问题，便显示世族以婢为乳母的情形：

> 刘德问田琼曰："乳母缌。注云：'养子者有他故，贱者代之慈己。'今时婢生口，使为乳母，得无甚贱不应服也？"琼答曰："婢生口故不服也。"⑤

晋代袁准表示支持，主张乳保不过"婢之贵者"，不必为之服丧：

> 保傅，妇人辅相，婢之贵者耳。而为之服，不亦重乎！ 先儒欲使公之庶子为母无服，而服乳母乎？ 此时俗之名，记者集以为

---

① 汉魏六朝妻坐夫罪的处置方式，颇有演变，见李贞德《西汉律令中的家庭伦理观》，以及李贞德《公主之死——你所不知道的中国法律史》，页77—98。
② 《魏书》卷13《皇后列传》。
③ 冯衍之例，见《后汉书》卷28《冯衍列传》注。此外，史称黄香家贫，谓"无仆妾"，则是以蓄奴婢为常，而以不蓄奴婢为变例也，见《后汉书》卷80《文苑列传》。汉代蓄奴之风及私奴婢之来源，见劳榦《汉代奴隶制度辑略》。
④ 讨论见许辉、蒋福亚编《六朝经济史》"奴婢"一节，页185—189。关于贱妾侍婢的来源与地位，见刘增贵《魏晋南北朝时代的妾》。
⑤ 《通典》卷92《礼五十二》"缌麻成人服三月"。

礼,非圣人之制。①

　　前引羊祜令乳母协寻金环、谢蔺乳母为其备饭,都可见乳母虽有
母名,实为家中婢仆。或正因乳母乃以婢仆为之,晋代贾充之妻郭槐
两杀乳母而不闻其受刑罚,而贾南风乳母徐氏以良民任乳母,墓志作
者便称她为“不顾尊贵之门”。如此看来,汉魏六朝皇室、贵族家庭的
乳母出身,并非按先秦礼书中所言:以大夫之妻乳诸侯之子,大夫之
妾乳大夫之子,士之妻自乳其子。而是皇室在一般情况下采自官婢,
特殊情况时则采自平民妇女。贵族家庭则极可能以生口之婢为
乳母。②

　　唐代史料则显示贵族士大夫亦多买婢为乳母。唐中宗(705—
710 在位)韦后“微时乳母王氏,本蛮婢也”,后因韦氏立后,乳母则
“封莒国夫人,嫁为(窦)怀贞妻”。则唐代既有外族奴婢,乳母亦不免
有选自外族者。③ 以外族为乳母,显然不担心其异族血气乳汁影响新
生儿之发展。此外,唐武宗(841—846 在位)时,前彭州刺史李鈇因
“买本州龙兴寺婢为乳母,违法”,遭劾奏而贬为随州长史。④ 此或因
唐代地方官雇买乳母亦有回避之制,或因不得买卖寺婢为乳母? 不

① 《通典》卷 92《礼五十二》“缌麻成人服三月”。
② 四川彭山汉代崖墓中曾出土妇人乳儿俑,从妇人衣着朴素看来,或亦贵族家婢乳儿之
　状。见图 15,讨论见贾瑞凯《四川彭山汉代崖墓》。汉代既有以胡房为婢之事,则不免
　以外族担任保傅,照顾婴幼。汉代陶制烛台有以成人怀抱幼儿为主题者,学者或谓此
　成人乃土耳其种之仆人。见图 16,讨论见 E. Schloss, Arts of the Han, p. 52. 汉人以
　胡房为奴婢,见劳榦《汉代奴隶制度辑略》,页 9。北魏陶俑则显示家中女仆处理内务
　情形,包括照顾婴儿等。见图 17,收入 Annette L. Juliano ed., *Art of the Six
　Dynasties: Centuries of Change and Innovation.*
③ 见《旧唐书》卷 183《外戚传》。唐代奴婢来源,见李季平《唐代奴婢制度》,页 115—162;
　外族奴婢,见李季平《唐代奴婢制度》,页 74—86。
④ 见《旧唐书》卷 18《武宗本纪》。

论如何,与前韦后乳母蛮婢参看,唐代乳母似亦多选自婢仆。^① 但卢氏《逸史》曾载"萧氏乳母"条,其中乳母乃受雇而来,则在唐代雇佣劳动渐兴的情况下,乳母或亦有以佣雇行之者。^②

　　至于平民百姓,一般产家应无乳母。倘有特殊情况,需要乳母,则只有仰赖政府赏赐或亲友协助。《吴越春秋》记载越王勾践为了增加人口,伐吴复国,因此鼓励人民生育,只要人民报告即将分娩,便遣派医生守护,若生三胞胎,便赏赐乳母。^③ 后赵石勒之时,堂阳人陈猪妻一产三男,黎阳人陈武妻一产三男一女,勒除赏给衣食,也各赐乳婢一口。^④ 凡此,皆因统治者鼓励人民生育,赐多产者乳母以协助抚养新生儿,显为特例,而非常态。从乳婢之称看来,政府所赐乳母,或也出自官婢。

　　前章讨论"生子不举"的问题,可知贫家若产母死亡,又无力佣买乳母,便不得不考虑弃养新生儿。事实上,产母病变、死丧,很可能是汉魏六朝平民产家寻求乳母的唯一原因,却也可能因财力不足而作罢。史称晋武帝皇后杨琼芝,"母天水赵氏早卒,后依舅家,舅妻仁爱,亲乳养后,遣他人乳其子"。杨琼芝本非贫家,然父母皆早卒,杨氏宗族并未领养之而让她依赖舅家生活。^⑤ 六朝孤儿常不仰仗大功之

---

① 宋代官宦之家或仍沿袭此风,以婢女为乳母照顾婴幼。苏轼乳母任采莲乃苏母程氏娘家陪嫁之婢,不但乳养苏轼姊弟第三人,更照顾苏轼的三个儿子,并且随他擢升贬谪,最终客死他乡。苏轼为任氏亲撰并亲书墓志铭,推崇她"工巧勤俭,至老不衰",短短百余字,既抒困顿之志,又托思念之意,可说将乳母和乳子的情感连结表达得淋漓尽致。"中研院"史语所藏该墓志铭拓本,见图18。
② 《逸史》卷24,"萧氏乳母"条。讨论见黄清连《唐代的雇佣劳动》,注92。
③ 《吴越春秋》卷10《勾践伐吴外传》。
④ 《晋书》卷105《载记第三》。
⑤ 杨琼芝事,见《晋书》卷31《武元杨皇后传》。杨琼芝之父杨文宗,"其先事汉,四世为三公。文宗为魏通事郎,袭封蓩亭侯。早卒,以后父,追赠车骑将军"。见《晋书》卷93《外戚传》。

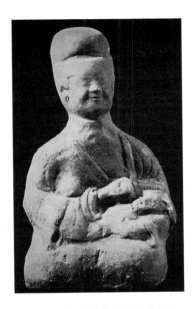

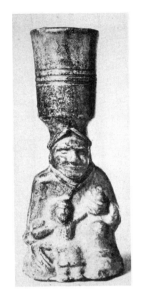

图 15　妇人乳儿图（引自《四川彭山汉代崖墓》）

图 16　汉代抱儿烛台（引自 *The George Eumorfopoulos Collection*）

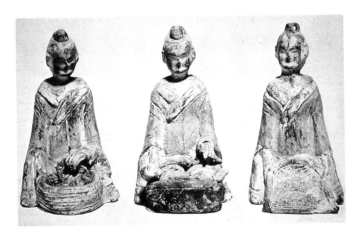

图 17　北魏家务陶俑（引自 *Art of the Six Dynasties*）

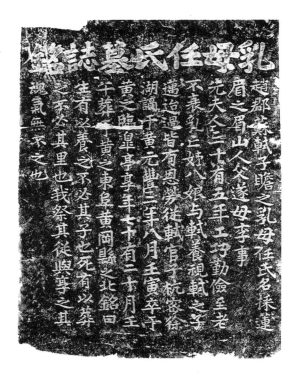

图 18　苏轼《乳母任氏墓志铭》拓片（台湾"中研院"历史语言研究所藏）

亲，反而多靠邻里和舅家接济，前章已经提及，可能和当时的家庭结构有关。杨琼芝的舅母仁爱，亲自乳养她，而"遣他人乳其子"，可见富贵之家似乎随时有乳母可用。然而倘为贫家，则只能靠亲友相助。刘宋开国皇帝刘裕"产而皇妣殂，孝皇帝贫薄，无由得乳人，议欲不举高祖（刘裕）。高祖从母生怀敬，未期，乃断怀敬乳，而自养高祖"。[①]刘裕家贫，乃至无法雇买乳母，而堂弟刘怀敬出生不满一年就必须断

---

① 　《宋书》卷 47《刘怀肃传》。

乳，显然家中也无乳母可用。

　　一般平民虽无乳母，却可能因皇室、贵族之采择或雇用而成为豪门之乳母。此时，若无法携子前往，又无他人代为照顾，则自己的子女便可能面临不举之困。然而，皇室、贵族在选用乳母之时，却未必欢迎乳母举家迁入。尤其乳母丈夫更是不宜，此实与汉魏六朝医方对乳母身心状况的要求有关。以下便讨论乳母的选择与规范。

　　2. 乳母的选择与规范

　　皇室、贵族的乳母，或为姜婢，或为平民，不论如何，皆以选择性情慈惠温良、寡言慎行者为上。[①] 官婢则选"慈和履顺"（北魏文成帝乳母常氏）、或"操行纯备、进退以礼"者（北魏太武帝保母窦氏）；平民则选"良家宜子者"（北魏孝明帝乳母）、或"温雅闲闲，容容如也"的妇人（西晋贾后乳母徐美人）。这类判准，和六朝医方择乳母的要求相符。刘宋陈延之《小品方》乃现存医方中最早提及乳母品质者，认为"乳儿者，皆宜慎喜怒"。而隋唐医方如《千金方》亦沿袭此说，《崔氏》则称"乳儿者，皆须性情和善"，说法皆大同小异，一脉相承。[②]

　　由于传统医方相信乳母的身心皆能影响乳汁的品质，进而左右乳子的健康，因此对乳母的要求又不仅止于性情而已，还包括身体方面：

　　　　《小品方》云：乳母者，其血气为乳汁也。五情善恶，气血所生也。乳儿者，皆宜慎喜怒。夫乳母形色所宜，其候甚多，不可悉得。今但令不胡臭、瘿瘤、肿瘿、气味、蜗蚧、癣瘑、白秃、疬疡、

――――――――――――

① 　《礼记》卷28《内则》称应以"宽裕、慈惠、温良、恭敬、慎而寡言者"为乳保。
② 　《小品方》之语，见《医心方》卷25。《千金方》卷5《少小婴孺方》"序例第一"：择乳母法。　《崔氏》之语，见《外台秘要》卷35引。

> 沉唇、耳聋、䶉鼻、癫眩,无此等病者,便可饮儿也。师见其故灸
> 瘢,便知其病源。①

　　《千金方》和《崔氏》之说与《小品方》大同小异,显为承袭传抄。② 其中
所言注意事项,虽说"形色所宜,其候甚多",但主要似在避免选用有
肿瘤、疽疮或皮肤病的妇人。③ 即使当下不见病征,也应仔细检查过
去患病治疗所遗留的疤痕。此外,口水太多、耳聋、鼻塞、气喘、咳嗽、
以及身体有胡臭气味的人,也不宜采用。医方多视之为血气不佳的
现象,而隋代《产经》则以之为"丑疾相也"。④

　　除"丑疾"之外,《产经》还从面貌与体态方面列举"淫邪""胜男"
"多病"等不宜担任乳母之妇女,为医方所谓"其候甚多,不可悉得"的
"形色"提出了补充说明:

> 《产经》:夫五情善恶,七神所禀,无非乳渲而生化者也。所
> 以乳儿,宜能慎之。其乳母黄发黑齿、目大雄声、眼睛浊者,多淫
> 邪相也。其椎项节、高鼻长口、大臂、胫多毛者,心不悦相也。其
> 手丑恶,皮厚骨强,齿龊,口臭,色赤如绛者,胜男相也。其身体

---

① 《医心方》卷25引。
② 《千金方》卷5《少小婴孺方》"序例第一"有择乳母之法,称:"凡乳母者,其血气为乳汁
也。五情善恶,皆是血气所生也。其乳儿者,皆宜慎于喜怒。夫乳母形色所宜,其候甚
多,不可求备。但取不胡臭、瘿瘘、气敕、疬、疥、痴、癫、白秃、疡、疡、沉唇、耳聋、䶉鼻、
癫痫,无此等疾者,便可饮儿也。师见其故灸瘢,便知其先疾之源也。"《外台秘要》卷
35则引《崔氏》择乳母法:"乳母者,其血气为乳汁也。五情善恶,悉血气所生。其乳儿
者,皆须性情和善,形色不恶,相貌稍通者。若求全备,不可得也,但取不胡臭、瘿瘘、气
嗽、疬疥、痴癫、白秃、疡疡、渖唇、耳聋、䶉鼻、癫痫,无此等疾者,便可饮儿。师见其身
上旧灸瘢,即知其先有所疾,切须慎耳。"两书在用字行文及注意内容方面皆与《小品
方》相同。
③ 瘿,《说文》:"颈瘤也"。瘘,《说文》:"颈肿也"。疬,《玉篇》:"疽疮也"。白秃,《本草》
"羊蹄"附方:"头上白秃",为头部之皮肤病。癫(疬),与痫同,《说文》:"痫,瘨也"。
④ 《医心方》卷25《小儿方》引。

恒冷，无有润泽，皮肤无肌而瘦瘰者，多病相也。①

并且乳母本命生年，需"与儿无克"，否则将"害儿不吉"。②

　　有趣的是，《产经》对乳母面貌体态的要求，与择女为妻的看法并无二致。《产经》"相女子形色吉凶法"称："女子不可娶者，黄发黑齿，息气臭，曲行邪坐，目大雄声。"又称："厚皮、骨强、色赤如绛，煞夫，勿娶……身体恒冷，瘦多病者，无肥完，无润色，臂胫多毛，槌项结喉，鼻高，骨节高颗，心意不和悦，如此之相皆恶相也，慎勿娶。必欺虚气夫，妨煞夫，贫穷多忧之相也。"③其中描绘详尽，说明体温、胖瘦、骨骼状况，观察细密，并多涉及阴私，包括对肱、胫、阴、乳、毛的大小与质地的要求。除与产育相关之外，亦防其贫穷、欺夫、煞夫。虽然，男子娶妻，终究是希望她生育子嗣成为母亲，但妻子总是来自类似阶层，而乳母则为雇买之婢仆，选择之时条件竟如此相似，不免令人惊叹。乳母血气、情志影响乳汁，"淫邪""多病""心不和悦"固然不宜，至于"胜男"之相，内容既与"煞夫"类同，则似乎并非妻子或乳母的特殊条件，而是凡女人皆不宜也。④

　　精挑细选之后，对乳母的饮食起居亦应加以监控。《产经》指出"凡儿初生，乳母食诸鸡鲜鱼胞美以乳儿者，令儿伤喜洞泄也"。则乳

---

① 《医心方》卷 25《小儿方》引。
② 《医心方》卷 25《小儿方》引。
③ 《医心方》卷 24 引。
④ 相妻子与相乳母相似，却与相男子大异，更可见以男子观看、选择女子时，性别差异贯穿阶级的现象。《产经》"相男子形色吉凶法"所言，只包括身材体格、面貌声音、举措应对，大多在一般"望闻"即可明了的范围内，不需脱衣，不涉及阴私，亦与产育无关。而相女子则不但着重产育，并需防其欺夫、煞夫。《产经》中所言其他不可娶者，尚包括"虎颜蛇眼，目多白少黑，媚邪欺夫。黑子在阴上多媚，及口上爱他人夫，勿娶。大肱而阴水，甲夹而乳小，手足恶，必贫贱夫，勿娶"。"蛇行雀走，财物无储，勿娶。小舌烦头鹅行，欺夫，口际有寒毛似须"。以上《产经》之言皆引自《医心方》卷 24。

母的饮食应有所调节，不宜太过丰盛鲜美。① 此外，乳母新饱、新怒、新吐、有热、有疾，都不宜乳儿，否则儿将"喘热腹满""发气疝病""虚羸""变黄不能食"和"病癫狂"。尤其醉酒及行房之后哺乳，"此最为剧，能煞儿，宜慎之"。② 正因如此，医方特别防备既有丈夫又不能谨言慎行的乳母。③

倘若乳母有亏职守，也可能遭受鞭笞处罚。前曾提及丙吉代寻宫婢乳养宣帝之事。《汉书》称丙吉为人深厚，绝口不道前恩。宣帝即位后，有一位名叫则的宫婢前来邀功，却被抖出担任乳母时遭受督导鞭笞的纪录：

> 掖庭宫婢则令民夫上书，自陈尝有阿保之功。章下掖庭令考问，则辞引使者丙吉知状。掖庭令将则诣御史府以识吉，吉识，谓则曰："汝尝坐养皇曾孙不谨督笞，汝安得有功？独渭城胡组、淮阳郭征卿有恩耳。"④

照顾不谨可能遭到督笞，倘若与乳子之生母、主人家之主妇相处不善，便可能如贾充家之乳母一般遭杀身之祸。《汉书》并未明言宫婢则"坐养皇曾孙不谨"是指何事，贾家故事却显示乳母职务及其与主人家的关系复杂，有可能因为各种理由而遭到处分。究竟乳母都担任哪些工作？以下便试论之。

---

① 《医心方》卷25《小儿方》引。宋代医书《圣惠论》则谓："乳母忌食诸豆及酱、热面、韭、蒜、萝卜等。可与宿煮羊肉、鹿肉、野鸡、雁、鸭、鲫鱼、葱、薤、蔓菁、莴苣、菠薐、青麦、荸荠、冬瓜等食。若儿患疳，即不得食羊肉及鱼，否则，到于儿前，恶气触儿，儿若得疾，必难救疗也。"见《卫生家宝产科备要》卷8引。
② 《医心方》卷25《小儿方》引；《千金方》卷5《少小婴孺方》同。
③ 《卫生家宝产科备要》卷8引《圣惠论》。
④ 《汉书》卷74《丙吉传》。

3. 乳哺、教养与救难尽忠

顾名思义，乳母的主要工作即在乳养新生儿。但从史籍医方的记载来看，其职务似又不止于此。婴儿初生，洗浴断脐，皆需人手。医方以为婴儿洗浴以每隔一二日洗一次为度。① 断脐裹衣之后，《小品方》和《千金方》皆认为应先让婴儿吸吮甘草汤，使他吐去胸中恶汁，然后给予朱蜜，才能镇心神、安魂魄。② 乳母倘由家中婢仆担任，则可能在分娩过程中或随后即参与照料的工作。《千金方》并称："新生三日后，应开肠胃，助谷神。可研米作厚饮，如乳酪厚薄，以豆大与儿咽之，频咽三豆许止，日三与之，满七日可与哺也。"又称："凡新生小儿一月内常饮猪乳大佳。"③则乳母除自身乳汁之外，或亦以猪乳和米浆哺食新生儿。至于乳儿之时，《产经》认为：

> 当枕臂与乳头平，当乳，不然，则令儿噎。凡乳儿，当先施去宿乳，以乳儿之。不然，令儿吐呪下利。凡乳儿，先以手按乳，令散其热，乃乳儿之。若不然，乳汁奔走于儿咽，令儿夺息成疾也。凡乳儿，母欲寐者，则夺其乳，恐覆儿口鼻，亦不知饱，令致儿困也。凡乳儿，须不欲大饱，大饱则令儿吐呪。若吐呪，当以空乳乳之则消。夏不去热乳以乳，令儿呕逆；冬不去寒乳，令儿咳下利。④

---

① 《医心方》卷 25《小儿方》引《产经》。

② 《医心方》卷 25 引《千金方》并引《小品方》。熊秉真曾讨论明清幼科医学对初生二十四小时婴儿的照护，特别说明断脐法的进步有助于增加婴儿存活率，并提及近世家庭以甘草拭口去毒的做法。见熊秉真《幼幼——传统中国的襁褓之道》，页 65—88。然而，若《医心方》所载不误，则甘草法在刘宋时陈延之已倡言，不待隋唐或明清医家提出。

③ 《千金方》卷 5《少小婴孺方》。

④ 《医心方》卷 25《小儿方》引；《千金方》卷 5《少小婴孺方》。宋代以后乳儿的方式似大多承袭隋唐之说，唯陈自明曾提出两点修正性意见：一则建议乳儿之人为婴儿准备几个装填豆子的袋子做枕头，夹托婴儿以乳；二则主张夜间喂乳应起床坐好，不宜以卧姿喂乳。讨论见熊秉真《幼幼——传统中国的襁褓之道》，页105—110。

喂乳期间应当多久，唐代以前之医方并未明言。以前引刘怀敬之母"未期，断怀敬乳"以养刘裕而被视为仁义的故事看来，喂食母乳至少一年以上。萧道成两岁时"乳人乏乳"尚造成其母陈道止之忧虑，则喂乳两年者亦有之。[1] 乳哺期间，乳母之职应当也包括怀抱教养。这方面，现存中古医书不见记载，但宋代的张涣则主张："婴儿生后两满月，即目瞳子成，能笑，识人，乳母不得令生人抱之，及不令见非常之物。百晬任脉生，能反复，乳母当存节喜怒，适其寒温。半晬尻骨已成，乳母当教儿学坐，二百日外掌骨成，乳母当教儿地上匍匐。三百日膑骨成，乳母当教儿独立。周晬膝骨已成，乳母当教儿行步。"[2] 由此看来，自婴儿出生两个月到周岁之间，乳母除了乳哺之外，要注意婴儿勿令惊吓或受凉，并应按着婴儿身体发育的顺序，教他学坐、爬行、站立和走路。

其实，乳母的工作并不止于婴儿断乳，前引羊祜与谢蔺故事可知，幼儿五岁时乳母仍在左右，为日常照顾之人。而徐美人墓志更表示徐氏除"推燥居湿""贡美吐餐"之外，对贾后亦勤加辅导。唐太宗（627—649 在位）时太子承乾之乳母遂安夫人便经常向长孙皇后表示："东宫器用阙少，欲有奏请。"由乳母为太子宫中申请器用之物，可见乳母为太子日常生活的负责人。承乾后不循法度，东宫侍讲孔颖达（574—648）每犯颜进谏，史书便记载遂安夫人对他说："太子成长，何宜屡次面折？"如此看来，乳母与保傅之间也可能会因为对太子的

---

[1] 亦有学者主张传统中国婴儿多半在两足岁时才真正断乳，见熊秉真《幼幼——传统中国的襁褓之道》，页 125—126。

[2] 《卫生家宝产科备要》卷 8 引张涣论。文中"晬"，指一周。半晬即半岁，周晬即一岁。以行文顺序来看，"百晬"疑为"百日"之误。由于六朝医方遗佚不少，医方又多有承袭传抄的现象，因此即使此种说法不见于现存唐代以前的资料，也未必是宋代才发展出来的育儿之法。

教养问题而意见不合。[①]

　　教养之责，按古典礼书的说法，应由傅姆担任，即前引《礼记·内则》所称"子师""慈母""保母"也。其中子师负责教导，慈母负责喂养，而保母负责照顾。然而郑玄以"乳母"释"姆"，并称其为"妇人年五十无子，出而不复嫁，能以妇道教人者，若今时乳母矣"。因此贾公彦认为汉时乳母与古时乳母有别。古时若"慈母阙，乃令有乳者养子，谓之为乳母"。分工的方式，乃"师教之，乳母直养之而已"；而"汉时乳母，则选德行有乳者为之，并使教子"。[②] 汉人是否真的选择有德行的出妇乳养并教育婴孩，难以确知。郑注与贾疏之论，与其视为古时与汉时之别，或许不如视为经说与实况之异。

　　经说乳保有别，实况则可能乳保之分并不明显。首先，妇人年五十无子而出，即使有德能教人，又怎能有乳？[③] 然而郑玄以之释"姆"，并等同于当时的乳母。其次，《魏书》称太武帝保母窦氏之功在于"勤抚导""恩训"，文成帝乳母常氏之功则在"劬劳保护"。如此看来，称为保母者，功在教导；称为乳母者，功在保护，而二人却同尊为"保太后"。萧子显《南齐书·魏虏传》形容此事，则称"佛狸（太武帝）以乳母为太后"，在他看来，显然乳母和保母的差别也并不太大。[④] 最后，乳母又称"阿母"，唐代李贤注《后汉书》称："保，安也；阿，倚也。言可

---

① 《旧唐书》卷73《孔颖达传》。
② 《仪礼》卷5《士昏礼》贾公彦疏。
③ 未曾怀孕生育是否可能有乳，说法不一。东晋散骑侍郎贺峤妻于氏无子，收养贺峤仲兄贺群之子率为子，后峤妾张氏生子纂，于氏为养子与立为后之事上书皇帝，文中称自己初收养子时"服药下乳"，似乎未曾孕产，却能哺乳。见《通典》卷69《养兄弟子为后后自生子议》。但一般医方下乳之药皆录于产后之篇，显然不以未孕者为对象。或称以现代吸乳器长时间刺激乳腺，可能导致未孕者分泌乳汁，不过这类乳汁的量是否足以哺育新生儿，有待确认，故暂时存疑。
④ 《南齐书》卷57《魏虏传》。

依倚以取安,傅姆之类也。"①则又将乳保与傅姆并称。东晋王献之保母李如意去世,献之书其墓志,称其"在母家志行高秀,归王氏柔顺恭勤。善属文,能草书,解释老旨趣"。② 如此多才多艺的保母,未必不能扮演师傅的角色。显然自汉至唐在实际生活上,"子师""慈母"与"保母"的人选和职务,并非如礼经所言截然分明,而是有许多重叠之处。事实上,以史籍中的事例看来,乳母与孩童自幼相处,朝夕与共,不论是有意"以妇道教人",或无意之潜移默化,都不免对婴幼产生影响。

乳母既为家中婢仆,除乳养新生儿之外,似亦参与其他家务劳动。前引医方称小儿新生三日即可研米作浆饮之,未必需要人乳才能存活。如此说来,乳母的工作和功能除了乳汁之外,或也在于她所提供的人力资源。东汉袁闳"少励操行,苦身修节。父贺,为彭城相。闳往省谒,变名姓,徒行无旅。既至府门,连日吏不通,会阿母出,见闳惊,入白夫人,乃密呼见"。③ 可见乳母在乳儿成年之后,随主人夫妇在相府服侍,仍然是贵族家中的劳动人口。④ 前引苏轼的乳母任采莲随他升官贬谪,最后客死异乡,显然乳母作为家中劳动人口、长期照顾的角色,至宋代亦有例可循。

---

① 《后汉书》卷6《顺帝冲帝质帝纪》。
② 王献之(344—386),《保母砖志》,《全晋文》卷27,页11b,收入严可均编《全上古三代秦汉三国六朝文》。
③ 《后汉书》卷45《袁闳列传》。谢承《后汉书》形容此事,则称"乳母从内出,见在门侧,面貌省瘦,为其垂泣。"见《后汉书》卷45《袁闳列传》注引。
④ 魏晋南北朝贵族豪强荫下的劳动人口,前辈学者研究甚为丰富,但多集中在农业劳动人口部分,专门讨论家中仆役者不多,女性家仆的研究则几乎不见。相关研究,参见劳榦《汉代奴隶制度辑略》;高敏《两汉时期的"客"和"宾客"的阶级属性》,载于氏著《秦汉史论集》。唐长孺《魏晋南北朝时期的客和部曲》,收于《魏晋南北朝史论拾遗》,页1—24。

乳母既为家中婢仆，一般而言皆随乳儿之所居住，但也有例外。[①]
东晋王恭有庶儿未举，养在乳母之家，王恭在政变中遇害，临死前托
故人将庶儿交由桓玄抚养，得以保存一线血脉。[②] 王恭之事亦显示
乳母与乳子关系密切，或因"爱至贯肠"，或因祸福相倚，在汉魏六
朝宫廷政争或战乱流离中，便常成为保孤救难之人。东汉章帝之
子庆，宋贵人所生，原立为皇太子，后因宋贵人遭窦皇后诬为挟邪
媚道而自杀，庆也废为清河王。史称庆"常以贵人葬礼有阙……窦
氏诛后，始使乳母于城北遥祠"。[③] 乳母受命为废太子遥祭亡母，显
然是至亲至信之人。三国吴废帝孙亮（252—258 在位）遭孙綝起兵
围宫时，本欲带鞭执弓而出，被"侍中近臣及乳母共牵攀止之，乃不得
出"。[④]

　　在南朝，刘宋冠军将军、雍州刺史袁顗，于明帝泰始初年（466—
472）举兵奉晋安王子勋，事败诛死，其子袁昂年才五岁，"乳媪携抱匿
于庐山，会赦得出"，得以逃过一劫。[⑤] 刘宋末年，袁粲镇石头城以御
萧道成之兵，事败而死。史称："粲小儿数岁，乳母将投粲门生狄灵
庆。"谁知灵庆以萧道成有厚赏，便出卖了亡师的儿子，因此遭到乳母

[①] 汉魏六朝的乳母采自婢仆并居住家中，此点与罗马帝国的乳母情形相似，而和欧洲中
古末期以降，将乳子送至签约之乳母家中抚养不同。罗马时代乳母的研究，见 K. R.
Bradley, "Wet-nursing at Rome: a Study in Social Relations", pp. 201-209; Sandra
R. Joshel, "Nurturing the Master's Child: Slavery and the Roman Child-nurse", pp.
3-22. 欧洲中古乳母研究，见 C. Klapisch-Zuber, "Blood Parents and Milk Parents:
Wet Nursing in Florence, 1300-1530", pp. 132-164.

[②] 王恭嫡生五男及弟爽、爽兄子等皆死，见《晋书》卷 84《王恭传》。

[③] 《后汉书》卷 45《清河孝王庆列传》。宋贵人自杀事，见《后汉书》卷 10《皇后纪》。

[④] 《三国志》卷 64《孙綝传》引《江表传》。

[⑤] 《梁书》卷 31《袁昂传》。

严词咒诅。① 梁简文帝(549—551 在位)之子大挚幼年时见侯景陷京城，叹曰："大丈夫曾当灭虏属"，史载："奶媪惊，掩其口。"② 陈宣帝(568—582 在位)之子始兴王叔陵欲篡位，俟宣帝小敛，后主服丧时，以锉药刀斫后主，"中项，后主闷绝于地，皇太后与后主乳母乐安君吴氏俱以身捍之"，待长沙王叔坚来援，吴媪更扶后主避贼，也是乳母在政变中保护乳子的例子。③

在北朝，北魏赵琰幼年时当苻氏之乱，"为乳母携奔寿春，年十四乃归"。则乳母不仅为保孤救难之人，更有长养之恩。④ 孝庄帝(528—530 在位)之侄元韶，年幼时避尔朱荣之乱，与乳母共寄荥阳太守郑仲明家。⑤ 隋末群雄并起，独孤武都谋叛王世充归李渊，事觉诛死，武都之子师仁，年仅三岁，世充使禁掌之，史称"乳母王氏，号兰英，请髡钳，求入保养"。当时丧乱年饥，人多饿死，而兰英扶路乞食以养师仁。之后，更借采拾之机会，"窃师仁归于京师"。李渊嘉其义，封兰英为永寿郡君。⑥

乳母对乳子及主人家尽忠保护，乳母有难，主人家亦可能设法相救。曹魏明帝时(227—239 在位)，禁绝淫祠，而曹操从弟曹洪之乳母当，与临汾公主之侍者共事无涧神，因而系狱。卞太后为相救，曾

---

① 此故事有下文。史称："乳母号泣呼天曰：'公昔于汝有恩，故冒难归汝，奈何欲杀郎君以求小利。若天地鬼神有知，我见汝灭门。'此儿死后，灵庆常见儿骑大甎狗戏如平常，经年余，斗场忽见一狗走入其家，遇灵庆于庭噬杀之，少时妻子皆没。此狗即郎所常骑者也。"见《南史》卷 26《袁粲传》。

② 《梁书》卷 44《太宗十一王传》。

③ 《陈书》卷 28《高宗二十九王列传》。

④ 《魏书》卷 86《孝感列传》。

⑤ 《北齐书》卷 28《元韶传》。

⑥ 《旧唐书》卷 193《列女传》。

遣黄门诣府传令,唯遭司马芝所拒。① 曹洪为曹操从弟,魏之开国重
臣,家富而吝啬。文帝曹丕时曾欲杀之,因卞太后施压而不果。② 无
涧神之案爆发时,曹洪已是老人,乳母应当更老,却仍在曹洪家,并有
劳卞太后相救,可见乳母与主人家关系密切。又,唐天宝年间(742—
756),高仙芝乳母之子郑德诠为郎将,史载"德诠母在宅内,仙芝视之
如兄弟,家事皆令知之,威望动三军"。仙芝出外征讨时,德诠因对留
后使封常清无礼,遭常清所缚,时"仙芝妻及乳母于门外号哭救之",
然常清不理,终于杖死德诠。一方面可知乳母及其子因主人亲信而
得享权势,另一方面却也可见此类权势并非正式的法律或政治权力,
随时可被拔除。③

　　凡此种种,皆显示贵族家庭中乳母对主人及其子嗣的尽忠保
护。乳母在乳子断乳之后,可能仍是家中的重要劳动人口,负责照
顾并保护幼子,因而在政治斗争中占关键性位置。然而,虽然都是
乳养劬劳,各护其主,乳母所获得的待遇与评价却未必相同。尽管
卞太后救援乳母当的例子确曾存在,类似郭槐两杀乳母之事却可
能更为频繁。郭槐未闻遭受惩罚,而卞太后却为司马芝所拒。乳
母难以获得法律等正式渠道的保护,却可能透过乳养之恩与近水
楼台之便,发挥其非正式的影响力,而这常是她们引起当代议论并
留名史籍的原因。

---

① 《三国志》卷 12《司马芝传》。
② 《三国志》卷 9《曹洪传》。
③ 《旧唐书》卷 104《封常清传》。

四、乳母的待遇与评价

关于汉魏六朝乳母的一般待遇，由于缺乏直接史料，实在难以细述。[①] 前引孙吴诸王取乳母于民间，"其夫复役，赐与钱财，给其资粮"。乳母既离家而随乳子居住，则应"时遣归来，视其弱息"。[②] 此当为皇室采用平民乳母的基本待遇，孙皓因未能执行而遭陆凯批评。贵族之家倘若雇佣良民为乳母，想必也应包括钱财与休假。以徐美人之例看来，乳母亦可能携子前往任职。如前所述，汉魏六朝皇室、贵族之乳母，既然多是官婢或家中婢仆，其正式的待遇除和一般奴婢相同，得享主人家的食宿之外，恐难有其他薪资。然而，非正式的待遇和影响力，却也可能经由长年累月与乳子及其家庭相处而发展累进。[③] 实则，此种待遇和影响力也正是士人学者批评乳母，乃至史籍资料中乳母形象的基础。以下先谈乳母的待遇及其影响力。

1. 乳母的待遇和影响力

乳子基于恩义，乳母生时，可能赐她钱帛、田宅、人力，乃至爵赏；乳母死后，则或为之服丧。物质方面的赏赐，大多未闻有反对者，名号方面的优待，则常引起议论纷纷。在此先讨论乳母所受物质方面

---

① 关于乳母待遇的问题，明清育婴堂之类的机构聘用乳母，偶有约定规范，可一窥究竟；西方则自罗马帝国乃至中古欧洲皆有雇佣乳母的契约残存，以供研究。明清事例，见梁其姿《施善与教化》，页 90—91，以及夫马进《中国善会善堂史研究》，页 211—376。西欧事例，见 Bradley，"Wet-nursing at Rome：a Study in Social Relations"以及 C. Klapisch-Zuber，"Blood Parents and Milk Parents：Wet Nursing in Florence，1300—1530."
② 《三国志》卷 61《陆凯传》。
③ 西方学者亦曾讨论罗马时代乳婢与主人之子间所发展出的亲密关系及其社会意义，见 Joshel，"Nurturing the Master's Child：Slavery and the Roman Child-nurse."

的待遇,而将名位问题引起的批评留待下节。

　　皇室乳母所受恩遇最为明显,前引汉武帝少时,东武侯母常养帝,及帝成长,恩赏不绝:

　　　　帝壮时,号之曰"大乳母",率一月再朝。朝奏入,有诏使幸臣马游卿以帛五十匹赐乳母,又奉饮糒飧养乳母。乳母上书曰:"某所有公田,愿得假倩之。"帝曰:"乳母欲得之乎?"以赐乳母。乳母所言,未尝不听。有诏得令乳母乘车行驰道中。当此之时,公卿大臣皆敬重乳母。乳母家子孙奴从者横暴长安中,当道掣顿人车马,夺人衣服,闻于中,不忍致之法。有司请徙乳母家室,处之于边,奏可。乳母当入至前,面见辞。乳母先见郭舍人,为下泣,舍人曰:"即入见辞去,疾步数还顾。"乳母如其言,谢去,疾步数还顾,郭舍人疾言骂之曰:"咄! 老女子! 何不疾行! 陛下已壮矣,宁尚须汝乳而活邪? 尚何还顾!"于是人主怜焉悲之,乃下诏止无徙乳母,罚谪谮之者。[①]

武帝雄才之主,有杀妻戮子之迹,然而优遇乳母,定期接见,不论衣帛、饮食,乃至田宅皆有求必应。甚至乳母家奴从者犯罪,仍不忍将乳母绳之以法。虽然一度打算将乳母一家贬徙出京城,却因乳母来告别时频频回顾,而撤销了原先的判决。究其原因,便是因为幼时的乳哺之恩,令成长之乳子"怜焉悲之"之故。东汉宁平公主乳母所畜养的男奴,光天化日之下杀人,酷吏董宣将他逮捕处决,却惹恼了皇帝,由此可见皇室乳母影响力之大。[②]

---

①　《史记》卷 126《滑稽列传》。《西京杂记》卷 2 则称武帝欲杀乳母,乳母告急于东方朔,将此计归于东方朔之名下。
②　《续汉书》卷 5《酷吏董宣传》。

钱帛田宅之外，西汉哀帝并曾"使中黄门发武库兵，前后十辈，送董贤及上乳母王阿舍"。此举曾经引起毋将隆的反对，称："武库兵器，天下公用，国家武备，缮治造作，皆度大司农钱。大司农钱自乘舆不以给共养，共养劳赐，壹出少府。"①然而毋将隆之奏谏，主要在于大司农与少府的公私之分，并非反对赏赐乳母。换言之，倘若皇帝以宫中私库之财赏赐乳母，群臣便不会有意见。

乳母俨然至亲之人，其言谈常能取信于皇帝。东汉末年幼君继位，对乳母之依赖甚深。宫廷政争，除太后、外戚与宦官之外，乳母亦时常成为重要角色。东汉安帝十三岁即位，和帝（89—105 在位）邓皇后以皇太后临朝。史称安帝乳母王圣"见太后久不归政，虑有废置，常与中黄门李闰候伺左右"，共谮太后兄执金吾邓悝等，言欲废帝。及建光元年（121），邓太后崩，安帝遂诛邓氏，邓氏宗族多人免官、自杀。史称"内宠始横，安帝乳母王圣，因保养之勤，缘恩放恣；圣子女伯荣出入宫掖，传通奸贿"。②

安帝延光三年（124），皇太子（后之顺帝）因惊病不安，而"避幸安帝乳母野王君王圣舍"。太子乳母王男、厨监邴吉等认为王圣之舍"新缮修，犯土禁，不可久御"。结果造成"圣及其女永与大长秋江京及中常侍樊丰、王男、邴吉等互相是非，圣、永遂诬谮男、吉，皆幽囚死，家属徙比景"。太子怀念乳母王男，数为叹息。江京、樊丰惧有后患，遂构谗太子及东宫官属，导致安帝怒而废太子为济阴王。③ 由此看来，不但皇帝乳母与太子乳母互相构陷，并且乳母子女亦参与其中。王圣之女似又不止永一人。《后汉书·宗室传》中记载泗水王刘

---

① 《汉书》卷 77《毋将隆传》。
② 《后汉书》卷 5《安帝纪》；《后汉书》卷 16《邓寇列传》；《后汉书》卷 78《宦者列传》。
③ 《后汉书》卷 15《来历列传》。

护无子封绝,其从兄环与王圣之女伯荣私通,"遂取伯荣为妻,得绍护封为朝阳侯,位侍中"。① 如此看来,连没落宗室都得依凭皇帝乳母之女而攀升封爵。

安帝于延光四年(125)三月丁卯崩,十九天后北乡侯立为少帝,六十七天之后,六月辛卯时,王圣等人即遭整肃,或诛或徙。② 不到三个月,十月时北乡侯薨,阎太后之兄车骑将军阎显及大长秋江京等白太后,秘不发丧;而更征立诸国王子,乃闭宫门,屯兵自守。中黄门孙程等十九人,共斩江京等,迎安帝之废太子济阴王即皇帝位,即顺帝。③ 谋立过程中,顺帝乳母宋娥曾参与,顺帝以宋娥有功,遂封娥为山阳君,邑五千户。④

桓帝无子而崩,皇太后与父窦武定策禁中,迎解渎亭侯宏为灵帝。灵帝乳母赵娆亦随帝入宫。窦太后非灵帝生母,赵娆亦初来乍到,二人似乎互相需要。《陈蕃传》称"帝乳母赵娆,旦夕在太后侧",《窦武传》则称"赵夫人及女尚书,旦夕乱太后"。⑤《后汉纪·灵帝纪》则称"赵夫人旦夕乱政,其患最甚"。而其"恶行",据《灵帝纪》所载,则为"与中常侍曹节求谄于太后,太后信之,数出诏命,有所封拜。蕃、武每谏,不许"。⑥ 窦武、陈蕃欲诛宦官,反为宦官曹节、王甫等缚杀,事发之时,曹节"令帝拔剑踊跃,使乳母赵娆等拥卫左右,取棨信,闭诸禁门"。⑦ 而灵帝开鸿都门榜卖官爵时,"常侍""阿保"即为收费

---

① 《后汉书》卷14《宗室四王三侯列传》。
② 《后汉书》卷5《安帝纪》。
③ 《后汉书》卷6《顺帝纪》。
④ 《后汉书》卷51《左雄列传》。
⑤ 《后汉书》卷66《陈蕃列传》;《后汉书》卷69《窦武列传》。
⑥ 《后汉纪》卷23《灵帝纪》。
⑦ 《后汉书》卷69《窦武列传》。

授官的管道。史称崔烈"时因傅母入钱五百万,得为司徒。及拜日,天子临轩,百僚毕会。帝顾谓亲幸者曰:'悔不小靳,可至千万。'程夫人于傍应曰:'崔公冀州名士,岂肯买官?赖我得是,反不知姝邪!'"① 则傅母之徒不仅被动收贿,也主动运作,并且皇室和高官的乳母之间颇有互动,成为卖官鬻爵的管道。

乳母在朝廷的影响力至六朝而未衰,于公于私皆有迹可寻。东晋孝武帝时,会稽王司马道子当政,史称:"于时孝武帝不亲万机,但与道子醉歌为务,姆姆尼僧,尤为亲昵,并窃弄其权。"② 而弄权的方式则是"僧尼乳母,竞进亲党,又受货赂,辄临官领众"。③ 以接近权力核心之便发挥其非正式的政治力量。而刘宋明帝以诸公主妒忌为患,使人作书批评时,将之归咎于"姆奶争媚,相劝以严,尼媪竞前,相诣以急"。④ 可见乳母与公主关系亲密,对公主的婚姻生活也具影响力。⑤

至于贵族家庭,乳母既为长居家中之婢仆,则其所生子女,一方面可能成为家中的人力资源,另一方面亦可能因主人之家而攀龙附凤。西汉元帝(前48—前33)初即位时,史高以外属而任大司马车骑将军,领尚书事,其所举荐"不过私门宾客,乳母子弟"。⑥ 前引贾后乳母徐美人之子亦为一例。西魏时的毛遐,有二弟鸿宾、鸿显,而鸿显

① 《后汉书》卷52《崔骃列传》。

② 《晋书》卷64《会稽文孝王道子传》。

③ 此许荣上疏痛陈乱政五患之语,见《晋书》卷64《会稽文孝王道子传》。

④ 《宋书》卷41《后妃传》。

⑤ 在史籍记载中,东汉皇室乳母常和宦官并列,如王圣与江京、李闰共诮;赵娆与曹节、王甫同谋;而魏晋南朝乳母则常和僧尼并列,成为士人批评朝政的焦点。僧尼列登"弄权"榜,究其原因,当与六朝帝王崇信佛教有关。《晋书》评论孝武帝不理政事,便称他:"又崇信浮屠之学,用度奢侈,下不堪命。"见《晋书》卷64《会稽文孝王道子传》。

⑥ 《汉书》卷81《匡衡传》。

即"遐乳母所产也,一字七宝,遐养之为弟,因姓毛氏"。毛鸿显虽为乳母之子,却借由主人家的收养而位至散骑侍郎,封县侯,更因"劲悍多力,后随诸兄战斗,多先锋陷阵",而于文帝大统四年(538),任广州刺史。① 此外,《旧唐书》曾记载高固为叔父所卖,辗转成为浑瑊家奴,由于他"性敏惠,有膂力,善骑射,好读《左氏春秋》",因此大得主人宠爱。浑瑊不但将他养为己子,还以乳母之女妻之,并给他取名为固,"取《左氏传》高固之名也"。② 高固乃家奴而被主人养如己子,既娶乳母之女,一来可见乳母乃家中"婢之贵者耳",二来亦可见乳母子女皆可为主人家所用。

　　钱帛田宅的赏赐之外,汉唐之间的乳母也可能因帝王恩宠而受爵封,或乳子报义为之服丧。帝王爵封乳母似从东汉安帝始。安帝封乳母王圣为野王君、顺帝封乳母宋娥为山阳君、灵帝封乳母赵娆为平氏君、献帝则追号乳母吕贵为平氏君。③ 凡此爵赏,大多引起士人非议。而为乳母服丧,涉及"母"名的问题,从前引刘德和田琼的讨论,可知魏晋以降士人的意见纷歧。乳母出身微贱,却因乳养之功备受乳子恩遇。然而,钱帛田宅之类的赏赐再多,也不会改变乳母出身婢仆的事实。爵封与服丧等名号上的优待,却将乳母自婢仆的地位,于公提升到贵族的阶层、于私提升到"慈母"的位置。此种逾越阶级身份的情形,才是士人无法接受的理由;乳母的评价与形象,便因此越界现象而低落不良。

---

① 《北史》卷49《毛遐传》。
② 《旧唐书》卷152《高固传》。
③ 王圣封为野王君,见《后汉书》卷5《安帝纪》。宋娥封为山阳君,见《后汉书》卷61《左雄列传》。赵娆封为平氏君,见袁山松《后汉书》卷1《灵帝纪》。吕贵封为平氏君,见袁宏《后汉纪》卷28《献帝纪》。赵娆和吕贵封号相同,不知是否有误抑或有特殊原因。

2.乳母的评价与定位

汉魏六朝士人学者针对乳母问题而发的议论不少,但站在乳母立场,如陆凯批评孙皓未能善待乳母者,则绝无仅有。对于皇室与贵族之家多用乳母乳哺照顾新生儿,反对之声也不强烈,并且反对的重点也无关乳母本身的问题。目前所见仅三例。其一、东汉顺帝即位十余年而未有皇嗣,李固建议应"兼采微贱宜子之人,进御至尊,顺助天意。若有皇子,母自乳养,无委保妾医巫,以致飞燕之祸"。① 一方面认为皇帝为求子嗣,不必介意社会地位较低的女子,另一方面则主张生产之后,产母应亲自乳养,而非如汉宫旧制交由保傅巫医。其立论基础并非母乳对婴儿健康有益,而是担心有专宠嫔妃借机杀害皇子。

其二、刘宋明帝封征北公刘昶之子燮为晋熙王,却下诏数刘昶之母晋熙太妃谢氏之过,遣还本家。诏书中称"谢氏食则丰珍,衣则文丽,奉己之余,播覃群下;而诸孙纩不温体,食不充饥,付于姆奶之手,纵以任军之路"。② 乍看之下似乎以乳母育儿,是亏缺母职的表现,应当受罚。然而以上下文观之,谢氏遭到责备,或许并非因为雇请乳母,而在于宽待自己,酷遇子孙。③

其三、北魏孝明帝尚在襁褓中时,出入宫中,"左右乳母而已,不

① 《后汉书》卷 63《李固列传》。
② 《宋书》卷 72《晋熙王刘昶传》。刘昶于前废帝(465—472)时因被诬谋反而弃母妻北投鲜卑。明帝即位始得平反,号征北公。
③ 刘宋明帝实以打击妇女著名。史称明帝"尝宫内大集,而裸妇人观之,以为欢笑",因皇后"以扇障面"抗议而大怒。以妒忌之由赐死湖熟令袁慆之妻,又使近臣虞通之撰《妒妇记》。左光禄大夫江湛孙江敩当尚孝武帝女,宋明帝乃使人为敩作表让婚,抗议公主善妒。事见《宋书》卷 41《皇后传》。晋熙太妃谢氏是否果酷遇子孙,不得而知,但宋明帝显然以皇权介入诸侯之家,以其无为母之道而将之遣还本家。而将子孙付诸姆奶,虽然是汉魏六朝贵族家庭的常态,却也被视为"沉刻无亲"的一种表现。

令宫僚闻之",詹事丞杨昱因而谏曰:"(太子)进无二傅抚导之美,退阙群僚陪侍之式,非所谓示民轨仪,着君臣之义。"①前面"生子不举"章中曾提到,北魏朝廷为了避免外戚干政,嫔妃生子若立为皇嗣便赐死生母,导致后宫堕胎杀婴以求自保。而宣武帝频丧皇子,直到胡氏才平安生下孝明帝,因此严加保护,甚至乳母也不按旧制选自官婢,而是"取良家宜子者",皇太子更养于别宫,连嫡母(皇后)和生母(胡氏)都不能抚视。② 然而杨昱的批评,重点却不在乳母、生母之别,而在太子教育的问题,显然以乳母担任养育照顾之责并无不妥。

　　乳母与乳子关系密切,潜移默化在所难免,便经常因乳子行为不端而成为众矢之的。东汉和帝时,梁节王刘畅的乳母王礼自言能见鬼神,声称鬼神预言畅将来会成为天子。畅因此遭豫州刺史举奏不道,和帝不忍重罚,畅于是上疏辞谢,将自己的过失归咎于"生在深宫,长养傅母之手"。③ 前引刘宋明帝责备公主善妒,则形容"姆奶敢恃耆旧,唯赞妒忌,尼媪自倡多知,务检口舌",认为公主制夫严妒,是受了僧尼乳母等人的坏影响。④ 乳母出身微贱,与乳子的关系多为恩情,其影响策略便多采甘言悲辞,在士大夫眼中实与邪臣并列,连带地被视为天灾的罪魁祸首。西汉哀帝时李寻解释当时水出地动、日月失度、星辰乱行等灾异,便主张皇帝应"强志守度,勿听女谒邪臣之态",并且"诸保阿乳母甘言悲辞之托,断而勿听"。⑤《宋书·五行志》解释晋孝武帝太元十七年(392)秋旱至冬的天象时,亦以"丘尼乳母

①　《魏书》卷 58《杨昱列传》。
②　《魏书》卷 13《皇后列传》。
③　《后汉书》卷 50《梁节王畅列传》。
④　《宋书》卷 41《后妃传》。
⑤　《汉书》卷 75《李寻传》。前已言及,哀帝曾因发武库兵送董贤及乳母王阿舍而为毋将隆所谏。

亲党及婢仆之子,皆缘近习,临民领众"为人间祸患。①

其实,士人学者对乳母的批评,大多不在乳汁品质的良窳或乳养之时尽责与否,而是以乳母逾越阶级和性别的界限为主。② 东汉安帝封乳母王圣为野王君,顺帝封乳母宋娥为山阳君,皆引起朝臣争议。杨震反对王圣之封,上疏申述乳母地位的基础和限制:

> 阿母王圣出自贱微,得遭千载,奉养圣躬,虽有推燥居湿之勤,前后赏惠,过报劳苦,而无厌之心,不知纪极,外交属托,扰乱天下,损辱清朝,尘点日月。《书》诫牝鸡牡鸣,《诗》刺哲妇丧国……《易》曰:"无攸遂,在中馈。"言妇人不得与于政事也。宜速出阿母,令居外舍,断绝伯荣,莫使往来,令恩德两隆,上下俱美。③

对前引刘瑰以妻王圣女伯荣而获袭爵事,也加以批评:

> 臣闻高祖与群臣约非功臣不得封,故经制父死子继,兄亡弟及,以防篡也。伏见诏书封故朝阳侯刘护再从兄瑰袭护爵为侯,护同产弟威,今犹见在,臣闻天子专封封有功,诸侯专爵爵有德,今护无佗功行,但以配阿母女,一时之间,既位侍中,又至封侯,不稽旧制,不合经义。④

---

① 《宋书》卷31《五行志》。
② 汉魏六朝士人对乳母的批评集中在政治面而非医疗面,可能与史料性质有关。然而,以现存的医书资料来看,医者关心的重点在于如何选择乳母,而非鼓励产母亲自乳养。学者研究宋元以降的情形,也指出士人与医家大多对佣乳之事无严重异议,唯需注意"不可置乳母,以饥人之子",重点在于人道主义的社会面,而非血气营养等生物面。见熊秉真《传统中国的乳哺之道》,页132,及注37引《郑氏家范》。
③ 《后汉书》卷54《杨震列传》。
④ 《后汉书》卷54《杨震列传》。

左雄反对宋娥之封,则引王圣之事为历史见证,主张爵封乳母将导致灾异:

> 高皇帝约,非刘氏不王,非有功不侯。孝安皇帝封王圣、江京等,遂致地震之异。臣伏见诏书顾念阿母旧德宿恩,欲特加显赏。案《尚书》故事,无乳母爵邑之制,唯先帝时阿母王圣为野王君,圣造生谮贼废立之祸,生为天下所咀嚼,死为海内所欢快……今阿母躬蹈约俭,以身率下,群僚蒸庶,莫不向风,而与王圣并同爵号,惧违本操,失其常愿……乞如前议,岁以千万给奉阿母,内足以尽恩爱之欢,外可不为吏民所怪。①

雄上书后,适逢地震、山崩之异,便再谏言:

> 今封山阳君而京城复震,专政在阴,其灾尤大。臣前后瞽言封爵至重,王者可私人以财,不可以官,宜还阿母之封,以塞灾异。②

杨震、左雄皆以汉高祖非刘氏不王、非有功不封的传统立论。其实汉代妇人有封爵者,蔡邕《独断》曰:"汉异姓妇人以恩泽封者曰君,比长公主。"西汉景帝王皇后之母封平原君,武帝母王太后之前夫金氏之女封修成君。王莽时(9—22),崔骃之曾祖母师氏,能通经学百家之言,王莽赐号仪成夫人。东汉和帝邓后临朝,爵其太夫人为新野君,薨,赠长公主,谥曰敬君;梁冀妻孙寿,封襄城君,比长公主;梁商夫人阴氏薨,追号开封君。③仔细考察杨震、左雄之议论,可以发现其实有两个重点。第一、乳母出身微贱,不应接受封爵。据杨震之语,

---

① 《后汉书》卷61《左雄列传》。
② 《后汉书》卷61《左雄列传》。
③ 《通典》卷34《职官十六》。

王圣想必亦选自官婢。左雄则主张对乳母可以赐以私财,却不可授封爵号。第二、妇人不得干预政事。杨震明白言之,而左雄对宋娥名褒实贬,所防忌者,亦无非"专政在阴"。杨、左批评乳母之封,实因乳母采自官婢,出身微贱,且为私仆,而非公职,与宦官同列,为侧近之属。而东汉皇室乳母突破阶级与性别的双重界线,显然造成男性官僚的不悦。

乳保封爵之议,在东晋时复起。东晋成帝以保母周氏有阿保之劳,欲假其名号。虽然群臣皆已奉诏,唯独顾和上书反对。他的论点承袭杨震、左雄,以为"周保祐圣躬,不遗其勋,第舍供给拟于戚属,恩泽所加已为过隆"。主张第舍恩泽等财物的赏赐便已足够,"若假名号,记籍未见明比"。他并举汉灵帝封乳母赵娆为平氏君之例,认为"此末代之私恩,非先代之令典",不合典章,不足师法,而成帝亦未坚持。[①]

汉晋之时士人对乳母待遇的争议,除了爵赏,还有服丧。《仪礼》《丧服》称"为乳母服缌麻三月"。汉郑玄注《丧服》,释"乳母"为"养子者有他故,贱者代之慈己"。晋代服虔注济北王阿母之事时引郑玄的注,直接称乳母为"慈己者"。而唐代贾公彦疏则称"三母(即前引子师、慈母、保母)之内,慈母有疾病或死,则使此贱者代之养子,故云乳母也"。[②] 言下之意,郑玄所谓"养子者有他故"者,非指生母,而是父

---

① 《晋书》卷83《顾和传》。其实魏晋以降,亦多妇人封爵之例,如前引晋贾充之妻郭槐为宜城君。《通典》讨论后妃及内官命妇,称晋武帝封羊祜妻夏侯氏为万岁乡君,对郑冲、何曾,皆假夫人、世子印绶,如郡公侯比。又,"王导妻卒,赠金章紫绶。""虞潭母亦拜为武昌侯太夫人,加金章紫绶。""韦逞母宋氏,其父授以周官音义。逞仕苻坚为太常,乃就宋家立讲堂,置生员一百二十人,隔绛纱幔受业,号宋为宣文君。"唯刘宋时,鄱阳县侯孟怀玉上母檀氏拜国太夫人,有司虽奏许,但御史中丞袁豹以为妇人从夫之爵,怀玉父绰见任大司农,其妻不宜从子,奏免尚书右仆射刘柳、左丞徐羡之及郎何邵之官。以上引文皆见《通典》卷34《职官十六》。
② 为乳母服丧之经传注疏,并见《仪礼》卷33《丧服》。

命慈己之妾,若此慈母有故,复以婢慈己,才称乳母。① 之所以会有这一番迂回的解释,实因汉魏以降,乳母多为家中婢仆,出身低贱,引起士大夫质疑,认为其不配得母之名。

《丧服》说明为乳母服,乃"以名服也",马融释为"以其乳养于己,有母名也",汉《石渠礼议》所谓"报义之服"。晋代贺循亦主张:"为乳母缌三月,士与大夫皆同,不以尊卑降功服故也。"梁氏称乃因"服乳母缌者,谓母死莫养,亲取乳活之者,故服之报功"。② 由此看来,主张服缌者,重点多在"恩""功"与"义",而马融则以"乳养于己"认可"母"名。然而前引曹魏时的田琼和晋代的袁准则认为郑玄所谓贱者,非指婢仆。倘为婢仆,则不必为之服丧,将重点放在乳母的出身,显然并不以乳汁、抱养或教导等功劳或恩义作为拥有"母"名的要素。③

有趣的是,在鲜卑统治的北魏,爵封与服丧似乎都未曾引起争议。更有甚者,皇帝乳母被尊为太后,其家属亦以外戚之故屡受封赏。先是太武帝尊保母窦氏为惠太后;其后文成帝依其故事,因乳母常氏保护有功,兴安元年(452)即位时便尊之为皇太后,不但其异母兄赐爵、兄母封郡君,其同母弟则拜大将军、三个妹妹封县君,甚至妹夫也任刺史,至于已经过世的父祖则追赠官爵、改葬立庙,可说荣赏无限。之后在太安年间(455—459)又多次擢拔,扩及常氏的从兄和

---

① 《仪礼》卷 30《丧服》:"慈母如母",传曰:"慈母者何也? 妾之无子者,妾子之无母者,父命妾曰:'女以为子',命子曰:'女以为母'。若是,则生养之终其身如母,死则丧之三年。如母贵父之命也。"因此"慈母"的出身是妾而不是婢仆。

② 诸家对乳母服缌的讨论,见《通典》卷 92《礼五十二》"缌麻成人服三月"。

③ 传统中国父系家族中,一个女人的位置是以她和家父长的关系来决定的。乳母对乳子而言虽有母养之亲,但对家父长而言则仍属婢仆,因而其丧服礼制引起争议。相关讨论,见李贞德《女人的中国中古史——性别与汉唐之间的礼律研究》。

子弟,并于太安五年(459)诏以常太后母宋氏为辽西王太妃。①

　　太武帝保母窦氏、文成帝乳母常氏皆以连坐入宫,以官婢入选为乳保,并尊为皇太后,却未遭遇群臣反对。《魏书》称北魏自道武帝始,师法汉武帝立子杀母故事,"后宫产子将为储贰,其母皆赐死"。②窦氏在北魏皇太后制度建立的过程中,以曾经养育之恩的"皇帝之母"身份荣登宝座,常氏则在宫廷政争瞬息万变的环境中,于养恩之上再添保护之功。两人虽皆保母出身,却在"皇帝之母"出缺的空缺中脱颖而出。③ 而萧子显著《南齐书》却说"佛狸(太武帝)以乳母为太后,自此以来,太子立,辄诛其母"。④ 虽有意以尊乳母为太后的行为,凸显鲜卑胡虏义近禽兽、非我族类之情,但显然倒果为因,与北魏历史发展不符。⑤

　　汉魏六朝爵赏乳母的传统到唐代依然有迹可寻,不过官僚力谏亦不绝如缕。唐中宗初即位时(684),欲赐乳母之子五品官,为裴炎所固争。⑥ 唐哀帝时(904—907)欲赐封杨氏、王氏等三位"奶婆"为昭仪或郡夫人,为中书奏议,称:

---

① 《魏书》卷83《外戚列传》;《北史》卷80《外戚传》。
② 《魏书》卷13《皇后列传》。此"故事"的源起、发展与意义,见蔡幸娟《北魏立后立嗣故事与制度研究》。
③ 拓跋鲜卑原无皇后、皇太后之称,在学习汉制之初,仍可见草原游牧民族尊母遗俗,以继帝之母而非先帝之妻为皇太后,甚至因"皇帝之母"的神圣地位,形成二圣并尊的"母子共治"形态。窦、常二人正是因被太武帝和文成帝视为母亲,故而得享殊荣。讨论见郑雅如《汉制与胡风:重探北魏的"皇后"、"皇太后"制度》,特别是第三节"太武帝到文成帝时期:皇太后登场",页15—32。
④ 《南齐书》卷57《魏虏传》。
⑤ 学者细究北魏历代皇帝生母命运,推测"立子杀母"最初或为道武帝之个人行为,是在和北魏皇位继承制度产生联结后,才成为制度性的做法。见郑雅如《汉制与胡风:重探北魏的"皇后"、"皇太后"制度》,页15—32。
⑥ 《旧唐书》卷87《裴炎传》。

乳母古无封夫人赐内职之例，近代因循，殊乖典故。昔汉顺帝以乳母宋氏为山阳君，安帝乳母王氏曰野王君，当时朝议非之。今国祚中兴，礼宜求旧。臣等商量，杨氏望赐号安圣君，王氏曰福圣君，第二王氏曰康圣君。[①]

虽然号称"国祚中兴"，其实不过是唐亡之前数年而已，皇帝仍心系乳母，欲加爵赏，而群臣妥协的结果，以备受争议的汉制作结。

五、结　论

汉魏六朝皇室、贵族多用乳母乳哺新生婴儿。乳母出身，虽有平民良家之例，大多则为"婢之贵者"。以女婢担任乳母，在社会条件方面，必须有大量奴婢劳动人口，而雇佣劳动尚不发达；在医学观念上，则必须不忌讳乳母的族裔与阶级影响其性情与形貌。六朝医方担心乳母血气影响乳汁，进而左右新生儿的发展，但其重点不在出身，而在挑选温顺健康的妇女，然后严加督导，调节饮食，并且防其酒醉、行房。

不适任或与主人相处情况不佳的乳母，可能遭致严重惩罚，甚至处死。平民妇女担任皇室乳母，也可能因缺乏休假回家的机会，导致亲生儿女殇亡。然而，也有乳母因乳哺照护、经年相处而成为主人、乳子的亲信之人。不论皇室或贵族，对于亲信乳母大多赏赐有加，甚至言听计从，泽及乳母子女。而乳母的影响力也在这种乳子顾念恩情的气氛中发展，一方面成为攀龙附凤者的重要管道，另一方面也成为士大夫批评的对象。

以现存史料来看，汉唐之间的士人之所以反对乳母，并非因为乳

---

① 《旧唐书》卷 20《哀帝本纪》。

母来自低下阶层,血气乳汁有窳劣之虞,也非针对产母未能克尽母职;而是担心在宫廷政争中,将皇子皇孙交由乳母照顾,有安全上的顾虑。对乳母角色的批评,一般也非以乳母的乳养职务为焦点,而是环绕在乳母的待遇和影响力方面。史籍记载中,评价好的乳母被形容为对乳子和主人之家尽忠保护,兼具忠仆和慈母的角色;而评价差的乳母则被形容为逾越了她原本所属的阶级和性别界线。

乳子成年之后对乳母的赏赐,包括钱帛田舍等物资。这类待遇较少引起非议,究其原因,应当是基于赏赐毕竟是主人对待婢仆的方式,没有逾越阶级的分际。但若对乳母的待遇超过婢仆的身份,便可能引起争论。魏晋士人反对为乳母服丧,是因她出身卑贱,不配有"母"之名。至于东汉士大夫反对皇帝爵封乳母,则除了乳母出身卑贱之外,又包含了男性官僚对女性参与政治的嫌恶与恐惧,所谓"专政在阴"将引起山崩地震等灾异。

皇室乳母以官婢而受爵封,贵族乳母及其子女自婢仆而列登官家,所仰赖者,初则为女性的生理特质——健康的乳汁,继则为比拟于母亲的照顾之情。乳子之于乳母,生时"怜焉悲之"(汉武帝为大乳母),死则或"数为叹息"(顺帝为王男)、或"悲思啼泣"(贾充子黎民为其乳母)、或"追念号唅"(贾后为徐美人)。正由于乳子成年之后顾念旧恩,使得乳母得以展现出突破自身性别和阶级的侧近权力,而士人学者对此无不大加挞伐。

至于乳母之于乳子,虽不乏救命保护的故事,其中原因,却可能错综复杂。文献有时形容乳母对其乳子"爱至贯肠",极尽照顾之能事。然而若放在汉魏六朝宫廷和贵族政争的脉络中来看,乳子的祸福生死与乳母利害相关,乳母尽忠护卫,似乎不能以感情深厚一言以蔽之。当一个身为婢仆的女性,被选来喂养主人的子女时,一方面她

被迫出让自己的乳汁,减少或放弃对自己儿女的付出,必须战战兢
兢,避免犯错导致主人家新生儿的病变死亡;另一方面却也借此提升
自己在主人家众多婢仆中的地位,并使自己的儿女得以攀龙附凤。
由于历史从来不是由低下阶层的妇女所撰写、记录,究竟乳母的心思
意念如何,千古之下,我们也只能努力揣摩而难以确知了。

第六章　女性医疗者

一、前　言

　　本书《导论》章破题的故事中,高僧要求孕妇一人攀附在衡木上生产,不许任何人进入产房,是因为他认为妇女群聚助产,容易引起产妇惊恐,导致难产。然而从高僧的回忆,我们得知他实际的助产经验不多,而男性医者通常是在难产发生后才获邀入场协助,因此所见所闻恐有偏颇,对于助产女性的成见大概在所难免。从第三章《生产之道与女性经验》的讨论可知,女性不但是生育文化中的主力,也是最重要的助手。大足石刻对"抱腰"和"接生"栩栩如生的刻画,更显示医病互助的情形,提示了我们从女性的角度重新审视医疗照顾者的课题。

　　女性医疗照顾者的问题,涉及公私领域的性别分工,女性的职业营生,乃至医药知识的传递与运用,结合了女性生活史与医疗史的研究旨趣,是值得深究的问题。欧美史学界基于医学史和性别研究的

兴趣,对此主题已探讨有年。[①]　中国史方面,仅有的几篇专论则集中
在明清两代。Victoria Cass 利用沈榜的《宛署杂记》讨论明代北京礼
义房为皇室选择医婆、稳婆和乳母的情况,旁及京城其他职业女性医
疗照顾者;Charlotte Furth 则主张明代女医多因担负家学之世代传
承角色而受称扬,并为两性区隔之社会空间提供沟通交流的管道;梁
其姿除追溯"三姑六婆"一词的历史渊源外,也深入讨论明清两代稳
婆及女医的功能与社会地位,乃至官僚系统及家族教训对女医的控
制与规范。此外,衣若兰从明代世风与两性关系的脉络讨论"三姑六
婆"等职业女性的负面形象与实质作用,因而触及了女性在生育医疗
中的社会功能;而吴一立则在剖析明清妇科知识的流传过程时,介绍
了杭州郭氏及宁波宋氏医学家族中的女性。[②]

　　相形之下,唐代以前女性从事医疗活动的历史则颇乏人问津。[③]
此或由于现存中古资料远较近世以降来得稀少,但有限的资料却难

---

① 欧美各个时代相关论著不胜枚举,至于通论性的专书,早期如 B. Ehrenreich & D. English, *Witches, Midwives and Nurses: A History of Women Healers*;后来则有 Hilary Bourdillon, *Women as Healers: A History of Women and Medicine* 和 Jeannes Achterberg, *Woman as Healer: A Panoramic Survey of the Healing Activities of Women from Prehistoric Times to the Present*.

② 分别见 Victoria Cass, "Female Healers in the Ming and the Lodge of Ritual and Ceremony"; Charlotte Furth, *A Flourishing Yin*, Chapter 8 "In and Out of the Family: Ming Women as Healing Experts", pp. 266-300,在其中 Furth 详细介绍明代女医谭允贤的经历;梁其姿《前近代中国的女性医疗从业者》;衣若兰《三姑六婆——明代妇女与社会的探索》;Yi-li Wu, *Transmitted Secrets: The Doctors of the Lower Yangzi Region and Popular Gynecology in Late Imperial China*, pp. 38-40, 248-251. 以及之后的专书: Yi-li Wu, *Reproducing Women: Medicine, Metaphor and Childbirth in Late Imperial China*.

③ 中国大陆学者曾时新对鲍姑的研究,是唯一关于六朝女医的专文,其中所论却以鲍姑在唐代以后成仙显灵的故事为其大要,并未借以探讨六朝女性的医疗活动等相关问题。见曾时新《晋代女名医鲍姑》。

掩当时代女性医疗活动的多元风貌及其与明清两代的差异。更进一步言,资料之繁简实亦与研究者对医疗活动的界定有关。虽然学者或主张以医者族群归属来看,传统中国医学可以划分为上古巫医、中古道医、近世儒医等三个阶段,但一般仍以习谙医方、按脉诊疾、用药治病作为医者的主要形象。① 以此界定医疗活动,无怪上述讨论明清诸文大多以用药治病的女医生为其焦点。而唐代以前,女性提供医疗照顾,既不限于用药,亦未必具有医者之名。她们虽然在正统史传和医书中仅止于若隐若现,有时甚至遭到官僚和医者的打压或批评,却可能是古人日常生活中的重要医疗资源。

　　基于上述种种理由,本章将以正史、碑刻、医书、政书和宗教典籍等资料为主,探讨汉唐之间女性从事医疗活动的种种面向。先述生育文化中的女性医疗照顾者,次及女性治疗各种疾病,末论女性治疗者的背景、技术与特色等议题。讨论对象既不以用药者为限,亦未必有医者之名,而是尽量包括所有提供治疗的女性。要之,以了解中古女性生活的机会与困境,并为医疗史勾勒更完整的图像为宗旨。

表 5　现存史料所见汉唐之间的女性医疗者

姓名或称谓	时　代	地　域	年龄与婚嫁	医疗能力与从医原因	治疗对象与病症	效验与结局	备　注
义姁	汉武帝	河东人	中年？	以医幸王太后	武帝王太后疾病	王太后转告武帝以义姁之弟纵为官	
淳于衍	汉宣帝		已婚、夫赏为掖庭户卫	女医	后妃、产乳之疾等	以附子毒死许后	药杂治、诸医共侍疾

---

① 　如杜正胜《从眉寿到长生·方法篇》,"医家的族群和学术归类:医与巫、道、儒的关系",页 12—18。

续表

姓名或称谓	时代	地域	年龄与婚嫁	医疗能力与从医原因	治疗对象与病症	效验与结局	备注
木羽之母	汉	钜鹿南郊	有子	贫	主助产		
徐登	东汉末	闽	化女为男	巫	疾疫		
登女	魏明帝青龙三年	寿春	农民妻	天神所降	疮、消渴	或多愈者；明帝疾，饮水无验，杀之	
苏易	晋	庐陵郡	妇人		善看产、为牝虎接生	善看产、有名于乡里	
鲍姑	东晋	南海	葛洪妻、及笄卒	艾灸	赘疣		唐代资料，神仙故事
暨慧琰	南朝	吴兴余杭		女道士、施符	人有急疾	莫不立愈	
少女姓某	刘宋	西界	少女	神所降	索元疾病	索元戮之于市中；索元如所预言之期病亡	
行病帅	宋明帝	建康		女官	后妃疾病		
潘妪	宋明帝	新亭垒杜姥宅		善禁	为陈显达拔眼中箭镞	祝禁出箭镞	
女巫	南齐明帝	建康		巫觋	齐明帝疾	明帝崩，事寝	求白鱼以为药、以厌胜法治病
屠氏女	南齐	诸暨	不婚	山神驱使以巫道治病	乡人、中溪蜮之毒等	无不愈；家产日益，为山贼劫杀	县令言郡，太守不以闻

续表

姓名或称谓	时 代	地 域	年龄与婚嫁	医疗能力与从医原因	治疗对象与病症	效验与结局	备 注
圣姑	梁武帝	琅 琊、彭城	年二十许		求子、鞭创	往往有效;太守以为妖惑,鞭而失所在	
女巫	北魏孝文帝前	孔庙		巫觋	求子者	延兴二年(472)禁	
巫媪	北齐	宫中		巫	神武娄太后寝疾	娄太后死	以改姓名方式除疾
尚药	北周	宫中		女官	后妃疾病		
司医	隋文帝	宫中		女官	为后妃掌方药卜筮		采汉晋旧制
司药	隋炀帝	宫中		女官	为后妃掌医巫药		
隋炀帝后宫	隋炀帝	后宫		诸香药	令身面俱白		
司药、典药、掌药	唐代	长安宫中		宫官	为后妃掌方药		员额各二人,另女史四人
蔡尼	唐或之前			药:甲煎方	香膏		
河内太守魏夫人	唐或之前	河内	已婚	药:鳖甲圆	月水不通、不孕无子		
夏娅	唐或之前			药:杏仁方	风虚杂补		
齐州荣姥	唐或之前	齐州		药	疗肿		
赵婼	唐或之前			药	疗肿		

续表

姓名或称谓	时 代	地 域	年龄与婚嫁	医疗能力与从医原因	治疗对象与病症	效验与结局	备 注
韦慈氏	唐或之前			药	头风发落眼暗		
褚氏	唐代	益州	长史蔡淳妻	药:补益方	腰脚		

二、生育文化中的女性医疗者

女性从事医疗工作,担任照顾者的角色,最明显的莫过于和生育相关的场合。本书前几章探讨中国中古的生育文化,发现不论在求子、堕胎、分娩、或产后等各阶段,都可以看见女性担任医疗的工作,发挥照顾者的功能。以求子而言,不论南北皆有迹可寻。在南方,史载梁武帝(502—549)时,吴昂为琅琊(今山东临沂西)、彭城(今江苏徐州市)二郡太守,便曾见过一位如神似仙的"圣姑"。这名女子二十多岁,披头散发,身穿黄衣,既不修行,也不太吃东西,住在武窟山的石室中,偶尔喝点酒,吃一两颗鹅蛋。人家称她为"圣姑",向她求子往往有效,因此造访的人充满山谷。吴昂问她话,她也不答,鞭打她二十下,一转眼伤口就愈合了。吴昂认为她是妖惑,不过对求助的人来说,恐怕不以为然。①

在北方,《魏书》则记载北魏孝文帝整顿孔庙之前,孔庙遭女巫进驻,不但儒家的祠礼典章顿废,还有"杀生鼓舞,倡优媟狎"等淫进非

---

① 《南史》卷51《吴昂传》。古地今名,见谭其骧主编《中国历史地图集》。

礼之事。延兴二年(472)孝文帝下诏:"自今已后,有祭孔子庙,制用酒脯而已,不听妇女合杂,以祈非望之福。犯者以违制论。"①唐代封演解释当时状况,认为"妇人多于孔庙祈子,殊为亵慢,有露形登夫子之榻者"。② 说明诏书中女巫"淫进非礼、杀生鼓舞"而代求的"非望之福"正是为妇人治疗不孕之疾,排除无男之憾。

倘若怀孕却因疾病或事故而不欲生产,从前面《堕胎、绝育和生子不举》一章中的讨论可知,自汉以来不论宫中或民间,妇女都有取得堕胎药方的管道,只是难以掌握药效罢了。至于女性自己制作并贩售堕胎药,唐代以前的史料不见记载。《杂宝藏经》收录了一个生前贩卖堕胎药,以致死后到华报地狱受苦的鬼故事,但看不出他的性别。倒是宋代张杲的《医说》评论医者良窳,在"下胎果报"条中记载了京师一名白姓妇人,原本以卖堕胎药为生,忽然罹患脑痛,日增其肿,名医治疗也不见痊愈。久而久之,脑子溃烂,臭秽难闻,并且夜夜哀号,远近皆闻,终于要求家人将所储存的堕胎药方全数焚毁,并且告诫子弟不可继续流传。妇人的儿子提醒母亲:"我母因此起家,何弃之有?"母亲则回答:"我夜夜梦数百小儿咂我脑袋,所以疼痛叫唤,此皆我以毒药坏胎,获此果报。"说完就死了。③ 白姓妇人以"所蓄下胎方""起家""为生",自己合药贩售,显然为一专业药婆。尽管她的职业营生招致批判,但她具有本草药学的知识应当毋庸置疑。

另一方面,倘若孕期已满,坐草分娩,助产的重责大任则更非女

---

① 《魏书》卷 7 上《高祖纪》。以延兴时乃文明太后摄政看来,此整顿孔庙的诏书,当为文明的主意。

② 《封氏闻见记》卷 1"儒教"条。《日知录》卷 18"女巫"条亦引证此事。

③ 宋代药婆贩售堕胎药的果报问题,讨论见刘静贞《从损子坏胎的报应传说看宋代妇女的生育问题》。

性莫属。前章提及越王勾践为伐吴复国而鼓励生育以增加人口,曾经规定即将分娩的产家倘来报告,就派遣医者看守,以确保生产顺利。① 虽然《吴越春秋》的引文并未明确表示医者的性别,但以先秦女子为医、隶妾协助妇科检查看来,此处勾践派出的助产人士想必也以女性为主。(女子为医和隶妾体检等问题详见下节)汉代钜鹿南郊乡人木羽的母亲,也曾因为贫困而为人助产维生,显然为职业的女性医疗照顾者。② 晋代庐陵郡妇人苏易,则以善于助产闻名乡里,甚至有"牝虎当产,不得解,匍匐欲死,辄仰视。易悟之,乃为探出之",而生毕,"虎再三送肉于门内"的神奇故事。③ 隋代巢元方《诸病源候论》称此类女性为"看产人",④唐代王焘《外台秘要》则明言分娩时"聚居女妇辈",显示助产之任,女性不遑多让。而大足石刻表现临产受苦之状,助产的妇女一抱腰,一接生,劳动四体,合作无间的刻画,更是令人印象深刻。前面曾经提到,看产女性为了帮助产妇,"或有约髻者,或有力腹者,或有冷水潠面者"。⑤ 第三章《生产之道与女性经验》也提到,倘若分娩历时太久,则助产者除热敷按摩产妇的腹部、腿部之外,也可能以喷嚏、呕吐等方式刺激其腹部肌肉收缩,以利顺产。等到生产完毕,看产人便会"依法截脐,而以物系其带一头",等待胞衣自然排出。同时为新生儿拭口、洗浴、裹衣,医护工作不一而足。

　　一般平民妇女分娩,主要由看产人和女性亲友协助。宫廷中

---

① 《吴越春秋》卷 10《勾践伐吴外传》。
② 《太平御览》卷 361 引《列仙传》。
③ 《搜神记》卷 20《苏易》条。
④ 《病源论》卷 43《妇人难产病诸候》"产已死而子不出候"、卷 43《妇人难产病诸候》"胞衣不出候"。
⑤ 《外台秘要》卷 33。

后妃倘若在分娩前后生病,则不仅需要看产妇女,更需女医下药治病:

> 霍光夫人显欲贵其小女,道无从。明年,许皇后当娠,病。女医淳于衍者,霍氏所爱,尝入宫侍皇后疾。衍夫赏为掖庭户卫,谓衍"可过辞霍夫人行,为我求安池监。"衍如言报显。显因生心,辟左右,字谓衍:"少夫幸报我以事,我亦欲报少夫,可乎?"衍曰:"夫人所言,何等不可者!"显曰:"将军素爱小女成君,欲奇贵之,愿以累少夫。"衍曰:"何谓邪?"显曰:"妇人免乳大故,十死一生。今皇后当免身,可因投毒药去也,成君即得为皇后矣。如蒙力事成,富贵与少夫共之。"衍曰:"药杂治,当先尝,安可?"显曰:"在少夫为之耳。将军领天下,谁敢言者?缓急相护,但恐少夫无意耳!"衍良久曰:"愿尽力。"即捣附子,赍入长定宫。皇后免身后,衍取附子并合大医大丸以饮皇后。有顷曰:"我头岑岑也,药中得无有毒?"对曰:"无有。"遂加烦懑,崩。衍出,过见显,相劳问,亦未敢重谢衍。后人有上书告诸医侍疾无状者,皆收系诏狱,劾不道。显恐急,即以状具语光,因曰:"既失计为之,无令吏急衍!"光惊鄂,默然不应。其后奏上,署衍勿论。①

汉宣帝许皇后临产患病,女医淳于衍受召入宫。临行之前,丈夫为求升官,要她特别去向霍光的夫人辞行。霍显见淳于衍有求于己,便威胁利诱,要她助一臂之力,将女儿成君推上皇后宝座。淳于衍无可奈何,在许皇后产后服用的调理药丸中加入附子,毒杀皇后,原本应召入宫救疾的女医生,竟成了后宫权力斗争的帮凶。淳于衍,《汉

---

① 《汉书》卷 97 上《孝宣许皇后传》。《西京杂记》卷 1 则载霍显为此事以大礼回报淳于衍,但衍仍埋怨犒赏不足。

书》或称之为女医、女侍医、或称之为乳医,颜师古注曰"视产乳之疾者"。① 既然之前也曾入宫诊治皇后,职务应当不限于视产乳之疾,也非后妃分娩时才入宫,很可能负责所有与妇科相关的疾病。此外,由"药杂治,当先尝""诸医侍疾无状"等语观之,宫中为后妃看病的女性医者又不止一人。史载汉成帝元延二年(前 11)许美人怀孕,十一月生产,成帝便曾经派遣使者护送"乳翳"和药丸到许美人的处所。"乳翳",在解光奏劾赵飞燕姊妹的上书中称为"乳医",为宫中专业看产女性再添一例。②

在汉代,以医得幸于皇室的女性,也不只淳于衍一人。武帝之母王太后便曾因宠信女医义姁而推荐其弟义纵为官:

> 义纵者,河东人也。为少年时,尝与张次公俱攻剽为群盗。纵有姊姁,以医幸王太后。王太后问:"有子兄弟为官者乎?"姊曰:"有弟无行,不可。"太后乃告上,拜义姁弟纵为中郎,补上党郡中令。③

义姁的医疗长才为何,史书并未明言。但她"以医幸王太后",可能仍是妇科方面的女医。太后问她儿子和兄弟之中是否有人做官,以汉代女性婚龄在十三到十九岁之间计算,有子可以为官的妇人,大概也有三四十岁,如此看来,义姁的年龄应当不会太小。④ 她虽宣称自己

---

① 诸医之名,见《汉书》卷 8《宣帝纪》;颜师古注,见《汉书》卷 68《霍光金日磾传》。既然宫闱门禁森严,照顾皇后的女医生不止一人,淳于衍究竟如何将附子挟带入宫,又如何趁人不备混入药中,令人好奇。比较完整的推测,见李建民《女医杀人——西汉许平君皇后谋杀案新考证》,页 103—124。
② 《汉书》卷 97 下《孝成赵皇后传》。解光"奏劾赵皇后姊娣"书,见《全汉文》卷 56,页 428。
③ 《史记》卷 122《酷吏列传》。其事亦见《汉书》卷 90《酷吏传》。
④ 汉代婚育年龄,见刘增贵《汉代婚姻制度》,页 48。

的弟弟品行不佳,不过仍向太后回报,而太后也转告武帝,以至于义纵大受重用,成了武帝一朝的酷吏。

宫廷之中女眷云集,后妃生产或患病,势必需要女性担任医护工作。汉代后宫有"暴室"专门留置生病或犯罪的嫔妃,暴室丞由宦者担任,是否有女性专事医疗照顾,则难确知。① 魏晋宫中女官设置情况,史传记载阙如;②但刘宋明帝(465—472)对后宫特别在意,依照外朝百官的规制,设置内职,其中官品第六有"行病帅",或即专任医护嫔妃之责。③ 北周中宫则有"六尚":尚食、尚药、尚衣、尚舍、尚乘、尚辇等六局,可见女官有专司药者。④ 史称隋文帝开皇二年(582):"采汉、晋旧仪,置六尚、六司、六典,递相统摄,以掌宫掖之政。"六尚中之"尚食",便包括"司医三人,掌方药卜筮"。炀帝时又增置女官,"准尚书省,以六局管二十四司",其中尚食局之下亦有"司药,掌医巫药"。⑤ 虽然汉晋女官掌尚医药不见于记载,但以隋文帝"采汉、晋旧仪"之说,汉晋宫中或有先例? 至于唐代,后宫女官掌药人员更形增加,尚

---

① 《汉官仪》卷上和《后汉书》卷 26《百官志》皆称:"暴室丞主中妇人疾病者,就此室治;其皇后、贵人有罪,亦就此室。"则暴室并不只是留置宫中病妇,也是治疗的场所,而暴室丞由宦者担任,但未知医疗照顾之责皆由宦者负担,抑或另有女性参与其中。李建民《汉魏"暴室"考略》则以为"后宫妇人疾病有女医、女侍医、乳医主治,暴室丞所司医疗之职疑非常规"。

② 《晋书》卷 106《石季龙载记》载石季龙起灵风台久殿,内置女官十有八等,似皆与女医无涉。《魏书》卷 13《皇后列传》载北魏自孝文帝始置女官,但皆未明言与医药相涉者。然以隋代尚食局下有司药看来,北魏"女飧""女食"等官未知是否亦掌管宫中妇人医药之事? 史传唯阙汉晋女官制度记载,以及北朝女官制度的发展与演变,讨论见蔡幸娟《北朝女主政治与内廷职官制度研究》,页 341—384,"北朝内廷职官制度考察总论"及"北朝女官制度之发展与演变"两节。

③ 《宋书》卷 41《后妃传》。

④ 《隋书》卷 11《礼仪志》。新校本附注六尚释名,虽未言其出处,考《通典》卷 26,页 742,可知六尚释名乃依隋代殿中监丞之制。

⑤ 《隋书》卷 36《后妃列传》。

食局下包括"司药二人、典药二人、掌药二人、女史四人",由女性担任后宫医疗照顾的角色,不但有迹可寻并且一脉相承。①

从以上的事例可以看出,在生育文化中,不论以草药或仪式代人求孕的女性巫者、协助分娩的看产女辈、护理产后嫔妃的女侍医、甚至提供堕胎药方的妇人,对于前来求助之人,其实都扮演着医疗照顾者的角色。临时入宫或常驻宫中侍疾的女医和司药,其职务应不仅生育照顾,亦包括一般妇科及其他各种疾病。妇产专科并非汉唐之间女性医疗者唯一所长,她们留名青史的人数虽然不多,所治之病却不一而足。以下便分别讨论之。

三、女性治疗各种疾病

女性从事医疗工作,自古即然。云梦睡虎地秦墓竹简甲种《日书》有"壬寅生子,不女为医,女子为也"等文字,注释参乙种《日书》中"壬寅生,不吉,女子为医"之语,认为"不"字之后应当有一个"吉"字,而"女为医"则是一个词。②《日书》中又多有某日生子,"女为贾"、"女为巫"或"女为盗"等语③,可见成为医生就和成为商贾或巫祝类似,是当时女子所从事的众多活动或甚至行业之一。

汉唐之间不少女性具备医疗能力。唐高宗永徽四年(653)曾有令曰:"道士、女冠、僧尼等,不得为人疗疾及卜相。"④可见在此之前,

---

① 《旧唐书》卷44《职官志》"宫官"。
② 见睡虎地秦墓竹简整理小组编《睡虎地秦墓竹简》,页204—205。乙种《日书》引文,见《睡虎地秦墓竹简》,页253。
③ 为贾,如《睡虎地秦墓竹简》,页202;为巫,如页199、237、252;为盗,如页185等。
④ 《唐会要》卷50《杂记》。

女冠尼师可以为人治病。僧道以治疗众人疾病来彰显特异才能并且借机传教，学者认为这类记载可以透视当时人的宗教心态。① 然而虽说释氏流教"假糅医术、托以卜数"（刘宋周朗语），高僧借医疗传教，却似乎以西来诸人为主，如安世高、求那跋陀罗、佛图澄等，中土和尚则未必如此。② 慧皎（497—554）《高僧传》中《于法开传》称其"祖述耆婆，妙通医法"，所传授的显然是印度医学，同传又记载有人问他："法师高明刚简，何以医术经怀"，似乎曾遭质疑高僧行医的正当性。至于女尼行医，则更一例难求。唐令显示尼师确实为人治病，然而以梁代宝唱所撰《比丘尼传》为例，其中虽不乏女尼慈悲的故事，如慧木尼，"母老病，口中无齿，木嚼脯饴母"，以至于一直不敢受具足戒；或如法盛尼照顾河内司马之妻山氏，历经三年，耗尽积蓄，到了"赡待医药皆资乞告"的地步，但其形象主要仍在照顾，而非医疗。③ 尼师为人治病似乎不是宝唱宣教的样板或见证。

道教与中国医疗传统的密切关系，学者论述已相当丰富。④ 男性高道如葛洪、陶弘景等固以熟谙医药闻名，在中国医学史上地位显著，汉唐之间修道之人识药行医者亦不一而足。女性道徒服食炼丹，识药似为必然。唐令亦显示女冠确实为人治病。杜光庭（850—933）《墉城集仙录》记载东晋天师道女祭酒魏华存，幼即好道，"常服胡麻

① 《高僧传》和《神仙传》中医疗行为所代表的宗教心态，讨论见蒲慕州《神仙与高僧——魏晋南北朝宗教心态试探》。
② 《高僧传》卷1《译经上》，卷3《译经下》，卷9《神异上》，分别记载安世高、求那跋陀罗、佛图澄等人治病能力与事迹。
③ 慧木尼，见《比丘尼传》卷2。法盛尼，见《比丘尼传》卷2。
④ 中古僧道合流的说法，除指道徒与医者在身份上的重叠之外，亦指战国以来道家"气论"渗入传统中国医学理论之中。学者已多论述，早期如陈寅恪《天师道与滨海地域之关系》；晚近则见林富士《疾病终结者——中国早期的道教医学》。

散、茯苓丸",修仙过程中又多次获神仙传授散丸诸方,或为"去疾除病",如"甘草谷仙方",或为升仙,如"迁神白骑神散""石精金光化形灵丸"等,可谓女性修道与医药知识交涉之重要代表。然而,道教传记中女性为人疗疾者,似多为神仙。如女仙麻姑"以一符传授蔡经邻人陈尉,能檄召鬼魔,救人治疾"。[1] 而六朝鲍姑则在唐代以后以女仙形象屡救人疾(见下鲍姑的讨论)。女仙传记之外,六朝道教经典如《真诰》中亦录女仙授药事例多则,或如紫薇夫人教授服术养生之法;或如昭灵李夫人出用按摩耳鼻之法;或如沧浪云林宫右英王夫人教以按摩与祝法配合,以保无疾;或如中候夫人以针灸救手疾等。[2] 道教既有炼丹传统,女性修行者又有女仙作为模范,女道行医当颇普遍,可惜目前史籍所存之例不多。《道学传》曾录南朝暨慧琰施符治病一例:

> 暨慧琰,吴兴余杭人也。幼出家为比丘尼。后舍尼为女道士。遂入居天目山。断谷服食。人有疾急,施一符,莫不立愈也。[3]

相较之下,女巫从事医疗的故事却历汉魏六朝而不衰,并且非仅专门从事妇科方面的工作。除前引南朝圣姑和北魏女巫为人求子之外,少数见诸史籍的女性巫祝,或疗疾疫,或拔箭镞,或治消渴、疮伤、溪蜮之毒,治病能力不只一端,疗疾之法不仅用草药,其

---

① 魏华存故事,见《太平广记》卷 58《女仙传》引《集仙录》。麻姑故事,见《墉城集仙录》卷 4。《墉城集仙录》的各种版本异同及其意义,见杨莉《〈墉城集仙录〉版本之考证与辑佚》,页 301—328。

② 分见陶弘景《真诰》卷 6;卷 9;卷 10。诸位女性仙真在道教中的地位,讨论见陈国符《道藏源流考》《三洞四辅经之渊源及传授》,页 33—34。

③ 陈国符《道藏源流考》,页 486—487 辑南朝陈马枢之《道学传》卷 20"暨慧琰"条。

病人也不限于女性。

东汉末闽中人徐登,据说本是女子,化形变为男人,精通巫术,和操越方的东阳人赵炳相遇时,正好遭逢兵乱,疾疫大起,两人便相约共同以医术治病。① 徐登能以巫术治疗疾疫,显然原来即为女性巫医。虽然他与赵炳各表演了一段特异功能(登禁溪水,炳禁枯树),但他治病的方式却不得而知。曹魏明帝青龙三年(235),则有寿春农民之妻,自称是天神派来保卫皇室,号为"登女",教人饮水治病,或者洗涤疮口,据说痊愈之人众多。魏明帝不但为她在后宫立馆,下诏称扬,并且还曾将此具特殊功效的水赐给臣子卞兰。卞兰当时为消渴症所苦,明帝派人送水给他,他却不肯饮用,宣称治病应当以方药,怎可相信巫女之水!史载明帝闻言,脸色大变,而卞兰坚持不服,最后消渴症益发严重,以至于死。不过,数年之后,明帝患病,饮水无效,终究还是杀了这名已婚的巫女。②

女巫不被相信而招来杀身之祸的例子不一而足。刘宋时期《幽明录》记载索元在历阳生病而死之事即为一例:

> (索)元在历阳,疾病,西界一年少女子姓某,自言为神所降,来与元相闻,许为治护。元性刚直,以为妖惑,收以付狱,戮之于市中,女临死曰:"却后十七日,当令索元知其罪。"如期,元果亡。③

---

① 《后汉书》卷 82 下《方术列传》。

② 寿春民妻故事,见《三国志》卷 3《明帝纪》。卞兰之事,见《三国志》卷 5《后妃传》引《魏略》。此故事有下文,由于卞兰曾数切谏,因而当时人或谓帝面折之而兰自杀。《魏略》故特录兰不采巫女水方之事说明原委。

③ 徐震堮《世说新语校笺·伤逝》,页 354 刘孝标注引;亦见余嘉锡《世说新语笺疏》卷 17,页 646。

　　刘义庆记载索元最终亡故,似乎在为此女巫作见证。但显然个性刚直或信医不信巫的官员,如索元、卞兰等则不相信。[1]　然而也有尽信道术巫觋,言听计从如南齐明帝者:

> 初有疾,无辍听览,群臣莫知。及疾笃,敕台省府署文簿求白鱼以为药,外始知之。身衣绛衣,服饰皆赤,以为厌胜。巫觋云"后湖水头经过宫内,致帝有疾"。帝乃自至太官行水沟,左右启"太官无此水则不立"。决意塞之,欲南引淮流,会崩,事寝。[2]

或中外伤箭镞不出,靠善禁之姬为其拔出:

> (陈)显达出杜姥宅,大战破贼。矢中左眼,拔箭而镞不出,地黄村潘姬善禁,先以钉钉柱,姬禹步作气,钉即时出,乃禁显达目中镞出之。[3]

　　齐明帝生病却持续临朝,直到病情严重,才企图透过厌胜之术治疗。他听信巫觋的诊断,认为是通过宫中的湖水造成,因此决意堵塞引流,即使令太官无水可用也在所不惜。所幸尚未动工便驾崩了,因而作罢。而同时代的陈显达,则是在战争中被箭矢射中左眼,箭头拿不出来,最终靠着一名精通禁咒之术的老妇人作法拔出。尽管南齐君臣都有依赖女巫诊病治疗的事例,但一般官民对女性巫医的态度多变、褒贬不一,却也有迹可寻:

> 诸暨东洿里屠氏女,父失明,母痼疾,亲戚相弃,乡里不容。女移父母远住苎罗,昼樵采,夜纺绩,以供养。父母俱卒,亲营殡

---

① 关于此故事中索元的背景及女巫"为神所降"的意义,讨论见林富士《中国六朝时期的巫觋与医疗》。

② 《南史》卷 5《齐本纪》。

③ 《南齐书》卷 26《陈显达传》。

葬,负土成坟。忽闻空中有声云:"汝至性可重,山神欲相驱使。汝可为人治病,必得大富。"女谓是妖魅,弗敢从,遂得病。积时,邻舍人有中溪蜮毒者,女试治之,自觉病便差,遂以巫道为人治疾,无不愈。家产日益,乡里多欲娶之,以无兄弟,誓守坟墓不肯嫁,为山贼劫杀。县令于琳之具言郡,太守王敬则不以闻。①

屠氏女父失明、母痼疾,昼夜劳动以资供养,是孝女照顾双亲的典型故事。她在孤贫交困、乡里不容的处境中,得到山神的启示,赋予治病的能力,却因逃离而得病,必须在让自己成为一名医疗者的过程中才能痊愈,则又是一个标准的成巫故事。虽然她在以医维生并致富之后,引起乡里之人的觊觎求婚,遭害之后也得到县令的同情上报,但太守王敬则却不愿予以表扬。王敬则出身巫者之家,他的母亲也是一名女巫,不过他后来改信道教,学者怀疑他之所以不肯上报褒扬屠氏女的事迹,可能是为了和原来的信仰划清界限。②

在北朝,女巫也出入宫廷、参与医疗,北齐宫中便以巫媪照顾生病的后妃。史载武成帝大宁二年(562)春,神武娄太后生病危笃时,衣忽自举,于是信用巫媪建议,改姓石氏。③《旧唐书》中亦不乏病家召巫视病之例,如武德元年(618)薛举大破李世民之军,唐兵死者十有五六,正欲乘胜攻取长安,却突然生病,于是召巫诊治,巫称乃唐兵为祟,薛举听了甚不痛快,不久便死了。又如唐代名将李勣患病,只

① 《南齐书》卷55《孝义传》。

② 林富士对屠氏女的故事及其中所呈现的"成巫"仪式有很详尽的讨论,见其《中国六朝时期的巫觋与医疗》事例12。王敬则的背景,见《南齐书》卷26《王敬则传》。关于其信仰态度之讨论,见 Fu-shih Lin, *Chinese Shamanism in the Chiang-nan Area During the Six Dynasties Period*, p. 46.

③ 《北齐书》卷9《神武娄后传》。神武娄后虽用巫媪之言改姓,却仍在当年四月间过世。讨论见林富士《中国六朝时期的巫觋与医疗》。

肯服用高宗皇帝和皇太子送来的药,至于家中召唤医巫来诊,则皆不许入门。又如开元二十五年(737)太子李瑛等兄弟三人因武惠妃构陷而遭废并且赐死,同年,武惠妃几度看见三人为祟,因恐怖而成疾,虽然召唤巫者祈祷了一个月,仍然不瘳而殂。又如唐德宗(780—805在位)时平章事李抱真患病,经巫祝诊断,建议应降爵才能瘳愈,抱真于是请求降官,改授检校左仆射等等。① 六朝隋唐巫觋诊病疗疾,类此之例甚多,虽然文献并未明言巫之性别,但以前述诸例观之,女巫应不至于缺席。

汉唐之间女性疗疾,除以符咒和巫术为之,亦颇有用药者。东汉李穆姜照顾患病之继子,史称其亲自调理药膳;晋代陈寿染疾,则由婢女制作丸药②,显示民间妇女或有识药之人。而前引汉代宫中女医淳于衍捣药侍疾,则说明女性医者用药治病,与男性医者并无不同。唐初名医孙思邈《千金方》所收药方无算,其中出自女性之手者,不一而足。如《妇人方》中以鳖甲圆治月水不通、不孕无子者,乃"河内太守魏夫人方";如《胆腑》方中以杏仁调羊脂疗风虚杂补,使人百日之内肥白,具变容之效者,乃"夏娅杏仁方";《疔肿痈疽》方中以白姜石、牡蛎、枸杞根皮、钟乳、白石英、桔梗等合药治各类疔肿者,乃"齐州荣姥方";以姜石、牡蛎、枸杞根皮、茯苓等合药治疔肿者,乃"赵娆方"。③王焘《外台秘要》亦收六朝隋唐女性提供之药方多则,如"韦慈氏"以蔓荆实等十一味煎膏,疗头风发落并眼暗诸疾;"益州长史蔡淳妻褚

---

① 唐代诸例,分见《旧唐书》卷55《薛举传》;卷67《李勣传》;卷107《庶人瑛传》;卷13《德宗本纪》。

② 李穆姜故事,见《后汉书》卷84《列女传》。陈寿婢女之事,见《晋书》卷82《陈寿传》。

③ 诸方,见《千金方》卷4《妇人方》"月水不通第二";卷12《胆腑》"风虚杂补酒煎第五";卷22《疔肿痈疽》《疔肿痈疽》。

氏"所上补益方，以苁蓉、桂心、菟丝子、干漆、蛇床子、生地黄等六味蜜和丸以酒饮。褚氏并作见证云："奴年七十六，患腰脚，服之即差，颜色如三十时。"①此外，《医心方》收"隋炀帝后宫诸香药"，以令身面俱白；《近效方》收"则天大圣皇后炼益母草留颜方"，烧五月五日所取暴干之益母草制药，用以美白护肤等；②其效用虽主修容健美，但识药用药的能力则为一。

汉唐之间的女性担任医疗照顾工作者断不止于以上诸人。然从上述诸例中，已不难发现其治病对象多元而医术来源多方。女性为人疗疾，或以巫祝祷解、或赖符咒方药。她们的医疗方式、诊病对象、遭受待遇未必相同。这些实质上的医疗照顾者，或透过神秘启示而获得治病能力、或因性别分工而累积医疗经验、或因与男性医者分庭抗礼而引起侧目。以下便就其技术来源、特色等问题试述论之。

四、女性医疗者的身份、技术及其特色

女性为人治病，或以巫祝符文、或赖物理治疗、或施医药。先说巫祝。其中潘妪以禁祝感应出陈显达目中镞、南齐宫中女巫以厌胜之法治明帝疾、北魏孔庙中女巫杀生鼓舞代人祈子、北齐宫中女巫期以改姓救娄后病，史传皆未明言其治疗能力之来源。徐登能治疾疫，化女为男不知是否为获得医术的必要过程？武窟山石室之圣姑除就求子有效之外，显有神力能治创伤，但史籍仅称其"无所修行，唯不甚食""时饮少酒，鹅卵一两枚"，亦未提及其医术之所从来。

---

① 韦慈氏方，见《外台秘要》卷 32《头发秃落方》引《近效》。同页另有"刘尚书方"亦疗发落头秃，显为一男性所提供。褚氏方，见《外台秘要》卷 17《虚劳补益方》引《文仲》。

② 分见《医心方》卷 26《美色方》引，以及《外台秘要》卷 32《令面色白方》引《近效》。

　　史书明载经由神启而获得医疗能力的女性,包括曹魏明帝时以水治病的登女(自称为天神所下),索元骏于历阳市中的少女(自言为神所降),以及诸暨孤女屠氏(山神驱使,以巫道为人治疾)。历阳少女、屠氏孤女和圣姑未婚;圣姑二十余岁,潘妪、巫媪,以其称谓观之,或过中年;以水洗疮之登女行巫医时已嫁为人妇。如此看来,各种年龄和婚嫁状况的女性似皆有机会接受神启成为巫医。其中历阳少女"为神所降",寿春农民妻"为神所下",可能是透过鬼神附体的方式治病。屠氏孤女因山神驱使而由山神赋予其治病能力,其习医经历则被学者视为典型的成巫过程。①

　　女性施符疗疾,以上所引虽仅暨慧琰一例,但或为部分道徒所习用。道徒治病兼采巫祝祷解符咒,与医家针药多种,自汉已然。② 高道葛洪、陶弘景等固以擅医药闻名,东晋时则有道士李脱,以鬼道为人疗病③,而刘宋时羊欣,史称其素好黄老,常手自书章,有病不服药,饮符水而已,同时兼善医术,曾撰《药方》十卷。④ 由此推测,六朝女冠施符治病,当不止暨慧琰而已。此外,前章曾经提及,汉唐之间助产医方有不少也包括符咒文字,用以配合汤药增强救治之效。协助坐草既以女性为主,看产人或亦有施符相佑者。古人分娩有如就死,故而看产故事偶尔涉及神迹,从仙人木羽之母乃产婆,而苏易蒙牝虎信赖可见一斑。但施符神助似乎不是女性看产的主要能力,抱腰力腹等经验老练之物理治疗,加上汤药,才是助产常用之法。

---

① 　六朝巫觋的疾病观与治疗法,例如"为神所降"的意义等,见林富士《中国六朝时期的巫觋与医疗》。
② 　道教兼采众家治病之法及其本身特色,讨论见林富士《试论〈太平经〉的疾病观念》。
③ 　《晋书》卷 58《周札传》。
④ 　《宋书》卷 62《羊欣传》。

汉唐之间礼教不严,女性患病未必仅求助于女医,妇女自往男医师处就诊,似乎也不忌讳。汉代名医淳于意就曾为济北王的侍女、乳母、贵婢看病,也曾诊治临菑氾里的女子薄吾。晋王叔和《脉经》讨论妇人疾病时,常称"有一妇人来诊",显然是妇女自行前往就医。宫廷之中男医诊治后妃之例也不一而足,如徐文伯为刘宋孝武帝路太后以水剂消石、为宋明帝宫人治疗发症,许胤宗为南朝陈柳太后诊风病,徐之才为北齐武明皇后治病。前章也曾提及北魏徐謇和王显共同为皇后诊脉,判断怀孕之事等等。① 尤其因病笃急有求于名医时,则更无性别顾忌。②

然而,男医者与女病人仍有不便之处。如西汉黥布的宠姬患病,请求就医治疗,并且数度前往医家看诊,而住在医家对门的中大夫贲赫也到医家饮酒,此事后来便惹了祸端:黥布怀疑贲赫与姬相奸,贲赫为避免遭祸而控告黥布谋反。从就医社交酿成政治事件。③ 另外,《宋书》记载范阳人祖翻有医术,姿貌又美,王妃殷氏有疾,祖翻入宫视脉,两情相悦,遂相通好。结果事迹败露,祖翻不但遭遣返,还被赐死。④ 类此之例,难免困扰,尤其若涉及产科诊断需赖探摸等身体接触时,则男性医者恐怕大多回避。东汉华佗诊视李将军妻甘陵相夫人之死胎,皆曾"使人探之"或"使人手摸知所在",显然男医生并不亲

① 以上诸例,分见《史记》卷105《扁鹊仓公列传》;《脉经》卷9《平妊娠胎动血分水分吐下腹痛证第二》;《南史》卷32《徐文伯传》;《旧唐书》卷191《许胤宗传》;《魏书》卷91《王显传》;《北齐书》卷33《徐之才传》。
② 如马嗣明在辽阳山中,"数处见榜,云有人家女病,若有能至差者,购钱十万。诸名医多寻榜至。问病状。不敢下手。唯嗣明独治之"。见《北齐书》卷49《马嗣明传》。
③ 《史记》卷91《黥布列传》。
④ 《宋书》卷72《始安王休仁传》。

自探摸检视女病人身体，代而行之的，或许仍是女性。① 观诸前引隋唐医方中对生产过程的描述，女性助产者或抱腰持捉、或力腹按摩、或以冷水洗面、或依法截脐，在在显示身体接触和下手操作是女性从事医疗照顾的特色。

以身体接触为主的医疗特色，在女医检视女病人的妇产专科中最为明显。汉唐之间产婆是否有职业训练，殊难确定。昙峦形容生产时女辈群聚，助产可能是女性由累积生活经验而来的专业能力。女性或自己生产、或协助看产而获致妇产专科知识，汉唐之间虽无事例，秦时公案却可佐证。《睡虎地秦墓竹简·封诊式》曾载"出子"一案，说明两女相殴，一女流产后告官，官府的处理程序：

> 爰书：某里士五（伍）妻甲告曰："甲怀子六月矣，白昼与同里大女子丙斗，甲与丙相捽，丙偾僇甲。里人公士丁救，别丙、甲。甲到室即病复（腹）痛，自宵子变出。今甲襄把子来诣自告，告丙。"即令令史某往执丙。即诊婴儿男女、生发及保之状。有（又）令隶妾数字者，诊甲前血出及痛状。有（又）讯甲室人甲到室居处及复（腹）痛子出状。丞乙爰书：令令史某、隶臣某诊甲所诣子，已前以布巾裹，如衄（衃）血状，大如手，不可智（知）子。即置盘水中摇（摇）之，音（衃）血子殹（也）。其头、身、臂、手指、股以下到足、足指类人，而不可智（知）目、耳、鼻、男女。出水中有（又）音（衃）血状。其一式曰：令隶妾数字者某某诊甲，皆言甲前旁有干血，今尚血出而少，非朔事殹（也）。某赏（尝）怀子而变，

其前及血出如甲□。①

甲丙相殴而甲流产,甲包裹着胎儿到官府控告丙,官府派令史、隶臣检查胎儿,并派遣曾有多次生育经验的隶妾诊视甲的阴部,观察其出血及受伤情况。既言"数字者某某诊甲,皆言甲前旁有干血",则负责验身之隶妾应当不止一人。其所赖以判断的患部观察和身体接触皆为女性医者的特色,而其所依据之女性身体经验,则包括生育(数字者),月事(非朔事也)和流产(某尝怀子而变),可见女性产育照顾者由经验累积医术之一斑。

不过,经验可能不是女性获得医疗技术的唯一来源,而女性以下手操作为其特色,也可能不是情势使然,而是刻意为之的结果。前已言及,六朝以来宫中女性司医掌药,不乏其人。然而过去研究这些后宫女医的人选来源、培训与检定,苦无史料,只能借重日本转录的文献,如平安朝政书《政事要略》集录同时代日本的医疾令,在大量采用唐代医疗教育和考课制度的文献中,透露了以下的规定:

> 女医取官户婢,年十五以上、廿五以下,性识慧了者卅人,别所安置。(谓:内药司侧造别院安置也。)教以安胎产难,及创肿伤折、针灸之法,皆案文口授。(谓:女医不读方经,唯习手治,故博士于其所习,案方经以口授也。案唐令:博士教之。今于此令,虽文不言,而博士教授,但按摩针灸等。其业各异,须当色博士各教授,即试升令当色试。)每月医博士试,年终内药司

---

① 《睡虎地秦墓竹简》,页161—162。

试,限七年成。①

本世纪初,学者将浙江宁波天一阁所藏明代抄本北宋仁宗天圣七年(1029)颁布的《天圣令》校正出版,并深入探讨《天圣令》后所附之唐令,发现复原的唐代《医疾令》中便有"女医"条,如下:

> 诸女医,取官户婢,年二十以上,三十以下,无夫及无男女,性识慧了者五十人,别所安置,内给事四人,并监门守当。医博士教之以安胎、产难,及疮肿、伤折、针灸之法,皆案文口授。每季女医之内业成者试之,年终医监、正试。限五年成。②

这条资料清楚说明了唐代后宫女医的选取与教育制度,印证了日本史料的可靠性。其中要求受培训者"无夫及无男女",将有产育经验者排除在外,亦说明女性医疗知识的来源不只一端。③

综合中日两条史料来看,可知唐代宫廷女医一如乳母,选取自官

---

① 仁井田陞(1904—1966),《唐令拾遗·医疾令第二十七》,页727引《政事要略》卷95《至要杂事五下》"学校事下"。《政事要略》为日本平安时代政书,成书于1002年(一说1008),作者惟宗允亮集录关于年中行事、公务交替、纠弹杂事等条文与事件,其中大量引用中日典籍,包括唐代律令典章、医药方书等。原书一百三十卷,现已散佚,仅存二十六卷,辑存在黑板胜美编《新订增补国史大系》第28卷。引文中"廿五以下"原误为"廿五以上"。今参《天圣令》所录唐令校订。《天圣令》见下讨论。
② 天一阁博物馆、中国社会科学院历史研究所天圣令课题组编著《天一阁藏明代抄本天圣令校证》。该抄本之发现,校证及其对唐代法律史的意义,见黄正建《天一阁藏〈天圣令〉的发现与整理》。
③ 针对这条史料,程锦《唐代女医制度考释——以唐〈医疾令〉"女医"条为中心》一文中有详细地分析。并且她根据"无夫及无男女"的规定,指出:"在唐以前,辅助生产的女性可能主要依赖经验,而唐代从制度上设置了女医科,从而保证了有一定水平的女性医者的供应,这在女科的发展史上是一大进步。"不过,这个发展也可能是一刃的两面。女性习医不限于经验,固然显示女性医疗知识来源多端,但因女医仅供后宫之用而在选取标准上设限,将女性仰赖身体经验而来的自主性,及其与医疗技术的亲缘性剥夺,是否真是女科发展的大进步,恐怕可以再思考。

婢（可能包括官户与官奴婢），唯年纪较轻。^① 所习医学技术，除与胎产相关者之外，也包括疮肿折伤等外科治疗。然而，日本文献宣称："女医不读方经，唯习手治"，唐令则确认她们的学习管道乃博士"案文口授"，显然是以听讲之后下手操作练习为主。相较之下，《旧唐书》记载唐代太医署下的医学生必须研习《本草经》和《甲乙脉经》，开元七年（719）《医疾令》则称针学生除《本草》外，也应读《明堂》《素问》等经。显示宫廷女医出身卑微，知识水准不足，与太医署男性医学生选自"家传其业、攻习其术"者难以相提并论。^② 日本《医疾令》称女医之学习乃"博士教授，但按摩针灸等"，而上引唐令亦指明医博士所教导者，除胎产外，仅止于疮肿伤折之类。由此观之，宫中男女医者之训练有别。女医不但不读《素问》《明堂》和《脉经》等书籍，仅仅仰赖博士口授，并且她们听讲操作的范围也有限，似乎连透过博士口授学习《本草》的机会也没有？然而，唐代女官司药、典药和掌药员额多达六人，若称女医不具备合药知识似乎说不过去。若将史料中规范与实务之记载两相对照，或可理解为她们的"手治"，主要表现在最后阶段的配药调药，而不参与涉及医理的诊断与开方。^③

即使如此，女性恐怕并非毫无用药知识。汉唐之间虽无专业

---

① "官户婢"所指对象，讨论见程锦《唐代女医制度考释——以唐〈医疾令〉"女医"条为中心》，页63。

② 唐代太医署规范，见《旧唐书》卷44《职官志》。开元七年医疾令，见仁井田陞《唐令拾遗·医疾令第二十七》，页727引《政事要略》。关于唐代医疗教育与考课机构太医署下医针生的训练与检定，讨论见李贞德《唐代的性别与医疗》，收入邓小南编《唐宋女性与社会》，页429—430。通论唐代医事制度及医疗状况，见范家伟《六朝隋唐医学之传承与整合》。

③ 程锦则主张女医出自地位卑贱的官户婢，又被要求无夫无男女，即使训练有成，恐与补官任职无缘，因而推测司药等女官应该另有选任渠道。见程锦《唐代女医制度考释——以唐〈医疾令〉"女医"条为中心》，页68。

药婆的记载，也没有女性撰著的医药专书，但以前引多位提供药方的女性看来，女性识药并用以治病的情形，所在多有。其中有事迹可寻者，除医术高明乃至足以荐弟为官的义姁之外，最明显的应属汉代淳于衍。淳于衍，史书既称之为女医，显然当代视其为医者流。她"取附子并合大医大丸以饮皇后"，大丸或谓即泽兰丸，是产后调理要药。[①]　附子亦妇科用药，自《金匮要略》至《千金方》都用来治疗产后中风、寒痫、崩伤、虚劳等。但附子有剧毒，需经炮制等方式处理。[②]　淳于衍仅捣之以合大丸毒害皇后，其熟知药性当无疑义。然而，不论义姁或淳于衍，史传皆未说明其习得医药知识之来历或背景。

　　女性用药知识从何而来，可自多方推敲。敦煌变文中曾记载唐代王武子新妇至孝，见姑久病不愈，听人说若能食人肉则病得除瘥，于是便割股疗亲治愈姑疾。[③]　如此看来，民间口耳相传或为女性习药管道之一。此外，由于传统中国的性别分工，女性经常在家庭中担负照顾之责。不论是母亲长养幼儿、妻子侍奉丈夫、媳妇孝敬翁姑，既以饮食起居为主，难免涉及料理婴孺与照顾老病之事。女性长期亲侍、亲调汤药，所累积之经验应当也是重要资源（详见第八章《男女有别——家庭中的医护活动》之讨论）。学者曾引《诗经》中采择草药诗

---

① 《汉书》卷 97 上《孝宣许皇后传》注晋灼曰："大丸，今泽兰丸之属。"以泽兰丸调理产后，见本书第三章《生产之道与女性经验》。
② 《本草经集注》卷 5《草木下品》称："皆热灰炮令折，勿过焦，唯姜附汤生用之。世方动用附子，皆需甘草、或人参、干姜相配者，正以制其毒故也。"《本草纲目》卷 17《草部》则引诸家说明炮制附子以去毒的方法。至于附子用于产后调理，见李贞德《汉唐之间医书中的生产之道》"附录"G、I、J 和 M 中所列诸药方。
③ 《敦煌变文集》卷 8《孝子传》，页 909。

句说明殷周药学发展情况，并显示人们并不难获得药物知识。①　其中如"采采芣苢"，芣苢即车前子，《毛传》称"宜怀妊"；如"陟彼阿丘，言采其虻"，虻即贝母，令人滑胎易产。②　两者在汉魏六朝妇科医方中皆频频出现。前面《求子医方与妇科滥觞》章和《堕胎、绝育与生子不举》章中也曾提及：妇女或佩带蠡斯、鹿蜀、和宜男花等药，盼望被疾祈子，或企图以服用不会结实的"菁蓉"来断产绝育。此外，陶弘景曾说藕的散血作用乃"宋帝时，太官作血鲊，庖人削藕皮，误落血中，遂皆散不凝，医乃用藕治血，多效也。"③由此观之，厨房中的实验、生活中的历练乃至口耳相传，都可能成为女性药物知识的来源。

　　学者又曾指出魏晋南北朝时期的医学知识在部分"世家大族"之间传承的现象，或称之为"门阀山林医家"，或深入做个别家族的研究。④　六朝时期透过家族成员传承专业知识，除医学之外，律令之学亦是一例。⑤　律令知识在家族中传递，女性因缘际会、耳濡目染，因此

①　陈直曾引《诗经》讨论各种草药，如《卷耳》云："采采卷耳"，《毛传》："卷耳，苓耳也"；《芣苢》云："采采芣苢"，《毛传》："芣苢，车前也"；《载驰》云："陟彼阿丘，言采其虻"，《毛传》："虻，贝母也"；《采葛》云："彼采艾兮"，《毛传》："艾所以疗疾"；《采苓》云："采苓采苓，首阳之颠"，《毛传》："苓，大苦也"，盖即今之黄芩。见陈直《玺印木简中发现的古代医学史料》，页284—285。
②　芣苢，见《诗经·国风·芣苢》；贝母，见《诗经·国风·载驰》。
③　(宋)唐慎微《证类本草》卷23，页551引陶弘景。关于人们从日常生活经验获得药物知识，讨论见尚志钧校注《名医别录·后记》，页322—325。
④　"门阀山林医家"乃范行准之语，见其《中国医学史略》，页57—60。范家伟曾对东海医术世家徐氏做过个案研究，见其《东晋南北朝医术世家东海徐氏之研究》。
⑤　早期研究，见陈寅恪《隋唐制度渊源略论稿》"刑律"部分。东汉魏晋律学发展和知识传承，见邢义田《秦汉的律令学——兼论曹魏律博士的出现》。南北朝律令学知识传承，见李贞德《公主之死——你所不知道的中国法律史》，页104—109。

而学通识广者不乏其人。① 医学家族的传承是否也曾发生过类似的
情形？吴一立研究明清宁波宋氏妇科家族，发现南宋之宋钦在追述
其家业创始时，称其二十七世祖唐代宋广平通晓医药，唯其妻余氏
"窃其方"，用以医疗村妇邻女，乃至宋氏自此以妇科医学传家。一方
面将女性置于创立医药世家的始祖地位，另一方面则暗示女性本非
传人，其知识乃窃取而来。② 唯此乃宋人追述，所涉及的或许以宋代
思想为主。至于在中古的史料中，枸杞子方的传说和益多散的故事，
则可佐证女性在药物知识上的中介传递角色：

> 昔有一人因使在河西道行，见一小妇女人打一老公，年可八
> 九十许，使者惊而问之。妇人对曰：此是我儿之宗孙，家有良药，
> 吾徒遣服之而不肯服。老病年至，不能行来，故以打棒令服药
> 耳。使者下车长跪而问之曰："妇人年几何？"妇人对曰："吾年三
> 百七十三岁。"使者曰："药有几种可得知不？"妇人曰："此药一种
> 有四名，春名天精，夏名枸杞，秋名却老，冬名地骨……千金
> 不传。"③

---

① 例如北魏薛伯徽，身为刺史之妻，墓志称她"至使语及刑政，莫非言成准墨"；北魏中书
侍郎清河崔览之妻渤海封氏，史传称大臣们"近世故事有所不达，皆就而谘请焉"；又如
隋初郑善果之母清河崔氏，则是"博涉书史，通晓政事"。其中渤海封氏和清河崔氏都
是北朝重要的律学世家。薛伯徽墓志，见赵超《魏晋南北朝墓志汇编》。封氏事，见《魏
书》卷92《崔览妻封氏列传》。郑善果母事，见《北史》卷91《郑善果母崔氏传》。
② 《四明宋氏女科秘书》此份资料及宋氏家族传承表，分见 Yi-li Wu, *Transmitted
Secrets：The Doctors of the Lower Yangzi Region and Popular Gynecology in Late
Imperial China*, pp. 248-251, p. 275. 余氏窃取其夫医方的故事和意义，讨论见 Yi-li
Wu, *Reproducing Women：Medicine, Metaphor and Childbirth in Late Imperial
China*, pp. 35-36.
③ 《医心方》卷26引《大清经》。

益多散,女子臣妾再拜上书皇帝陛下:"……夫华浮年八十,
房内裏从所知得方,方用……浮有奴字益多,年七十五病腰屈、
发白、横行、伛偻,妾怜之,以药与益多,服廿日腰伸白发更黑,颜
色滑泽,状若卅时。"①

"西河少女"的故事被不少道教女仙传记所收录②,"女子臣妾"的故事
显然也是传说。然而故事中或称西河女子"家有良药",或称女子臣
妾从丈夫华浮"房内裏从所知",显示家学可能是女性医药知识的来
源之一。此外,西河女子为使宗孙长生不老,必须以棒打令之服药,
女子臣妾则因家奴老态龙钟,而将药方释出,参见前引李穆姜、陈寿
婢和王武子新妇之例来看,可以想见女性的健康照顾角色似乎是她
们寻求药物知识的主要动机。

六朝女性医疗者,最为著名的,当属东晋鲍玄之女、葛洪之妻鲍
姑。历来关于鲍姑治病疗疾的传说不少,但多属神仙故事。最早的
可能是《太平广记》中记载鲍姑化为老妪教导唐人崔炜以越井岗艾灸
治赘疣的故事。③ 此后关于鲍姑以神仙医术活人无算的事迹,出现在
各种祠记和方志之中。④ 关于鲍姑生前治病的故事,却似乎并无史籍
可征。《晋书·葛洪传》仅称洪"后师事南海太守上党鲍玄。玄亦内
学,逆占将来,见洪深重之,以女妻洪。洪传玄业,兼综练医术"。⑤ 完
全未提鲍姑之名。《云笈七签》所收《墉城集仙录》中,有"鲍姑"一条,

① 《医心方》卷28《房内》引《古今录验方》。
② 如《墉城集仙录》卷6,页18—19。
③ 见《太平广记》卷34《崔炜》。其中记载鲍姑因崔炜之同情心而决定传授其灸术,崔炜
  虽先不知鲍姑为何人,但在得知其乃鲍玄女、葛洪妻之后,便心向往之而寻之于罗浮。
④ 曾时新《晋代女名医鲍姑》一文中列举唐代以降数种记录鲍姑医疗事迹的文献,皆为神
  仙故事。
⑤ 《晋书》卷72《葛洪传》。

则称南海太守鲍玄"以姑适葛稚川。稚川自散骑常侍为炼丹砂,求为句漏县令。太玄在南海,小女及笄,无病暴卒。太玄时对宾客略无悲悼,葬于罗浮山"。① 完全未及鲍姑治病之事。倘若鲍姑真在及笄之年即暴卒,她的治病事迹恐怕更难推定。历来传说之所以推崇鲍姑为神仙女医,或因其夫葛洪在中国医学传统中的地位所致,不过,亦未尝不是透露了女性自家学习医的机缘。②

由上可知,医药知识赖世家大族传递,而贵族女性或自家学习医,或扮演中介角色。然此皆非仗医药为生之人。汉代官宦贵族好藏医方,由近数十年来长沙马王堆、江陵张家山和武威旱滩坡墓葬出土大批医简便可想而知。六朝"山林医家"如东海徐氏,虽以医技上邀权贵,却非赖以养家活口。汉代名医淳于意自述其习医过程和行医经历时,曾形容其师阳庆公家中富有,虽精通医术,却不肯为人治病,因此未能扬名于齐国诸侯之间,至于他自己,则因家贫而愿意为人治病。③ 历史又载南朝的徐文伯,倜傥而不屈意于公卿,不好以医自业,还曾引起好友张融劝进,举南朝另一名医褚澄为王室诊病为例,表示既能富贵又能救人疾病,何乐而不为。④ 如此看来,行医对于汉唐之间的官宦贵族而言,显然不是营生之道。

然而,综观本章所搜罗之女性医者资料,可知其出身背景多非官

---

① 《墉城集仙录》"鲍姑"条,见《云笈七签》卷 115。
② 《晋书》卷 72《葛洪传》称干宝推荐葛洪为散骑常侍,而"洪固辞不就。以年老,欲炼丹以祈遐寿,闻交阯出丹,求为句漏令……帝从之。洪遂将子姪俱行。至广州,刺史邓岳留不听去,洪乃止罗浮山炼丹"。则葛洪在罗浮山炼丹时年已老迈,鲍姑若早亡,可能未至罗浮山?是否如道书所说葬于此地,不得而知。要之,由于鲍姑的出身背景和婚嫁经历,她极可能具备医药知识,但她实际从医的史实记载却只字难寻,令人扼腕。
③ 见《史记》卷 105《扁鹊仓公列传》。
④ 见《南史》卷 32《张邵传》。

宦，而赖行医为生者则不止一人。义姁、淳于衍皆入宫行医，史传虽未说明其报酬多寡，不过，以《史记》记载汉武帝陈皇后求子，曾经给付九千万钱给医者，却仍然无子，可见为皇室治病之酬劳有时相当可观。① 但女医不入宫时又以何营生？颇耐人寻味。前引秦代隶妾乃女性刑徒，而淳于衍之夫赏先为掖庭户卫，又求为安池监，皆宦者之职。赏既有妻，又为宦者，或犯罪刑余之人？则淳于衍担任宫中女医，是否如秦代以隶妾协助官府检验女性当事人，或如汉代"乳母取官婢"之制，属于坐罪入宫服务之人呢？然而淳于衍入宫前，可以先到霍光府上辞行，可见并非常驻宫中的女医，而是后妃有需要时才召入。这种情况和隋唐女官司医司药者不同，也和取自官户婢由博士口授训练者相异，反而和明代京城中待命的产婆类似，可能仍是民间医疗者，以口碑而获致皇室青睐。

汉代碑刻资料显示民间医者自有玺印，或标姓氏，或著名擅长治疗的疾病，则行医虽未必是专业为生之道，至少是一种重要的身份表征。② 至于社会底层的女性，则可能以提供医疗照顾来维持生计。云梦秦简中除称"女子为医""为盗"之外，亦有"女子为婢""为巫""为贾"之语。由此推敲，女子为医除了可以解释为女性从事医疗活动之外，也暗示女子以医疗为生。苏易助牝虎生产，虎频赠肉于其门，此虽志怪故事，却显示为人助产必有报酬；木羽的母亲因贫而主助产；诸暨屠氏孤女原为潦倒之人，后以巫道为人治病，无不痊愈，于是家产日益丰硕。如此看来，虽然汉唐之间的文献中不见如宋代专业药婆，甚至专门到以卖堕胎药为生的事例，但行医或可为低级官员（如

① 《史记》卷49《外戚世家》。
② 见陈直《玺印木简中发现的古代医学史料》。

仓公)贴补生计,而对平民百姓或穷困之人则仍不失为养家活口之道。有趣的是,以史传中的记载和描绘看来,男性医者似多以医技邀宠贵游,而女性治疗者则颇赖行医糊口,此种对比是撰史者选材的结果,抑或是社会中性别差异的实况,值得更进一步的探讨。

五、结 论

汉唐之间女性为人治病,或以巫祝符咒祷解、或靠物理治疗、或赖方药。所治疗者,除疮伤、消渴、溪蜮之毒外,最大宗者则属与产育相关之病变,包括代人求子解决不孕、看产并视产乳之疾等。有些仗口碑活动于民间,有些则以医技邀宠于皇室。就其医疗技术而言,女巫或赖神启,看产倚靠经验,用药知识之来源虽较隐晦不显,但生活经验之累积与家学背景应为重要管道。

官宦世家的女性虽得以扮演传递医药知识的中介角色,却未必以医为生。男性名医如淳于意、褚澄、孙思邈等,或任公职、或为道士,行医既非其为生之道,医者亦非其唯一身份。而女巫、女冠和尼师虽皆为人治病,但医者也非其身份认同。在行医贩药尚未有考核与证照制度的中古时期,似乎并无近代以来医药专业化的问题。然而,贫困妇女或以助产为生,茕独孤女或赖行医致富,民间生女占卜未来,亦称"为医""为贾",如此看来,医疗照顾除了是一项日常的活动之外,对平民百姓或穷困之人而言,或也不失为一种营生的行业。

虽然如此,汉唐之间女性行医管道仍迭遭限制。首先,前章讨论妇科医学发展时曾经指出,男性医者虽然甚少参与分娩活动,却对女性助产者时有批评,或谓其仓促妨碍顺生,或谓其喧哗导致难产。其次,巫觋疗疾虽历久不衰,道医治病亦颇采巫术,然而病人如卞兰则称"治病自当以方药,何信于此",医者自扁鹊至孙思邈皆曰"信巫不信医则病难治",显示巫觋游走于民间社会与医疗论述之间。[①] 最后,在唐代官方整顿医学的过程中,一方面禁绝僧尼道冠之宗教医疗,另一方面则以明堂经脉为医学知识的正统、以本草药方为疗病主流。习于手治的宫廷女医,不论出身、训练项目或学理层次,都遭受限制而难与男性医针生相提并论。文献显示女性识药并用以治病,然而医疗未必能为女性获致令誉,也没有使她们功成名就的纪录。究其原因,除前述永徽、开元令之类的制度性限制之外,男性医者在医方中的批评,以及这类批评所表现的文化思维,恐怕亦难辞其咎。下一章便是要讨论医方中对女性的种种忌讳。

---

① 扁鹊之言见《史记》卷 105《扁鹊仓公列传》。孙思邈之言见《千金方》卷 1《序例》引《史记》语自证。巫觋医疗在六朝社会仍然流行及其与医者的竞争关系,讨论见林富士《中国六朝时期的巫觋与医疗》。

第七章　危险却有效

——制药过程中的女性身体

一、前　言

　　女性识药、用以治病，史传有征，然而这并非女性最受称誉的行为，也没有因之成为名医的记载，有时甚至遭到官僚和医者的打压或批评。社会规范和医疗制度对女性医者的限制，前章已经提及，本章则尝试从传统医方对女性身体所持的态度，探讨女性医疗角色名实参差的文化因素。

　　传统医方中的女性身体观，论者多矣；唯因多从妇科医学的发展角度入手，故而探讨女性作为病人的身体形象，成果较为丰富，研究女人作为病因以及女体为药的著作则仍少见。[①] 本书破题便指出，自

---

① 较早的研究，如马大正《中国妇产科发展史》；在西方学界影响深刻的，则如 Charlotte Furth, *A Flourishing Yin: Gender in China's Medical History*，960—1665. 踵其后者，如 Yi-li Wu, *Reproducing Women: Medicine, Metaphor and Childbirth in Late Imperial China*. 中文世界，如张志斌《古代中医妇产科疾病史》则标明只讨论妇女之疾病，不考虑和女性身体相关的养生保健观念或问题。

北魏至隋唐,男性医者辗转传抄,一脉相承,认为生产之时"聚居女妇辈"是造成难产的原因,以现代"医源病"的角度看来,似反倒以女性为致病之源了。前面几章针对古代房中养生、求子以及乳哺之道的研究则显示,医方警告切勿交接或雇用"恶女",以免体衰力竭又殃及子孙,女性被视为病因似乎再添一例。汉唐之间医方多"忌见妇人"的警语,则女性之破坏力并不限于房中、助产和乳哺等场域,对于女性的医护形象恐怕也有影响。

然而,女性虽似致病之因,却也具有治疗之效。其实,人体入药自古即然。《神农本草经》首称"发髲"可以治病,对于小便不利、小儿痫和成人痓都有效。李时珍《本草纲目》解释"发髲",一说是童男的头发,一说是二十岁男子的顶心发。南朝梁陶弘景集注《本草经》时则说不能确定"发髲"指的是什么,不过他却在人药的部分增加了乱发、头垢、人屎、人溺和人乳汁等。其中除了乳汁为女性特有之外,其余诸品似乎并无性别限制。陶弘景称:"人乳汁,主补五脏,令人肥白悦泽。"[1]《汉书·张苍传》曾记载张苍免相之后,口中无齿,只能食乳,养了数以百计的妻妾,曾经怀孕的便不再同房,将女子当作乳母来用,靠着乳汁活到一百多岁。刘宋何尚之,患劳积年,历史也称他是饮用妇人乳汁才得以痊愈。唐代又有唐夫人因其姑年高无齿,夫人"每旦,栉縰拜阶下,升堂乳姑"。[2] 汉唐之间,各种医方史传,不论以乳汁养生延寿,或以之合药治病,皆评价甚高而无任何负面说法,女体入药的功能可谓彰显无遗。然而人乳需待孕产而生,医方所谓"上

---

① 关于发髲,陶弘景之言,见《本草经集注》卷6《虫兽三品》"发髲"条。李时珍之言,见《本草纲目》卷52《人部》。关于乳汁,见《本草纲目》卷52《人部》。
② 张苍事见《汉书》卷42。何尚之事见《宋书》卷66。唐夫人事见《新唐书》卷163。

为乳汁,下为月水",视之为女性生理之一体两面。[①] 值得注意的是,孕产为母,女性身体分泌的乳汁虽蒙各界珍视,但月水作为其相对面,在传统医方中的形象却诡谲多变。

其实,在陶弘景提出人乳滋补之前,医方中便有以月水入药的记载。然而同时,合药忌见妇人之例亦不一而足,一般则以为妇人遭忌或正因其有月水之故。江绍原(1898—1983)考察传统中国人的"天癸观",认为至少有四方面:第一、视天癸为一种不祥的"污秽",足以招致种种恶果;第二、信天癸能禳鬼魅、破邪法;第三、信经血与经衣能解毒治病;第四、信天癸能兴阳益寿使人成仙。他读书所得甚多,而主要采用明代李时珍的《本草纲目》,并且在说明了以上四种天癸观之后,主张它们的出现有先后和逻辑发展的顺序。[②] 这篇近百年前的研究,可能是涉及女体为药的少数论著之一。[③] 但若就汉唐之间的医方而言,女体的污秽与入药,并不限于月水,孰先孰后,也颇难说。有趣的是,即便有先来后到之事,先前的想法并不因后起的观念而消失,几种态度并存于医方中的现象,除了如江绍原追索其线性发展的历史之外,倘若放在女性医护形象的脉络中考察,或许更能一窥传统社会医疗观念之复杂性。有鉴于此,本章将以汉唐之间的医方为主要材料,先述合药忌见妇人,次论女体为药,终则透过人药的性别分析试论中古女性医疗照顾形象的另一侧面。

[①] 《病源论》卷 37"妇人杂病诸候一"。

[②] 江绍原《中国人的天癸观的几方面》。此外,江绍原又为此篇写了导言,见江绍原《血与天癸:关于它们的迷信言行》,页 161—193。

[③] 早期如 Emily Martin Ahern 调查宗教礼俗时,曾指出女性既有强效,又有不洁之虞,并且强调月水和恶露皆与生死仪节相关。见 Emily Martin Ahern, "The Power and Pollution of Chinese Women."之后亦有学者从女性自主操作的角度来谈经血论述,见翁玲玲《汉人社会女性血余论述初探:从不洁与禁忌谈起》。

二、合药忌见妇人

江绍原论传统中国的天癸观,先从月水污秽谈起,引李时珍之言曰:"女人入月,恶液腥秽,故君子远之,为其不洁,能损阳生病也。煎膏、治药、出痘、持戒、修炼性命者皆忌之,以此也。"①然而汉唐之间医者方士合药煎膏,所忌讳的却不是月水,而是妇人。东晋葛洪在《抱朴子内篇》中细述合丹炼药诸种禁忌,说明当在名山之中、斋戒沐浴、勿近污秽、不与俗人不信者相涉,方能有成。为举例加强说明,更称:"今之医家,每合好药好膏,皆不欲令鸡犬、小儿、妇人见之。若被诸物犯之,用便无验。"②将俗人污秽之物点明,而妇人赫然在列。

忌见的因素多端,人类学的研究显示传统民俗医学相信嫉妒者的注视,不论有意与否,皆足以形成伤害,因而被称为"恶眼"(evil eye),视之为致病之源。③ 西晋清谈名士卫玠(286?—312),据说姿容甚美,引起京师群众争相观看,害得他劳疾越发严重,二十七岁就去世了,当时人便说他是被"看杀"而死。④ 六朝志怪小说中的姑获鸟

① 江绍原《中国人的天癸观的几方面》,页 21。李时珍语,见《本草纲目》卷 52《人部》"妇人月水"。
② 《抱朴子内篇》卷 4《金丹》。
③ 恶眼作为致病之源,见乔治福斯特等著,陈华、黄新美译,《医学人类学》,页 93—94;以及宫下三郎《禁忌と邪视》。
④ 《晋书》卷 36《卫玠传》。但根据《世说新语校笺·文学第四》,页 113,卫玠是在与王敦长史谢鲲达旦微言之后一病不起。故事亦见余嘉锡《世说新语笺疏》,页 226—227。

故事也显示小儿俊美容易遭妒而早夭。① 然而,就汉唐之间医方中的忌见来看,似乎另有所指。就小儿的部分言,医方忌见,应非由于小儿会嫉妒合药之人。小儿在传统方术中被视为纯阳,未知是否因此而在限制之列? 就妇人的部分言,是否因妇人嫉妒合药之人,不得而知;但其与鸡犬并列,又说"勿近污秽",似乎才是妇人不得参与合药的主要原因。

前章曾经提及,道教经典中常见女仙担任能医良工的形象,如汉代麻姑、晋代魏华存、六朝鲍姑,以及《真诰》中之紫薇夫人、昭灵李夫人、沧浪云林宫右英王夫人、中候夫人等,不胜枚举。然而道医合流的中古医方却不以妇女参与合药为然。医家视女性为合药禁忌,六朝隋唐医方颇有见之者。蒐罗所得,自东晋葛洪《肘后方》至武则天初年侍御医张文仲之药方,不一而足,并且忌见人事颇有与时俱增的趋势。

从忌见女性的时机论,合药的过程引起最多忌讳。《小品方》以别离散治疗悲愁忧恚,宣称合药时不得令妇人见之。《千金方》表示同意,并且说明理由,是为了避免"邪气不去",禁见才能确保药力。这点,《小品方》在治疗鬼交的药方中也提到。② 相思病之外,葛洪的《肘后方》治疗疟病、黄疸、肠肺之痈,宣称"合药忌见妇人",至于中毒

---

① 《玄中记》载姑获鸟无子,喜取人子养之的故事。日本学者山田庆儿曾就此故事的发展研究中国古代的小儿疾病和治疗,见山田庆儿著,廖育群译《夜鸣之鸟》。古今中外各民族关于小儿忌见妒者的资料甚为丰富,见南方熊楠《小儿と魔除》,文中亦讨论姑获鸟故事所表现对产死者的同情、畏惧和歧视。

② 别离散,见《千金方》卷14《小肠腑》"癫痫第五";《医心方》卷13引《小品方》,卷21亦引。治妇人鬼交,见《医心方》卷21引《小品方》。

解药,则标明避忌奴婢。① 此外,《僧深方》治癣病,《录验方》疗天行与温病,《千金方》制造麋角丸、人参丸、蛮夷酒、乌麻膏,不论用以补肾强身,或者治疗心中恍惚、久风枯挛、诸漏恶疮等疾病,也都忌见妇人。②《千金方》以消石大丸治疗带下绝产,则称忌见女人、奴婢;以野葛膏解救中毒,不但避忌女人,也谢绝产妇参观。③《大清经》调配仙药黄帝四扇散,则将女人、六畜之辈统称为"诸污淹者",俱不得令见。④《千金翼方》以姜黄疗病、以耆婆大黑膏与药符治恶病,则宣称在装袋干燥和敷涂疮口的过程中,也不得令妇女、女人见之。如此说来,不仅合药,即便用药之时也有忌讳。⑤

忌见女性的时机扩大,北宋初《太平圣惠方》中记载马齿苋有揩齿令髭发黑之效,宣称不论是采集时或装盛时,皆不得令鸡犬、孝子、女人、师僧等见,合药时也应避忌。而北宋末《圣济总录》以五行神验丸治疟病,要求施药的人先将手洗干净,再将药丸安置于耳中,整个过程不得令女子捻触。即使患者本人就是妇女,也不例外。《是斋医方》便称:"妇人有患,男子相与安之。"⑥如此看来,避忌之极,连患妇

---

① 见《肘后备急方》卷 4《卒发黄疸诸黄病第三十一》"附方",卷 5《治肠痈肺痈方第三十七》引,卷 7《治卒中诸药毒救解方第六十五》;《太平圣惠方》卷 3 引《肘后方》。

② 相关医方,见《千金方》卷 8《诸风》"诸风第二",卷 14《小肠腑》"风眩第四"引南朝徐孝嗣,卷 19《肾脏》"补肾第八",卷 22《痈疽第二》;《外台秘要》卷 3 引《古今录验方》;《医心方》卷 4《治黑子方第二十一》引《录验方》,卷 17 引《僧深方》等。

③ 相关医方,见《千金方》卷 11《肝脏》"坚症积聚第五",卷 25《蛇毒第二》。

④ 见《医心方》卷 26 引《大清经》。

⑤ 相关医方,见《千金翼方》卷 19 "贮姜黄法"、卷 21 "大黑膏方"、卷 21 之"符"。

⑥ 分别见王怀隐编《太平圣惠方》卷 41;《圣济总录·疟疾门》卷 35《痎疟》"治一切疟疾五行神验丸方";又,《医方类聚》册 6 卷 122 引《是斋医方》,其中除鸡犬妇人之外,亦标明猫儿并不得见。《圣济总录》为宋徽宗赵佶(1082—1135)敕编,《是斋医方》或即宋代王璆所撰《是斋百一选方》。

自己拿药都不妥了。①

从忌见的对象论，最初妇人多与鸡犬、小儿并列，之后则包括奴婢、青衣人等。青衣人乃贱者之称，有时则单单指婢女，亦即社会低下阶层的女性。有些医方中的忌见对象又扩及病患本人及其家属，有时则包括孝子，亦即丧家戴孝之人。② 及至孙思邈，则有集大全之势，囊括了秽污、痼疾、丧孝、新产、犬鼠、六畜、六根不具足乃至多口饶舌之人。③ "六根"乃佛家语，指眼耳鼻舌身意六种器官及相对应的认识能力，倘有残缺或无法作用，便不具足，在佛教则不能受戒，在医方中则忌见。④ 众多避忌对象，妇人依然在列，而且一如往例，遭禁时机并不限于行经入月期间：

> 凡合肾气薯蓣及诸大补、五石、大麝香丸、金牙散、大酒煎膏等。合时煎时，并勿令妇人、小儿、产母、丧孝、痼疾、六根不具足人，及鸡犬、六畜等见之。大忌，切宜慎之。其续命汤、麻黄等小汤，不在禁忌之限。⑤

此外，由前引《太平圣惠方》和《是斋医方》可知，到了宋代，"师

---

① 前引宫下三郎《禁忌と邪视》，曾主张六朝隋唐药方中的忌见现象，至宋元以降逐渐松绑，仅见于养生延寿之类具有仙丹性质的药方，但以上述所引宋代医方看来，松绑与否，似乎有待细究。

② 诸医方，见《肘后备急方》卷7《治卒中诸药毒救解方第六十五》；《千金方》卷1《序例》"合和第七"、卷11《肝脏》"坚症积聚第五"、卷14《小肠腑》"风眩第四"引南朝徐孝嗣、卷14《小肠腑》"风癫第五"、卷19《肾脏》"补肾第八"；《医心方》卷21引《小品方》；《外台秘要》卷13引《文仲方》。《晋书》卷5《怀帝纪》载："刘聪大会，使帝着青衣行酒，侍中庾珉号哭。"而汉代蔡邕作《青衣赋》，唐代白居易《懒放诗》则以青衣指婢女。

③ 见《千金方》卷1《序例》"合和第七"、卷14《小肠腑》"风眩第四"引南朝徐孝嗣。

④ 马继兴《敦煌医药文献辑校》卷70，页760收录十二条医方，题为"道家医方残卷"（伯四〇三八），或称："忌具足人、怀妊女子、孝子、忌心嫉妒等人见之。飞禽走兽不得令见。"乃唯一忌见"具足人"者，未知是否缺一"不"字。

⑤ 《千金方》卷1《序例》"合和第七"。

僧"已在忌见之列,而治疟诸方则将猫儿也纳入禁忌之属。而所有此类忌见,也都包括了自古即然的妇人和鸡犬。①

医者主张合制好药应在密室、净室、清净之所,斋戒烧香,其中道理不止一层。孙思邈尝谓:

> 比来田野下里家,因市得药,随便市上雇人捣合,非止诸不
> 如法,至于石斛、菟丝子等难捣之药,费人功力,赁作捣者隐主悉
> 盗弃之。又为尘埃秽气入药中,罗筛粗恶随风飘扬。众口尝之,
> 众鼻嗅之,药之精气一切都尽与朽木不殊。又复服饵不能尽如
> 法,服尽之后,反加虚损,遂谤医者处方不效。夫如此者,非医之
> 咎。各缘发意甚误,宜熟思之也。②

依孙思邈之见,药欲有效,必须捣药、合药、乃至服药皆能如法。捣药、合药应以专门之人处清净之所为之,一来防止捣药人功力不足或德行不佳,盗弃难捣之好药,二来避免尘埃秽气影响药之精气。捣合之外,服药亦应如法,否则怪罪医者处方,皆属错谬。孙思邈之言透露了两点一般人就医用药的习惯:一方面因市买药后即在市上雇人捣合,对药材并不特别珍视。另一方面服药无效后便怪罪医者处方,而不检讨整个用药过程。前引葛洪曾说合制丹药若不敬谨,则"诸神便责作药者之不遵承经戒,致令恶人有谤毁之言,则不复佑助人,而邪气得进,药不成也"。③ 孙思邈虽亦道徒,但此处所言合药禁忌,主要在于环境卫生、人员可靠与否,虽稍及药之精气,却未论及鬼神。此或因医治俗人俗病之药,非为求仙成神之用,如"续命汤、麻黄

---

① 《太平圣惠方》中收录限制师僧的药方颇多,如卷52治劳疟、往来寒热诸方、或卷66治瘰疬等。
② 《千金方》卷1《序例》"合和第七"。
③ 《抱朴子内篇》卷4《金丹》。

等小汤，不在禁忌之限"者，以清净捣合的基本原理原则行之即可。然而，清净之理尚不止此。葛洪称医家若合"好药好膏"则须避忌秽邪诸物，孙思邈亦警告合煎大补膏丸散时倘不避忌，则令邪气不去，故宜禁之，才能确保效验。①

　　合药禁忌，主要担心不验，不验的理由不一而足，此处葛洪与孙思邈介意的在于秽污。② 秽污的界定及其影响，人类学者或以残缺不全，或以"通过仪式"解释，发现传统社会常视肢体残障或正处身份转换之人为不洁，因而或不准其参与宗教仪式、或主张暂时加以隔离。以上引忌见人事观之，痼疾与不具足者当属前者，而丧孝与新产则属后者。产妇秽污，可说是传统中国根深蒂固的观念，从前章讨论产育文化的部分可知。从《本草经》到《千金方》，避忌产母称得上是制膏服药的原理原则：

　　　《本草经》：服药，通忌见死尸及产妇淹秽事。③

　　　《千金方》：例曰：凡作膏，常以破除日，无令丧孝、污秽、产妇、下贱人、鸡犬、禽兽见之。④

　　《千金方》引齐州荣姥治疗肿方，称合药时应清静烧香，不得碰触

---

① 宫下三郎则从忌见诸方的病种（主要为慢性病）、剂型（如汤、煎、丸、膏、散等）、处方构成等几方面分析，指出孙思邈在乎的是强壮、补养和急救之药。见宫下三郎《禁忌と邪视》。

② 古人认为医药知识的传递方式和过程不当将不利于效验，讨论见李建民《中国古代"禁方"考论》。

③ 《本草经集注》卷1《序录》"服药禁忌"。《千金方》卷1《序例》"服饵第八"，页14a亦云："凡服药，忌见死尸及产妇秽污触之，兼及忿怒忧劳。"

④ 《千金方》卷7《风毒脚气》"膏第五"。关于"破""除"二日，参（清）梅瑴成等撰，《协纪辨方书·义例二》"建除十二神"云："历书曰：历家以建、除、满、平、定、执、破、危、成、收、开、闭，凡十二日，周而复始，观所指定，以定吉凶。"《淮南子·天文训》则称此十二日乃"术数家所用以定月之吉凶之十二辰也"。

污秽,也不能让孝子、不具足人、六畜、鸡犬,以及产妇见到。《千金翼
方》记载压热之药,也称合药以前应先斋戒七天,勿接触秽污、丧孝和
新产之家,并且不得令鸡犬、六畜、六根不完具、多口饶舌之人,以及
生妇见之。《医心方》引《大清经》制作五茄酒,更称"死尸并产妇勿
见"。① 凡此种种,皆说明新产女性在秽污之属。

　　然而合药禁忌并不限于产母,而是将妇人与奴婢、守丧、痼疾、残
障之人,乃至鸡犬六畜等并列。鸡犬六畜之忌,既不分雌雄,亦无关
完缺,既属禽兽,一律禁之。然而,就人而言,遭忌者皆具某种特殊身
份和处境,例如青衣人、不具足或丧孝等等。唯独女性,不仅产母、生
妇,而是妇人、妇女、女人、女子皆遭到忌见,以全称和概论的方式名
列秽污榜单之中。《千金方》合肾气薯蓣及诸大补、五石、大麝香丸、
金牙散、大酒煎膏等,将产母和妇人并列,为卒中恶毒而制作野葛膏
时亦然,并称凡合名膏皆应避产妇和女人,合乌麻膏则标明"惟男子
合之",显示凡女性皆不宜,非仅新产而已;《文仲方》疗伏连,忌见行
列中先录妇人,又载女子,更可见一网打尽之意。②

　　女性何以秽污,江绍原认为乃因女性有天癸之故。李时珍确实
曾主张月中妇人腥秽不洁;宋代陈自明《外科精要》亦尝将"经妇"和
产妇、孝子、僧道并列,禁止彼等进入病者之房。明代朱橚《普济方》
申论陈自明此段时,除"月经现行妇人"、有孕妇人之外,还加了"有腋
气之人",认为和孝子僧道、鸡犬猫畜相同,不但会妨害病房之中的洁

---

① 分别见《千金方》卷22《疔肿第一》;《千金翼方》卷18《杂病上》"压热第六";《医心方》卷13《治虚劳五劳七伤方第一》引《大清经》。
② 医方可见《千金方》卷22《痈疽第二》;《外台秘要》卷13引《文仲方》。

净和香气,也将影响合药效验。① 此外,中古所译佛教戒律也不乏警
告文字,提醒月水来潮期间的比丘尼应避免污染环境。《明尼戒法》
规定比丘尼行经时应穿着"遮月期衣",以免月水从两边流出污染衣
物。倘若行经期间到访俗人之家,应先表明"我有病",俗人表示明白
则但坐无妨,若未曾事先告知自己"有月水不净",而坐污他人床褥的
比丘尼,戒律指斥"如似淫女贼女有何等异",认为和淫贼女人没什么
差别!②

　　然而,综观六朝隋唐医方,专论月水不洁者倒不多见。隋代巢元
方确实曾警告经期行房影响健康与生育能力,引《养生方》的说法,呼
吁月水尚未干净切莫行房,以免精气入内,月水不洁,将造成积聚,导
致绝子不产。③ 前面第二章《求子医方与妇科滥觞》中,也曾引用历代
房中医书,主张妇人月事洁净之后三五日而交,才会生育聪明才智的
儿子。但医方一般而言,并不强调月水不洁的部分,反而多如孙思邈
《妇人方》中的态度,将月水视为女性阴湿的致病之源,也是女弱的证
据,需要特别措意调理,而非仅限于"秽污"。④

　　汉唐之间医方主张合药忌见"妇人"、"女人""女子"时,并未明言

---

① 《外科精要》卷中《饮食居处戒忌第三十七》。又见朱橚《普济方》卷 282《痈疽门一》"总
　论"。朱橚之论,后亦收入朝鲜医方百科全书中,见《医方类聚》册 8 卷 178"痈疽禁忌"
　引陈自明《外科精要》。
② 《四分律》卷 22—30《明尼戒法》。另外,《四分律》卷 39《衣犍度》说明市中巷陌粪扫之
　中拾他人弊故衣所作之迦裟,称为"粪扫衣",共十种,其中包括月水衣和产妇衣。《四
　分律》卷 48《比丘尼犍度第十七》规范受戒时种种,称女性行经时不可受戒,但又称不
　出血者为不具足,亦不可受戒。
③ 《病源论》卷 39 引"结积无子候"。
④ Charlotte Furth 则主张传统中国医书看待月水,并不以"污秽不洁"为其主要论述,而
　是透过对月水的规范来介入女性的生殖与身体。见 Furth,"Blood, Body and
　Gender: Medical Images of the Female Condition in China 1600—1850."

仅因其行经或新产。从其中行文立论的模式可知,妇人遭忌并不限于以上两种状态,而是一种全称式的命题。个中缘由,前面《生产之道与女性经验》一章中所引用的道书《元始天尊济度血湖真经》颇能提供一些线索。《血湖真经》描绘血湖地狱情景,宣称女性因为生产有恶露、来经有月水,不论是生儿育女或洗涤衣物,都可能制造污水,不但血污地神,并且造成溪河池井的污染。而世人在不知情的状况下,或者汲水饮食,或者祭祀供奉,结果却冒犯了神明。正由于女人造作了种种罪业,因此才会身堕血湖受苦,沉沦地狱,动辄亿劫,永远没有出头的一天。[①] 如此看来,女性不仅因其生理特质(月水和生产恶露),也因其社会角色(洗浣污衣等家务劳动),以致背负罪责,一生皆在秽污之属。参考《血湖真经》全称式地指明女性秽污来看,"合药忌见妇人"的规范,与其说是针对女性的特定情境(如行经或新产)来禁止她参加某种特定药方的制作过程(如大补膏丸散等),不如说是一种视女性为不完美存在的文化思维,有如布景一般竖立在医方言论的背后。[②]

其实,此种以全称和概括的方式认定女性不洁的态度,在近代民族学者对满族的介绍中曾经提及。S. M. Shirokogoroff(史禄国)考察满族习俗,说明日常生活中对女性的各种禁忌之后,指出"这一切限制,都是女子们足以染污和危及男子及神灵嫌厌女子们之一概念表现于行事。月事来潮的期间,以上种种限制尤其严"。可见女性的

---

① 《元始天尊济度血湖真经》卷上,卷中。

② 前引《千金方》制膏治疗风毒脚气,以忌见"丧孝、污秽、产妇、下贱人、鸡犬、禽兽"为通则。但敦煌出土的唐人风毒脚气药方中,却未见类似的禁忌。见马继兴《敦煌医药文献辑校》,页 234。一方面可见名医制药的谨慎态度非俗人所能比拟,另一方面也可见自葛洪至孙思邈以来道医合流对女性制药行医角色所可能产生的影响。

不洁及相关禁忌，并不限于行经或产后，只是在这期间更加严厉罢了。^① 然而，有趣的是，女性虽然秽污或不完美，六朝隋唐医方却也将之入药，并且入药不限于月水，也包括月布、阴毛、女阴、乃至整个女体。以下便试论之。

三、从月水入药到女体为药

合药忌见妇人，包括治疗疮毒等多项疾病。但以月水治病，毒疮亦在其中。汉唐之间的医方记载，月水可以解箭毒、治刺伤、疗久疮、马血入疮等伤口，还能医黄疸。治疗的方式，或用敷涂、或以饮服，皆有神效。^②《葛氏方》《小品方》治霍乱、孟诜《必效方》治女劳黄疸，皆以月经和血衣烧灰并用，可说势在必得。^③ 但月水并非随时可得，或因此医方中不乏以月布经衣有血者替代之例。

古代女性来经，以布裹阴，以防外漏。以这类月布治病，从马王堆出土的先秦医书《五十二病方》和《养生方》到唐代《本草拾遗》，其例不胜枚举。沾有月水的布帛，若直接敷上，与月水疗效相同，除劳复热病之外，主要可治毒疮，包括丹毒疮、豌豆疮等。将月布烧灰之后，热熏可治牝痔，敷上可治虎毒狼伤；倘若酒服，则可治蛊病、霍乱、

①　见 S. M. Shirokogoroff, *Social Organization of the Mancha : A Study of the Manchu Clan Organization*（R. A. S. North China Branch，Extra Vol. III），Shanghai，1924，pp. 110-111，转引自江绍原《血与天癸：关于它们的迷信言行》，页 190。

②　月水疗疮，见《肘后备急方》卷 7《治卒毒及狐溺棘所毒方》；《千金方》卷 25《备急》"蛇毒第二"；《医心方》卷 18 引《葛氏方》《医门方》；《本草纲目》卷 52《人部》引《博物志》《集验方》。

③　月水疗霍乱，见《千金方》卷 20《膀胱腑》"霍乱第六"；《医心方》卷 11《治霍乱欲死方第十三》引《葛氏方》。疗黄疸，见《本草纲目》卷 52 引孟诜《必效方》。

女劳黄疸、胞衣不出、交接损卵缩筋挛，以及各种金创，如金箭、弓、弩、矢在喉咽胸背中而不出者。① 除此之外，又可和其他本草药方搭配，或治蛊病、妒忌，或疗痈疽，或止久咳。② 而月布一如月水，取汁之后，或浴身可治痫病，或敷涂可治溃烂，或饮用可治肠䐔。马王堆《养生方》甚至主张身怀童女月布可增加腿劲，具养生补强之效。③

月布之所以有效，在于沾有经血。《梅师方》以月布治热病劳复，《玄女经》则强调应采取妇人经月布衣沾有血者。但沾血者不止月布，《千金翼方》治沙虱则主张妇人"中衣"若沾有血迹如手掌般大，也可用以合药。④ 以此类推，妇人中衣入药之例亦不一而足，并且所治之症与月水、月布颇多相似。例如《肘后方》治劳复病，便是采取女人中下裳带一尺，烧过之后，研米饮用。《千金方》治劳复也取女人中衣带一尺，加上女人的手脚指甲二十枚，烧了之后，搭配酒和米汁服用。《千金方》治火疮，宣称倘若遭到妇人惊吓，可取妇人中衣火炙令热，用以烫熨疮上；至于金疮犯内、血流不停，则可取交接的妇人衣带三

---

① 以月布治病，包括覆盖、烧灰敷涂和酒服各方，见马继兴《马王堆古医书考释》中《〈五十二病方〉考释》"牝痔"原文154，页516，"蛊"原文281，页632；《千金方》卷10《伤寒下》"劳复第二"、卷11《肝脏》"筋极第四"、卷20《膀胱腑》"霍乱第六"、卷25《备急》"火疮第四"；《医心方》卷7引《玄女经》；卷11《治霍乱欲死方第十三》引《葛氏方》、卷17引《集验方》、卷18引《小品方》、卷23《治胞衣不出方第十四》引《葛氏方》；《本草纲目》卷52《人部》引《梅师方》(金陵本《本草纲目》作《扁鹊方》)、《本草拾遗》、孟诜《必效方》等。

② 月布搭配其他本草治病，见《马王堆古医书考释》中《〈五十二病方〉考释》"蛊"原文284，页632；《千金翼方》卷24；《本草纲目》卷52引《博物志》；卷7"梁上尘"引《本草拾遗》等。

③ 各方见马继兴《马王堆古医书考释》中《〈五十二病方〉考释》"人并马不痫"原文86，页441；"〔肠〕病类"原文145，页498；"×烂者"原文193，页555；"蛊"原文281，页632、634；《养生方》"走"原文86，页737。页474"肠䐔"则释肠癀为男子脱肠疝气之类的疾病。

④ 沾血月布，见《医心方》卷7引《玄女经》；沾血中衣，见《千金翼方》卷20《杂病下》"沙虱第六方三十一首"。

寸烧末,配水服用。如此看来,中衣、衣带等女性贴身衣物的功效,也和月布相同。①

　　然而,女体入药,并不限于月水或沾染经血的月布与中衣。李时珍《本草纲目》将月经衣附于第五十二卷"人部"妇人月水之后;将中衣置于第三十八卷"服器部"中,似乎两者意义不同。但现存汉唐之间本草医方却未见如此分类。《医门方》以妇人月水敷治马骨刺人之毒,但《肘后方》却宣称剥割死马之时,若手遭马骨刺伤,毒攻欲死,可以将手放入女人阴中,便会痊愈。② 似乎月水之效验正因其来自女阴之中。前引《梅师方》和《千金方》以月布疗男性交接热病所导致的阴卵肿缩,《玄女经》除相同记载之外,又称以妇人阴毛烧灰水服亦可。《僧深方》以阴毛治阴阳易病,《医门方》则称"取女人阴上毛烧饮之,极救急"。比对之下,则似乎阴毛与月水也具有相同功用。③《千金方》以月布烧灰酒服救治突然中弓弩矢而不出,但同卷又称治疗类似火疮,应"初着,即以女人精汁涂之差。又方,以人精涂之"。④ 如此看来,则女性的月布和精汁实具异曲同工之效,而男精和女精又有类似作用。

　　身体的某些部分,不论男女,皆可入药,并且有时药效重叠。如前引《千金方》以女人精汁治疗火疮,并称以"人精"涂之亦瘥。《千金

----

① 治劳复、火疮和金疮诸方,见《千金方》卷 10《伤寒》"劳复第二"、卷 20《膀胱腑》"霍乱第六"、卷 25《备急》"火疮第四";《医心方》卷 11《治霍乱欲死方第十三》引《葛氏方》;《本草纲目》卷 38 引《肘后方》。

② 医方见《肘后备急方》卷 7《治卒毒及狐溺棘所毒方》。此方有但书:"有胎者不可,令堕胎。"《医心方》卷 18 引《医门方》。

③ 诸方见《医心方》卷 7 引《玄女经》,卷 14 引《僧深方》《医门方》。江绍原认为发须爪的功效有一大部分与人血和各种生物的血相同。讨论见江绍原《发须爪——关于他们的风俗》,页 20。

④ 医方见《千金方》卷 25《备急》"火疮第四"。

翼方》便明称以人精涂兵疮可止血治疗。[①] 人精治疗火疮的功效,除初着止血之外,又可作为后续涂灭瘢疤的面药。《肘后方》治疗身体和颜面上的粉瘤,建议取人精一合,以青竹筒装盛,在火上烧,并以容器盛取精汁,密封起来,三不五时地涂在粉瘤上。[②] 陶弘景则以人精和鹰屎合药灭瘢。《范汪方》称"以人精和鹰屎白敷之"可治疮瘢。《医门方》则标榜神验,说痊愈之后看不出疮伤的疤痕。《千金方》则将人精和鹰屎白每日敷涂两次的方子列入"面药"之中。[③] 同样地,陈藏器《本草拾遗》以"男子阴毛,主蛇咬,以口含二十条咽汁,令毒不入腹",而《外台秘要》则以"牛胀欲死:妇人阴毛,草裹与食,即愈"。[④] 一方面可见男女人药疗效有时或共通,另一方面亦可见遇到此种情形时,医方用字相当精确,倘不标明性别,则以男性为准,若专言女性,则会指明,如"女人精汁""妇人月水""女阴上毛"等等。

女性的月水、月布、中衣、女阴、阴毛和精汁,各有疗效又彼此相通。然而汉唐之间医方对女体的运用并不止于此。学者曾谓明代以后,月水不但具有驱鬼疗病之功,倘若饮用还能兴阳益寿,使人成仙。道书并教导"取红铅之法",以童女初潮为贵。[⑤] 就现存汉唐之间的医方而言,似乎未见服用红铅修仙成神之说。然而,汉代以降,房中养生好御童女,并且多多益善,则女体为药并不限于月水或阴毛等个别

---

① 《千金翼方》卷 20《杂病下》"金疮第五方六十二首"。

② 《本草纲目》卷 52 引。

③ 陶弘景语,见《本草纲目》卷 52《人部》引。《范汪方》语,见《医心方》卷 4 引。《医门方》语,见《医心方》卷 4 引。并《千金方》卷 6《七窍病下》"面药第九"。

④ 见《本草纲目》卷 52《人部》引《本草拾遗》和《外台秘要》。今本《外台秘要》疗牛胀则未见此方。

⑤ 《遵生八笺·灵秘丹药笺》卷上有"取红铅法",李时珍视为"方士邪术人""巧立名色",因此《本草纲目》不录。讨论见江绍原《中国人的天癸观的几方面》,页 34—36。

的部分而已。

　　自先秦"养形"传统形成以来,房中术多和行气导引、服食辟谷等并列为养护身体、延长生命的重要方术。第二章《求子医方与妇科滥觞》中介绍汉唐之间的"医方",曾说明也包括了房中书籍。前文也曾提及,房中在《汉书·艺文志》属于"生生之具"的"方技类",在《隋书·经籍志》中则列于"除疾保命"的"医方类"中。而《旧唐书·经籍志》和《新唐书·艺文志》将房中等纳入"医术类"中。从这种知识分类的角度来看,房中术除具有生生不息的效果之外,"除疾保命"更是重要功能,而行房的对象正是被认为具有疗效的人。

　　房中术在先秦被称为"接阴之道",在汉代又名"御妇人之术",其中描绘行房时女性的动作、声音、表情、甚至分泌物,详尽细腻,显示男性的观察位置,并且观察入微。[①] 学者或称古房中术有养阳与养阴二支,而后者可能为"御男子之术",素女、玄女、西王母等显然为其始祖。然而,最晚到汉代,养阴之家已被视为挟邪方术的"妇人媚道",其地位和势力不可与养阳御女之术同日而语。[②]《医心方》中保存养阴方数条,但一则其数量远不及养阳方,再则方家总不忘提醒读者尔盈我亏的原理,或称西王母之事"不可为世教",或警告"养阳之家,不可令女人窃窥",以免利器假人。凡此种种,皆可见男性才是施术养生的主体,而女性仅是其采择滋补的工具。[③]

　　房中养阳的目的在于消除百病,延年益寿,而其方法则在于透过忍精不泄、还精补脑来采盈补亏。房中书主张欲得大益,则必求"不

①　"接阴之道"语见马王堆房中书《十问》。"御妇人之术"语见《后汉书》卷72《方术列传》注。女详男略的描写与意义,见李零《中国方术考》,页383—391。

②　讨论见李建民《"妇人媚道"考——传统家庭的冲突与化解方术》。

③　引文见《医心方》卷28《房内》引《玉房秘诀》。

知道之女为善，又当御童女"；童女不必都是容色妍丽之人，只要年少、尚未生乳，而且多肌肉者即可。倘若求之而不可得，则十四五岁以上，十八九岁以下的少女，也很不错了。[1] 求得童女之后，《医心方》中亦收录检验女子肌肤、骨骼、唾液乃至阴部品质的细部标准多则。以丝发当黑、肉多骨细、阴腋光滑而未经产孕者为好女；而以槌项结喉、大口高鼻、黄发少肉、股胫生毛、身体冷瘦者为恶女。《大清经》称好女"多精液"，并且"交接之时，精液流羡"，男子即使并不深谙房中之法，若能获得此种女人与之交接，也将有益无损。之所以相女之法在于详察其阴部及腋下，正是为了寻求好女而交，以便养性延年，并且避免交接恶女，伤害了男人的身体。[2]《千金方》更进一步宣称，若财力足够，不妨精挑细选，以免"贼命损寿"。[3]

至于行房人数，以马王堆《养生方》中所录壮阳药之功效，如"食脯一寸胜一人、十寸胜十人""食脯四寸，六十五"等语来看，显然多多益善。[4] 六朝隋唐医方则称应当"一动辄易女，易女可长生"，倘若固定和同一个女人交接，则女人的阴气转为微弱，对男人的益处就减少了。因此，虽说能得七八个女人便大有益处，但若能御十二女而不施泄，则令人不老，面有美色；御九十三女而能自固，则可享年万岁。倘若接而勿施，一日一夕，数十交而不失精者，则所有的病都会痊愈，年寿日益增加，孙思邈称"去仙不远矣"。至于效法黄帝者，则"御千二

---

① 《医心方》卷 28《房内》引《玉房秘诀》和《玉房指要》。《千金方》卷 27《房中补益》亦细述采择之法。

② 《医心方》卷 28《房内》引《玉房秘诀》和《大清经》等。

③ 《千金方》卷 27《房中补益》。

④ 马继兴《马王堆古医书考释》，页 667 及其后。马继兴推测各医方最末的数字，如《玉房指要》所云"十余不息……服之一夜行七十女"，认为即表示多御。

百女而登仙",就可以修成神仙了。[①]

　　女性本为秽污之人,因其生理特质和社会角色而在合药禁忌之列。然而,秽污之属的月水既可入药,其所从出的女阴亦能治病。女体秽污,既能破、便能借之以立,学者早已析论。然而观诸汉唐之间医方所录,女体入药并不限于月水,月布、中衣、女阴、阴毛和精汁皆在合药之列。而房中养阳之术采择好女,在"彼则精液流羡、我则延年升仙"的论述中,非仅女体入药,而是女体即药了。

四、结论:"人药"的性别分析

　　人体部分入药,自古即然而续有发展。明代李时珍《本草纲目》有《人部》,其中录人药通计三十四种,自首至足,包括发髲、乱发、头垢、耳塞、膝头垢、爪甲、牙齿、人屎[②]、小儿胎屎、人尿、溺白垽、秋石、淋石、癖石[③]、乳汁、妇人月水(附月经衣)、人血、人精、口津唾、齿垽、人汗、眼泪、人气、人魄、髭须、阴毛、人骨、天灵盖[④]、人胞(附胞衣水)、

---

① 《医心方》卷 28《房内》引《玉房指要》引《玉房秘诀》,以及《千金方》卷 27《房中补益》。房中养阳以圣君为习术施术的主角和预设的读者,讨论见 Charlotte Furth, "Rethinking Van Gulik: Sexuality and Reproduction in Traditional Chinese Medicine." Furth 后又追补一文,讨论高罗佩研究中国房中术的思想与时代背景,见 Charlotte Furth, "Rethinking Van Gulik Again", pp. 71-78.

② 六朝隋唐诸医方中所录以人屎治疗的疾病有多项也可以月水治疗,如姚僧垣《集验方》治解药箭毒;《千金方》治劳复、五色丹毒、马血入疮、毒蛇螫咬;《张文仲备急方》治劳极骨蒸;《外台秘要》治骨蒸热劳、蛊毒百毒等。见《本草纲目》卷 52《人部》"人屎"条"附方"。

③ 溺白垽、秋石、淋石,皆以人之尿屎提炼煎熬而成,李时珍斥为淫欲人之方;癖石乃专心成癖或病症块凝结成石所致。见《本草纲目》卷 52《人部》。

④ 人魄、人头骨和身骨的医疗作用和礼俗意义,讨论见李建民《尸体、骷髅与魂魄——传统灵魂观新论》和李建民《中国古代"掩骴"礼俗考》二文。

初生脐带、人势①、人胆、人肉、木乃伊。大致来说,主要为人体自然排出或掉落之物,除人胆之外,并无须开膛破肚者。② 然而观诸汉唐之间的医方史传,一则似不以"人药"名之,再则人体部分入药并不限于此。李时珍曰:"神农本草,人物惟发髢一种,所以别人于物也。后世方伎之士,至于骨肉胆血,咸称为药,甚哉不仁也。"③ 显然在收录时有其选择标准。其实《本草经》置"发髢"于"虫兽上品",陶弘景集注时加乱发、头垢、尿溺和乳汁,但分类则未变,仍在虫兽之列。《千金方》所录人体部分入方合药者虽不少,但其《序例》中论用药时,却无人药之部,而兽部中也完全未提及人的部分。唐代苏敬《新修本草·兽禽部卷第十五》所收和陶弘景注《本草经》者无异。④ 学者研究唐代以降民间割股疗亲故事,发现心肝脾肺皆在割取治病之列,而主张亲子之间的血气相感观念是运用此类"人药"的基础。⑤

事实上,传统中国以人体部分入药,大凡小儿生病用父母之物,交接之病则以男用女,而女用男。⑥ 父母治儿者,如小儿客忤,《千金方》以母亲月衣治之,《外台秘要》则烧母衣带三寸,合发灰以乳

---

① 但李时珍在此条下随即明言:"人阴茎,非药物也。陶九成《辍耕录》载杭州沈生犯奸事露,引刀自割其势,流血经月不合,或令寻所割势,捣粉酒服,不数日而愈。观此,则下蚕室者不可不知此法也。"见《本草纲目》卷52《人部》。

② 李时珍《本草纲目》人药研究的最新成果,参陈秀芬《从人到物:〈本草纲目·人部〉的人体论述与人药制作》,《"中研院"历史语言研究所集刊》88:3(2017),页589—641。

③ 《本草纲目》卷52《人部》,页2925。

④ 上海古籍出版社之《新修本草》据上虞罗氏后书抄阁藏日本森立之影写卷子本缩印。原抄本为日本天平三年(731)抄本,距《新修本草》成书(659)不过七十多年。

⑤ 邱仲麟《人药与血气:"割股疗亲"现象中的医疗观念》。有趣的是,在《本草纲目》中有时仍会出现以人为兽的观念,如《主治第四卷》中"诸兽伤"部分便包括了"人咬"一项。

⑥ 以发须爪等人药治病及其通则,讨论见江绍原《发须爪——关于他们的风俗》,页20—22。

汁灌之。①《千金方》治疗小儿腹胀，建议烧父母指甲成灰，涂抹于乳头上，令儿饮用。② 陶弘景则称民俗疗法，常由母亲为小儿煎鸡蛋，拿父亲梳头乱发杂置于蛋黄之中，熬煮良久，所得汁液，给儿服用，认为可以去痰热、疗百病。③ 此种父、母、子之间的亲子感应在救助难产诸方中尤其明显，不论是横生逆产、胞衣不出、或胎死腹中，丈夫的阴毛、尿液、内衣、裤带、指甲，对产妇、胎儿都有疗效和引导作用，前面第三章《生产之道与女性经验》中已经论及。

男女互用者，如前引妇人月布可治所交男子卵缩痉挛；《葛氏方》讨论阴阳易病，主张若男子患病，则取妇人阴部的贴身衣裤，割一部分烧成粉末，一日服用三次，就可以通小便，即使男阴微微肿胀，也会立刻痊愈。倘若能获得童女的衣裤，更佳。至于女性患病，则可以用男人的衣裤。④《僧深方》解释阴阳易病，云："妇人时病毒未除。丈夫因幸之，妇感动气泄，毒即度着丈夫，名阴易病也。丈夫病毒未除，妇人纳之，其毒度着妇人者，名为阳易病也。"并称治疗阴易病，可烧妇人阴毛十四枚，令男人服用；而治疗阳易病，则烧丈夫阴毛十四枚，给妇人服用。⑤ 由此观之，房中养生，男女互用，其理益明。然而，前文已经指出，养阴之家没落不显，而养阳医方则一枝独秀。如此一来，男体部分入药固仍维持，女体为药却以全称式的形态推至顶峰了。

合药忌见妇人，过去学者以为主要或因月水不洁。然而以医方涉及性别时用字明确看来，妇人和肢体残缺者、身份过渡者并列，可

---

① 相关医方见《千金方》卷5《少小婴孺方》"客忤第四"；《本草纲目》卷38引《外台秘要》，今本《外台秘要·小儿方》中未见。
② 《千金方》卷5下。
③ 《本草纲目》卷52《人部》引陶弘景语，唯查今本《本草经集注》未见。
④ 医方见《医心方》卷14引《葛氏方》。
⑤ 医方见《医心方》卷14引《僧深方》。

见其全称式地被视为秽污之属。学者讨论明清战争中的阴门阵,分析传统方书对女阴的神奇信仰,包括以之厌炮克敌。而其机制,难以排除女阴所出的月水、恶露。① 江绍原甚具创见的论文虽然题为"中国人的天癸观",在讨论时却也无法避免涉及女性身体的其他部分。究其原因,正在于传统医方看待女体的禁忌与功效,其实是全称式而非部分式地思考。前已言及,汉唐之间医方对于月水的主要论述方式并非"污秽不洁",而是将其视为女弱的源头,并借此介入女性的生殖与身体。以医方忌见条例并不针对月水而是以"忌见妇人"的行文模式看来,对妇人身体的论述,与其说是对天癸观念的延伸,或不如说是对女体作为一种不完美存在的排拒。此种禁忌观念固然主要出现在著名医家的著作中,就现实层面而言,恐非一般医者所能遵行,然而作为一种文化思维的背景,却可能影响女性合药行医的正当性。

女性史研究近年来文章辈出,但亦颇有偏重。最初,主要集中在婚姻制度、守节再嫁,以及知名女性,如女作家和女主等几个主题。之后,平民妇女之婚育生活和职业营生等议题亦吸引学者注意。晚近,则在性别和身体文化的研究风潮下,日渐趋于探讨传统社会对女性之形象表述。本书研究中古女性的医疗照顾及其形象,前章先讨论女性行医,本章则分析文化思维。综合而言,女性以宗教身份和经验累积进行医疗,在民间虽历久不衰,却或受官方节制、或遭医者批评;女性以身体接触和下手治疗为其医护特色,但医疗论述却限制其参与合药;女性既与奴婢、六畜、不具足人并列污秽之属,其身体部分及所沾染之物却被视为具有医疗功效。汉唐之间女性在医疗论述中

---

① 讨论见李建民《"阴门阵"考——古代礼俗笔记之二》;蒋竹山《女体与战争——明清厌炮之术"阴门阵"再探》。

的主要形象并非能医良工,但以多御童女为主的房中养生观念,却可说将女体为药推至极致。

孙思邈论述女性身体,从胎产崩伤、生理结构、和心理特质阐明"女弱"的情况。王焘收录前辈的助产经验,一方面转抄崔知悌的说法,认为产图聊备一格,乃因"妇人怯弱",另一方面则接受昝殷的意见,借由标榜孕妇独产,批评助产女辈不堪为用。在男性医者看来,"女弱"的面向多端,从身心状况到工作能力,不一而足。然而,妇人秽污乃合药禁忌,却正因其具有破坏力,必须加以限制。两相参照,则似乎医方一方面视女弱为一既存事实,另一方面又视之为必须维持的一种状态。尽管如此,女性并非毫无抒情伸志的机会,只是她们获得褒扬的场合,多半在以女弱之躯牺牲奉献,为他人的福祉刚强壮胆。这一点,在女性负责家庭内的健康照顾角色时最为明显,以下便探讨之。

第八章　男女有别

——家庭中的医护活动

一、前　言

　　近年来随着性别与身体文化的研究风起云涌，探讨女性与医疗照顾的专论也陆续出版。然而，或许因为资料多寡有别，大多数论著集中在明清时代提供医疗资源的女性，并且以家传女医的议题最受学者青睐；至于日常生活中女性担任健康照顾乃至其中所涉及的性别角色问题，则论者较少。熊秉真在介绍近世中国的乳哺之道时曾谈及乳母的照护角色，在分析明清家庭中的母子关系时，也曾申述母亲含辛茹苦照顾儿子的社会与性别意义。① 而周婉窈讨论清代妇女割股疗亲，将她们的极端道德行为放在桐城派教化思维的脉络中分析，其研究可说已将医疗照顾与女性的自我实现乃至

---

① 　见熊秉真《幼幼——传统中国的襁褓之道》；熊秉真《明清家庭中的母子关系——性别、感情及其他》。

性别认同接榫。[1]

　　其实女性与医疗的关系错综复杂，并不限于明清；女性提供照顾资源管道多端，也不限于行医。本书前半部着重女性在生育文化乃至传统妇科中的角色与地位，后半部则集中讨论女性作为医疗照顾者的事迹与形象，先蒐罗女性从事医疗活动的纪录，然后分析文化思维中对其不利的部分，本章则从家庭内健康照顾的角度切入，尝试了解不以医疗为业的女性，如何参与生老病死各个人生阶段，乃至她们在当代和历史上的评价。既言健康照顾，便不始于患病，举凡日常卫生保健，侍疾护理，延医调药等皆在讨论之列。由此角度出发，则男女在家庭内外的医护活动及其形象差异立判。以下便先述女性提供健康照顾，次论男性的侍疾特色，末及医护活动的性别分析。

二、健康照顾符合女性伦理角色

　　《礼记》曰："子生，男子设弧于门左，女子设帨于门右。"又说，之所以如此，正在于显示男女之别：以弧表现男子将涉猎武功之事；而帨，亦即所谓"事人之佩巾"，则是用来凸显女子的人生将以服侍他人为主。[2] 事人者，按《列女传》引孟母之言，则不外"精五饭，羃酒浆，养舅姑，缝衣裳而已"[3]。传统中国的性别规范既以女子事人为礼，现实生活中的性别分工也以女性担任家内照顾为常。不论是母亲长养幼

---

① 周婉窈《清代桐城学者与妇女的极端道德行为》。邱仲麟亦曾数论唐代以下的割股疗亲现象，唯其中虽稍涉女性事例，其重点却不在性别问题。见邱仲麟《不孝之孝——唐以来割股疗亲现象的社会史初探》与《人药、血气与孝感：割股疗亲现象中的医疗观念与民俗信仰》二文。
② 《礼记》卷 28《内则》。
③ 《列女传》卷 1《母仪传》"邹孟轲母"。

儿、妻子侍奉丈夫、女儿孝养父母、或媳妇敬事舅姑，既以饮食起居为主，难免涉及料理婴孺与照护老病之事。她们或嘘寒问暖、按摩护理，或煎汤丸药、割股疗亲，一方面以健康照顾行为展现其性别特色，另一方面也透露人们生活中第一线医护运作的实况。

1. 接触、观察与卫生保健

母亲照顾幼儿的卫生健康，古或称"推燥居湿"，今俗言把屎把尿。第五章《重要边缘人物——乳母》中所引徐美人墓志铭，便以"推燥居湿"形容她尽心尽力地照顾贾南风。大足石刻描绘母亲抚育保护之恩，也举"推燥居湿"作为代表。不论文字或图像，都显示平日的接触频繁、观察入微，是健康照顾的第一道防线。皇室贵族之婴幼儿由乳母哺育，其健康疾病、死生寿夭，皆与乳母息息相关。一般民家生儿育女，母亲大抵事必躬亲，乳哺抱抚之外，又包括沐浴洁身。诸多生子不举的故事显示，贫家因产母死亡，又无力佣买乳母，而不得不考虑弃养新生儿，可见母亲乳养之关键性。

汉代故事称吕仲子的婢女过世，留下一名四岁的女儿。婢女葬后犹数度回来抚循，甚至为女儿沐头浣濯。此虽是志怪故事，却可见贫家小儿由母亲怀抱洗澡的情形。[①] 史传中偶尔也可见贵族母亲由婢仆协助，为儿沐浴的场面。如《北史》便曾记载高昂的母亲张氏，命婢女烧煮热水，准备为高昂两岁的哥哥洗澡，不料婢女擅离职守，而家中畜养的一只猴子竟解开了绳套，将在一旁等着沐浴的男孩投入鼎中，以致滚烫而死。张氏便令人在村外堆积柴薪，将婢女和猴子一同捆绑，放火烧了，再将其骨灰洒于漳水之上，然后才哭。史家记载

① 《全后汉文》卷 15《桓谭》。

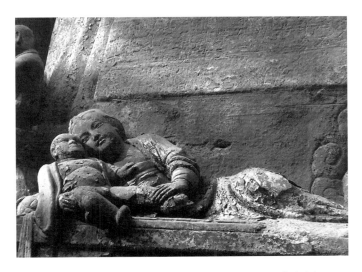

图 19　大足石刻父母恩重造像"推燥居湿恩"（作者摄）

这段故事,原在说明高昂自幼时便有壮气,性格与母亲相类。① 不过,却也可从中一窥中古大家族中负责洗儿者,不论是婢仆或母亲,皆由女性担任。

刘宋陈延之《小品方》中曾录一医案,更显示身体接触与观察入微正是日常生活中母亲发现幼儿患病的机缘和处理方式:

> 又有一家女子,六七岁许,患腹痛,其母与摩按之,觉手下有一杠物在儿肉里,正平横耳。问儿曰:哪得针在肉中? 大惊怪。脱衣看之,肉完净,无有刺处,按之,亦不患针痛,唯觉腹里痛耳。其母即以爪甲重重介之,乃横物折爪下两段,亦不偏痛。迎师诊之,共察若吞针刺物者。其婴儿时,不经鲠碍,唯恐养儿时,母常

① 《北史》卷 31《高昂传》。

带针,裸抱横儿体,针入儿肌肤中,而纵觉痛啼呼,与乳卧息便
止,遂成不觉,今因腹痛,摩之知耳。铁得土木湿,皆生屑易朽,
针在人肉中经数岁,肉得血气,皆朽也,故介之即折,令患腹痛不
安,但疗腹痛,服温中汤下心腹病,差。后长大嫁,因产乳,不闻
道针处为患,故记之。①

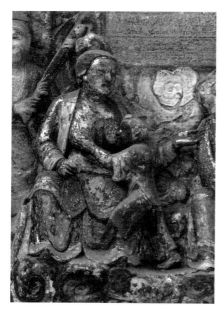

图 20　大足石刻父母恩重造像"哺乳
养育恩"(作者摄)

　　母亲自儿女婴幼之时,即
"裸抱""与乳",身体接触频繁;
而幼女腹痛,显然先向母亲诉
苦,由母亲做初步检查。检查
之时,除"问儿""脱衣看之"之
外,亦可能采取一些措施,或尝
试减轻幼女痛苦,或观察有无
其他变化。然后才决定延请医
师。医师诊疗,也需仰赖自幼
照护的母亲提示生活细节、幼
儿病史,以供参考判断。裸抱
与乳的场景,大足石刻中的"哺
乳养育恩"令人有如身历其境。
汉代石刻与雕塑则显示母亲即
使在劳动时仍然背负幼儿,一
方面可见日常生活中的身体接
触与观察是女性照顾幼儿的重要管道,另一方面也显示女性的全方
位照顾者角色,似乎无所逃于天地之间。

① 《外台秘要》卷 36 引《小品方》。

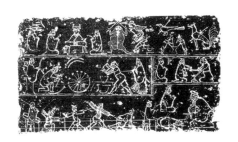

图 21　女性背负幼儿参与制轮（引自
《嘉祥汉画像石》）

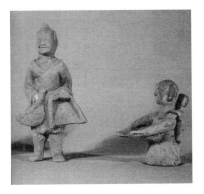

图 22　女性背负幼儿参与劳动（引
自《中国美术全集·秦汉雕塑》）

　　健康照顾首重预防疾病。六朝故事显示母亲注意幼儿健康常限
制其过劳成疾，或阻止好学的幼子彻夜苦读，或不准聪慧的幼子清谈
达旦。昼夜读书，如刘宋沈约笃志好学，昼夜不倦。母亲恐其积劳成
疾，常命他减油熄灯；北朝祖莹八岁便能诵诗书，十二岁为中书学生，
耽溺于书本，父母恐其成疾，禁之却不能止。① 通宵清谈，如东晋名士
卫玠多病体羸而好言玄理，因而经常被母亲禁止；另一东晋名士谢朗
则善言玄理，文义艳发，幼年时在叔父谢安家遇见沙门支遁，两人辩
论，互相质难。谢朗当时大病初愈，身体不堪负荷，母亲王夫人隔墙
听闻辩论，大为忧心，两度派人召他回家，但谢安留他，王夫人只好亲

① 沈约事，见《梁书》卷 13《沈约传》。祖莹事，见《北史》卷 47《祖莹传》。《北史》并称祖莹
　　"常密于灰中藏火，驱逐僮仆，父母寝睡之后，燃火读书，以衣被蔽塞窗户，恐漏光明，为
　　家人所觉。由是声誉甚盛，内外亲属呼为圣小儿"。

自出面,表示"新妇少遭家难,一生所寄,唯在此儿",然后流涕抱儿归返。① 沈母与王夫人皆守寡养儿,自然更加细心。而祖莹的父亲也对儿子的生活形态表达焦虑之意,可见并非漠不关心。不过,一般而言男性对家人健康照顾的模式与女性有别,这一点,将在下一节细论。

女性观察家中成员、嘘寒问暖,并不限于儿女。东汉太常周泽,史称其人清洁循行,敬事宗庙,经常带病守斋。妻子看他老病,颇为同情,便探问他的辛苦。不料周泽大怒,认为妻子干犯斋禁,竟然将她收送诏狱谢罪,对她的问候关照毫不领情。②《后汉纪》则载樊英曾经卧病,妻子派遣奴婢拜问其疾,樊英竟然下床答谢,引起友人对于他过礼的疑问。③ 而隋代酷吏田式因故贬官除名,史称其"惭恚不食,妻子至其所辄怒,唯侍僮二人,给使左右。从家中索椒,欲自杀,家人不与。阴遣侍僮诣市买毒药,妻子又夺弃之"。④ 既与家人隔绝,不肯饮食,又有自杀倾向,以今日观之,田式可谓有心理卫生方面的问题,而其妻子必须不时防其自杀、夺弃毒药,亦可见以观察为首的健康照顾情形。

女性提供健康照顾、介入医疗护理,于礼有据。除了丈夫子女之外,最重要的莫过于"妇事舅姑,如事父母"。于此,礼经规范巨细靡遗,其中不乏涉及保健疗疾者:

> 妇事舅姑,如事父母。鸡初鸣……以适父母舅姑之所。及

---

① 卫玠事前章讨论"看杀"时已经提及。谢朗事,见《世说新语校笺·文学第四》;余嘉锡《世说新语笺疏》,页226—227同。《晋书》卷79《谢朗传》亦载。
② 《后汉书》卷79《儒林列传》。当时人评论此事,语曰:"生世不谐,作太常妻,一岁三百六十日,三百五十九日斋。"显然颇同情其妻。
③ 《后汉纪》卷18《顺帝纪》。
④ 《北史》卷87《酷吏传》。

所，下气怡声，问衣燠寒，疾痛苛痒，而敬抑搔之……饘、酏、酒、醴、芼、羹、菽、麦、蕡、稻、黍、粱、秫，唯所欲；枣、栗、饴、蜜以甘之，堇、荁、枌、榆、免、薧、滫、瀡以滑之，脂膏以膏之……冠带垢，和灰请漱；衣裳垢，和灰请浣……五日则燂汤请浴，三日具沐。其间面垢，燂潘请靧，足垢，燂汤请洗。①

《礼记》这段文字，接在"子事父母"之后，表明侍奉双亲乃夫妇两人的责任。下气怡声、晨昏定省，除了观测父母舅姑的寒暖之外，也是以和颜悦色之"孝"来维护其心情愉快。理论上，这是夫妇共同的功课，然而在执行时，由于妇主中馈，饮食甘滑以悦父母舅姑之口腹，为人妇者其实责无旁贷。以此观之，妇事舅姑，实为一全方位的健康照顾，需面面俱到而责任重大，因而难免有不及之处。

东汉孝妇姜诗之妻庞氏事姑顺谨，史称：

> 母好饮江水，水去舍六七里，妻常溯流而汲。后值风，不时得还，母渴，诗责而遣之。妻乃寄止邻舍，昼夜纺绩，市珍羞，使邻母以意自遗其姑。如是者久之，姑怪问邻母，邻母具对。姑感惭呼还，恩养愈谨。其子后因远汲溺死，妻恐姑哀伤，不敢言，而托以行学不在。姑嗜鱼鲙，又不能独食，夫妇常力作供鲙，呼邻母共之。舍侧忽有涌泉，味如江水，每旦辄出双鲤鱼，常以供二母之膳。②

庞氏竭尽所能供姑饮食，又强忍丧子之痛护姑之心，较之礼经教导可谓有过之而无不及。然而，她冒风汲水、远行迟归，却遭到丈夫遣离的待遇，一方面透露女性担任全方位照顾者时捉襟见肘的窘境，另一

---

① 《礼记》卷27《内则》。
② 《后汉书》卷84《列女传》。

方面也可见虽然礼经号称夫妇一同侍奉双亲,但主妇实为执行之人,成败优劣由丈夫督导。前引高昂母张氏的故事显示,贵族母亲可以差遣婢女实际操作,若婢女犯错,也可处罚,乃至于死。可见同一性别之中亦有阶级差别存在。然而,此处孝子姜诗的故事,却显示实际负责日常照顾的人是庞氏,但庞氏犯错却由姜诗出妻处罚之。两相对照,则可见同一阶级之内的性别尊卑。[1]

此外,由《礼记》引文可知,对于妇事舅姑的要求,除了饮食或心情,尚包括靧面洗足、漱冠浣衣,家人的清洁卫生也是妇女日常需注意之事。[2]倘若父母舅姑"疾痛苛痒",更应"敬抑搔之"。抑者,按也;搔者,摩也。由此观之,按摩护理显为家中女性照顾者必任之务。有趣的是,东汉光武帝诏赐侯将军归田里,同情将军老矣,不知夜里躺卧有谁能为他搔背抓痒,因而建议不如令妻子随从归乡。[3]如此说来,女性日常生活中负责按摩搔痒的服务对象,并不限于父母舅姑,也包括丈夫在内。

2. 延医、调药与奉汤

身体接触与平日观察,有助于评估健康状况。而一旦发现疾病,女性为家人或延医治疗、或亲调药膳、或手自奉汤,除表现健康照顾

---

[1] 性别与阶级之间的关系,乃至女性是否为一被压迫的阶级,是妇女史学史上的重要议题,早期讨论见 Joan Kelly, "The Social Relation of the Sexes—Methodological Implications of Women's History", pp. 809-823;1986 年 Joan Scott 提出性别作为一种分析类别之后,更加深并提升了理论的层次,见 Joan Scott, "Gender: A Useful Category of Historical Analysis", pp. 1053-1075. 近年性别史研究进一步强调多元交织以扩大视野,中国史方面的初步讨论,见衣若兰《论中国性别史研究的多元交织》,页 167—230。

[2] 传统中国沐浴保健的观念和做法,讨论见刘增贵《中国古代的沐浴礼俗》。

[3] 《全后汉文》卷 2《光武帝二》,页 4a(483),"赐侯将军诏"。光武重臣姓侯者唯侯霸,卒于任上,未知此处侯将军所指何人。

的多元面向外,亦借此彰显女性的伦理角色。《史记》载汉高祖晚年击黥布时,为流矢所中,患病甚为严重,便是由吕后召迎良医诊治。①晋王叔和《脉经》中亦记录母亲携女求诊事例:

> 师曰:有一妇人将一女子,年十五所来诊,言女子年十四时经水自下,今经反断,其母言恐怖。师曰:言此女为是夫人亲女非耶? 若亲女者,当相为说之。妇人因答曰:自是女尔。师曰:所以问者无他,夫人年十四时,亦以经水下,所以断此为避年,勿怪,后当自下。②

古代妇女求诊情形,颇难确知。但《脉经》卷九讨论妇人各种疾病,许多条以"有一妇人来诊"之语启始。而前来就诊的妇女,可能大多为社会中上阶层,王叔和或称她们"夫人",或形容她们"好装衣来诊"。上引此条则显示,女子十四岁时初经来潮,十五岁时却突然停止,若非母亲平日观察入微,便是女儿向母亲自诉困惑。母亲得知,甚觉危险,便携女就诊,而求医的对象,又以自己自幼即熟识者为优先考量。而王叔和作为看诊的医生,竟然记得母亲十四岁时的症状,表示医病若非旧识,就是有病历存档。《周礼》中已有建立病历的观念,汉代淳于意则有编辑医案而成的《诊籍》,王叔和若将特殊病历存档,似乎并不足为奇。这个故事一方面透露了"家庭医师"登录病历的可能性,另一方面则显示由于母亲是主要照顾者,故而也常是求医时机与人选的决定者。

以上这个例子当中,医者诊断认为并无大碍,其他故事中则不乏

---

① 《史记》卷 8《高祖本纪》。
② 《脉经》卷 9《平带下绝产无子亡血居经证第四》。

后续照顾情形,如晋代陈寿有疾,便曾经令婢女丸药。[①] 而继母借由调药尝药等照顾活动,终于获得继子之心的故事,也是史传喜欢收录的主题。《后汉书》记载李穆姜嫁汉中程文矩为妻,文矩出任安众令而命丧于官。文矩前妻有四子,自以非亲生,文矩死后,益发憎毁穆姜。直到长子程兴患病困笃,穆姜出于自然的恻隐之心,亲自调理药膳,慈爱温仁地照顾他,才出现转圜的余地。程兴生病良久,一旦痊愈,便招来三个弟弟,诫己训人:"继母慈仁,出自天受,吾兄弟不识恩养,禽兽其心",表示若不能悔改,则穆姜为母之道将益发隆美,而兄弟四人的罪过反就更沉重了。[②]

继母照顾前妻子女的故事,唐代的墓志铭中也有事例。唐代裴琪自幼丧母,赖继母李氏抚养长大,及笄之年,正待婚嫁,却患病不起,李氏照顾经年,而药石罔效。其父裴弘泰所撰墓志清楚描绘其中辛酸,形容李氏无时无刻不在抚恤女儿,夜以继日地尝膳求医。学者尝引此例说明唐代父女关系以感情为基础的情形。[③] 然由志文看来,实际操作执行照顾者仍是身为女性的继母,而非多情的生父。事实上,男性多以忧念伤心表现对患病家属的感情,正与女性经常负责实际劳动形成有趣的对比。

医师诊治之后,女性为丈夫、舅姑和父母调药、先尝、亲奉等例,史迹斑斑,历历可考。如此行者,或可享受赞誉,不如此行,则难免遭遇责难。妻妾事夫主,如西汉常山宪王患病,所幸诸姬常留宿侍病,并先自尝药,而王后脩则因希得幸,以妒媚不常侍病,辄归舍。结果

① 《晋书》卷 82《陈寿传》。
② 《后汉书》卷 84《列女传》。
③ 周绍良《唐代墓志汇编》,元和一三七号,(失题),页 2046。讨论见卢建荣《从在室女墓志看唐宋性别意识的演变》。

宪王薨后,有司请废王后脩,汉武帝许之。^① 晋武帝咸宁二年(276),琅琊人颜畿得病就医,竟因服药过多而成植物人,导致家人疲于供护,家业营生皆无暇顾及。《晋书》便明言:"阖家营视,顿废生业,虽在母妻,不能无倦。"^②这个故事有下文,由于"虽在母妻,不能无倦",颜畿之弟颜含遂弃绝人事,躬亲侍养,足不出户十三年。虽然颜畿终究未能再起,但颜含因亲侍病兄而获得孝友美名。不过,母亲和妻子的照顾者角色却被撰史者视为理所当然。倒是唐顺宗庄宪王皇后和懿宗郭淑妃,由于是皇室妇女,因此照料丈夫时"供侍医药、不离左右",史传皆加以赞誉。^③

至于妇事舅姑,如三国时汉中礼脩,"顺姑,恩爱温润",乃至姑病危时竟宣称:死也要死在贤妇手中。^④ 或如南朝时秣陵朱绪之母患病积年,忽然思食菇羹,朱绪之妻便到市场买菇煮羹,欲奉养之。这个故事也有下文。朱绪回家,发现妻子煮了菇羹,竟说病人哪能饮食,便一口气将羹食尽。母亲见状大怒,向天诅咒,"令汝哽死",朱绪闻言心中介介然,结果便血,次日即死。整个故事将不肖儿子和贤德媳妇对照,强烈地凸显了媳妇在父系家族中的照顾者角色。^⑤ 此外皇室媳妇也不乏亲身奉养的例子,如隋文帝兰陵公主阿五亲奉汤药;隋炀帝长女南阳公主"亲调饮食,手自奉上";或如唐文宗岐阳庄淑公主"不解衣,药糜不尝不进"。^⑥ 至于唐代平原郡君陆夫人姑患病,夫人

① 《史记》卷59《五宗世家》。《汉书》卷53《常山宪王刘舜传》同。
② 《搜神记校注》卷15。又见《晋书》卷88。
③ 王皇后事,见《旧唐书》卷52《后妃传》。郭淑妃事,见《旧唐书》卷19《懿宗本纪》。
④ (晋)常璩著,任乃强校注,《华阳国志校补图注》卷10下《汉中士女第十》。
⑤ 《南史》卷73《孝义萧睿明传》。
⑥ 杨阿五事,见《隋书》卷80《列女传》。南阳公主事,见《隋书》卷80《列女传》。庄淑公主事,见《新唐书》卷83《诸帝公主传》。

经年累月亲侍汤药；或如唐夫人姑年高无齿，夫人"每旦，栉縰拜阶下，升堂乳姑"，皆得蒙史传记载称扬。①

北朝公主以善妒骄贵闻名，如隋代两位公主亲侍患病公婆者或不多见，因此不但南阳公主为世人所称道，杨阿五折节遵于妇道，隋文帝闻之大悦，连带地也逐渐宠遇阿五之夫柳述。有趣的是，阿五为文帝之女，敬事舅姑竟令文帝宠遇其夫，似更佐证了丈夫在孝事双亲中的督导角色。一般世族之家或平民百姓，或因礼教影响、或因实际需要，妇事舅姑，更是责无旁贷。晋王澹、王沈之母郭氏即因自己身患重病，未能亲自侍奉病姑临终，竟然遭到休弃，死于娘家：

> 晋王澹、王沈与其叔征南将军昶书曰："亡母少修妇道，事慈姑二十余年，不幸久寝笃疾，会东郡君初到官而李夫人亡。是时亡母所苦困剧，不任临丧。东郡君自痛远不得尝药，而妇宜亲侍疾而不得临终，手书责遣，载病大归，遂至殒亡……"②

根据王澹、王沈的说法，其父东郡君过世之前曾经表示后悔，而他二人的母亲活着的时候没有过错，去世了却背负着出妻之名。于是二人依照"春秋之义，原心定罪"的观点，乞求叔父容许他们将亡母的神柩迎回改葬，认为如此才能"上当先姑慈爱之恩，次释先君既往之恨，下蠲亡灵无负之耻"。郭氏病危之时遭到休弃，直到王氏兄弟向叔父力争，并经廷议论决，才得迎亡母归葬，获得正式平反，可见媳妇亏缺照顾之责，事关重大。

---

① 陆夫人事，见《唐代墓志汇编》，延载〇〇三号，《唐故中书侍郎弘文馆学士同中书门下三品乐安孙公夫人陆氏平原郡君墓志铭并序》，页861—862。唐夫人事，见《新唐书》卷163《柳公绰传》。
② 按：东郡君，王澹、王沈之父；李夫人，澹、沈之祖母；大归，谓被遣还本家也。事见《通典》卷102"母非罪被出父亡后改葬议"。

　　至于孝女医护老病双亲,不论在室、出家或出嫁都有例可考。在室者,如南朝会稽寒人陈氏有三女而无男,祖父母年八九十,已经老昏而无所知,父亲则病瘫困笃。三个女儿相率到西湖采菱蓴,次日则至市中货卖,照顾之责,未尝亏怠。① 或如第六章《女性医疗者》中所引诸暨东洿里屠氏女,父失明,母痼疾,亲戚相弃,乡里不容。屠氏女便将父母迁居远住苧罗,昼采樵,夜纺绩,不废供养,直到父母去世,山神召她成为巫医。或如唐代卢全嗣久病,其女侍疾操劳,甚至也一病不起,卢全嗣为亡女作墓志,称"吾疴瘵弥旷,动必待人,汝之待吾,曾无倦色;汝复婴疾,吾所痛心"。李孙孙亦唯恐父亲苦病而隐瞒自己的病情以至于亡。② 以上都是在室女儿照顾父母之例。至于出家者,如前引刘宋比丘尼慧木十一岁即出家,并且俗家另有兄长,却仍因母老病口中无齿,为母咀嚼肉脯,以致口不净不能受具足戒。③ 出嫁者,如东汉和熹邓皇后母新野君病,皇后"自侍疾病、至乎终尽"。或如北魏胡国珍病,女儿灵太后"亲侍药膳"。或如唐代乐安孙氏,因"先夫人违念,不忍离供养"而长居本家。或如元稹母病,姊既嫁仍归家亲侍汤药,达两三年。④

　　出嫁女儿归宁奉养父母之疾,似为唐人视为理所当然。刘仁轨夫人老疾,武则天召而问曰:"年老抱疾,几女在旁?"虽然夫人对曰:

---

① 《南史》卷73《孝义传》。

② 卢全嗣女事,见《唐代墓志汇编》,圣武〇〇二号,《范阳卢氏女子殁后记》,页1724—1725。李孙孙事,见《唐代墓志汇编》,贞元一〇九号,《赵郡李氏殇女墓石记》,页1916。

③ 《比丘尼传》卷2《宋》。

④ 汉和熹邓后事,见《后汉书》卷10《后妃本纪》。北魏灵太后事,见《魏书》卷83《外戚列传》。唐代乐安孙氏事,见《唐代墓志汇编》,元和〇一五号,《唐许州长葛县尉郑君亡室乐安孙氏墓志铭并序》,页1959。元稹姊事,见《元稹集》卷58《夏阳县令陆翰妻河南元氏墓志铭》。唐代妇女照顾本家亲人疾病的讨论,见陈弱水《唐代妇女与本家的关系》。

"妾有男及妇,殊胜于女",而则天嘉之,但武后之所以会如此提问,显示当时女性年老由女儿照顾应相当普遍。① 即使如此,由于婚嫁以致难以兼顾本家与夫家者,其实亦所在多有。或如唐代山阳女赵氏,侍父疾,终不嫁。或如刘寂妻夏侯碎金,父因疾丧明,碎金乃求离其夫,以终侍养。或如于敏直妻张氏,数岁时父母微有疾,即观察颜色,不离左右,昼夜省侍,但出嫁后闻父病,却束手无策,号泣几绝,得知父丧,痛心疾首,一恸而卒。② 至如李妙法割乳留子以奔父丧,则更凸显了孝女与慈母两种照顾者角色的内在冲突,读来令人不忍:

> 李孝女者,名妙法……闻父亡,欲间道奔丧,一子不忍去,割一乳留以行。既至,父已葬,号踊请开父墓以视,宗族不许。复持刀刺心,乃为开。见棺,舌去尘,发治拭之。结庐墓左,手植松柏,有异鸟至。后,母病,或不食饮,女终日未尝视匕箸,及亡,刺血书于母臂而葬,庐墓终身。③

3. 祈祷、割股与弃保

无论就自我认知或社会期望而言,女性皆以家人之健康照顾自任,倘因贫困、或因病笃,而有汤药不及之处,则或诉诸神明,或寻求激烈措施。现代医护照顾者的心理卫生研究显示,长期照顾病人者常在病人病危时反应强烈,而在病人病逝之后,忧郁自责、难以自拔。其中,由于女性经常被视为当然的照顾者,故而更难适应被照顾者死

---

① 《唐代墓志汇编》,开元三〇四号,《大唐故十学士太子中舍人上柱国河间县开国男赠率更令刘府君墓志》,页 1366。讨论见陈弱水《唐代妇女与本家的关系》,页 211。本文后经增补五代部分,收入陈弱水《唐代的妇女文化与家庭生活》。
② 山阳女赵氏事,见《新唐书》卷 205《列女传》。刘寂妻夏侯碎金和于敏直妻张氏事,见《旧唐书》卷 193《列女传》。
③ 《新唐书》卷 205《列女传》。

亡后的悲伤失落。此种观察,对分析传统史传中孝女烈妇的殉死故事,甚具启发。[1]

女性为患病亲属求神折寿等事例,史传中俯拾可得。西汉孝元冯昭仪,其孙未满周岁而患眼疾,昭仪亲自养视,几度祷祠祈求解决。[2] 而祖母照顾病孙的故事,最有名的或即晋初上书陈情辞官养亲的李密。史称李密"父早亡,母何氏改醮。密时年数岁,感恋弥至,烝烝之性,遂以成疾。祖母刘氏,躬自抚养"。密上书陈情时四十四岁,祖母九十六岁,而密书中谓"臣少多疾病,九岁不行,零丁辛苦,至于成立"。六旬老妪孤立无援,养护病孙,辛苦之状,令人唏嘘。[3]

此外,南朝孝女羊淑袆,居父丧时痛哭吐血,其后母亲患病,淑袆半夜祈祷,忽见一人在树下,自称枯桑君,曰:"若人无患,今泄气在亥,西南求白石镇之",说完便不见了踪影。而淑袆之母次日便如其言痊愈。[4] 唐代又有文安县令夫人薛氏,事姑诚孝,姑患重病,医药无法治愈,薛氏在七月七日夜诵《妙法莲花经》,为姑祈福,结果姑之苦痛,应时康复,以致远近宗亲皆认为是至孝冥感,大悲降福,将她媲美汉代孝妇姜诗之妻庞氏。[5] 而王武子新妇守十年活寡,劳动养姑,最终则以割股疗亲获得封赏:

> 王武子者,河阳人也。以开元年中征涉湖州,十年不归。新

---

① 现代女性的悲伤调适研究,见林方皓《女性的悲伤调适》;J. W. Worden, *Grief Counseling and Grief Therapy*,李开敏、林方皓等译,《悲伤辅导与悲伤治疗》。

② 《汉书》卷 97 下《孝元冯昭仪传》。"祷解"为汉代巫术性医疗法,亦为道教徒所采用,讨论见林富士《试论〈太平经〉的疾病观念》。

③ 《晋书》卷 88《孝友李密传》。

④ 《南史》卷 73《孝义传》。

⑤ 《唐代墓志汇编》,万岁通天〇一四号,《瀛州文安县令王府君周故夫人薛氏墓志铭并序》,页 897—898。

妇至孝,家贫,日夜织屦为活。武母久患劳(痨)瘦,人谓母曰:"若得人肉食之,病得除差。"母答人曰:"何由可得人肉?"新妇闻言,遂自割眼(股)上肉作羹,奉送武母。母得食之,病即立差。河南尹奏封武母为国太夫人,新妇封郿郡夫人,仍编史册。①

不论是恳请神仙帮忙、诉诸佛陀悲悯、或是剖刮自己的肌肤,一方面表现患者病情已非人力所可为,另一方面也反映照顾者困兽犹斗的惨况。然而激烈的措施并不限于割股疗亲,有时甚至出现弃保效应。如南朝何胤之妻因胤寿尽而求代夫死,宁愿弃己一生以保夫命。② 西晋羊祜曾有一兄羊承,因与祜前母所生子羊发同时患病,羊祜之母推度难以两存,"乃专心养发,故得济,而承竟死",是舍弃亲子照顾丈夫亡妻之子的例子。③ 女性照顾家族成员面临左右为难的困境而必须弃此保彼,汉魏六朝案例不一而足,第四章《堕胎、绝育和生子不举》中已经申论。照顾病童尤其艰辛,倘若一再复发而求助无门,则母亲也可能束手无策乃至弃之不顾。前章中曾提到东晋时一位母亲将痫病发作的儿子活埋,以致遭到惩处的案子,以下再来看看故事的细节:

> (东晋)安帝义熙十四年,大司马府军人朱兴妻周坐息男道扶年三岁,先得痫病,周因其病发,掘地生埋之,为道扶姑女所告,正周弃市刑。美之议曰:"自然之爱,虎狼犹仁。周之凶忍,宜加显戮。臣以为法律之外,故尚弘物之理。母之即刑,由子明法,为子之道,焉有自容之地。虽伏法者当罪,而在宥者靡容。

---

① 潘重规《敦煌变文集新书》卷 8 之 2《孝子传》,页 1266。
② 《南史》卷 30《何尚之传》。
③ 《晋书》卷 34《羊祜传》。

愚谓可特申之遐裔。"从之。①

　　虽然先秦以来的礼书中,教导子女孝敬父母的规范远多于教导父母抚养子女的法则,但自秦汉以降中国法律在教孝惩逆之外,一来为维护伦理,再来为保障人口,一向都严禁擅杀子女。此在《堕胎、绝育和生子不举》章中已经说明。上述这个案例中,周氏埋儿,依律当处弃市,便显示法律对于父母抚养子女所设的底线。而徐羡之建议宽宥,并非同情母亲照顾病童的艰辛,而是站在"母由子死,则子情何以堪"的立场发言。从"自然之爱,虎狼犹仁"一语,可知徐羡之对于母亲的抚养照顾职责毫无疑问,对于照顾者所面临的困难则不予考虑。现代家庭中儿童虐待的研究,站在"不教而杀是谓虐"的立场,主张将父母也视为受害者,应当一同接受辅导。② 但传统社会在"母职天性"的思维之下,则采不同看法。由前章所举诸多事例可知,此种母职天责唯有在另一更高的伦理价值出现时,才可能受到挑战,例如为了孝养寡母或义养亲族之子以存其胤脉的情况下,弃养亲子的妇女才可能不受责罚,反而荣获旌表。

　　其实,女性担任照顾事迹断不止上述诸例。以六朝世族合居,长姊寡嫂抚育稚弟幼叔,医护病患当亦有之。而如南齐王氏盲女因父母皆亡而眼目出血,经妹妹王娥舔舐才得开启左目;唐颍川陈宣鲁,在长安患病疾困,肩舆来到洛阳,投靠孀姊韦氏,在姊姊家就医治疗,长达数月;或如白居易妻姊杨夫人卧病本家,由姊妹视疾,则可见姊

---

①　《宋书》卷43《徐羡之传》。

②　余汉仪《儿童虐待——现象与视角》。

妹的医疗照顾角色,即使在各自出嫁后也可能持续。[①] 事实上,汉唐之间列女传记、墓志碑铭虽然语多抽象却暗示丰富。或谓"恭养父母"、或谓"敬事舅姑"、或谓"恂抚群子",倘若以礼经所规范之内容推敲,则按摩护理、食疗保健等任务,大概皆一肩双挑。

综观上引例证,可以归纳女性健康照顾的几点特色。首先,女性事人,对象十分多元,几乎包括所有家中成员,而方式相当全面,从日常保健、初步检查、决定求医、携女就诊、调药丸药、以至亲尝奉汤等等,轻者或嘘寒问暖、按摩护理,重者则离婚侍疾、割股疗亲。其次,大部分的工作,以今日观之,或可称为预防保健和居家护理。但由孝元冯昭仪为孙省病"数祷祠解",羊淑祎得仙人指点以白石镇气法治愈母疾,王武子新妇割股疗姑病即得痊愈看来,对中古病家而言,医护之间或许未必有绝对的界线。病家医巫兼采、医护并用,并不表示他们不知道谁是医生。尽管如此,一旦照顾者获得医药知识之后,随即扮演起医者角色,则更彰显医生并非唯一,甚至很可能不是主要提供医疗照顾的人。[②] 再者,由李穆姜"亲调药膳"、陈寿婢受命"丸药"诸例观之,居家护理之女性颇有识药之人。最后,女性提供医疗照护,似乎具有丰富的社会意涵。继母以之改善与继子的亲子关系(如李穆姜);孝妇以之彰显父家礼教与夫家合洽(如隋代两位公主);孝

---

① 王氏盲女事,见《南齐书》卷55《孝义王娥传》。陈宣鲁事,见《唐代墓志汇编》,开成○四○号,《唐故乡贡进士颍川陈君墓志》,页2198。杨夫人事,见《白居易集笺校》卷40,页2654—2655。讨论见陈弱水《唐代妇女与本家的关系》。

② 吴一立研究明清妇科知识流传,也指出人们在处理妇科疾病时,常在家中自备药方、自调药饮,并不强调专家业余之分,见 Yi-li Wu, *Transmitted Secrets: The Doctors of the Lower Yangzi Region and Popular Gynecology in Late Imperial China*. 人类学家 Arthur Kleiman 研究1970年代台北人面对家中成员病痛时的态度也显示类似的情况,见 Arthur Kleiman, "Family Based Popular Health Care" in Kleiman, *Patients and Healers in the Context of Culture*, pp. 179–202.

女则以之联系与本家的不舍之情（如唐代山阳女赵氏、夏侯碎金、李妙法等）。当代或视不侍疾病者为亏缺妇职，而史家记传则以健康照顾彰显女性的伦理角色。

女性的医疗照护形象主要借由其伦理角色而非医疗技术来定位，一方面可从医疗发展的脉络来看，另一方面则可由比较家庭中的男女照顾者窥知。前章讨论汉唐之间的女性医疗者，指出女性行医管道逐渐遭遇限制的情形；中古医方既以妇人为忌又以女体为药，则令女性在公私、内外之间进退两难。同样地，比较汉唐之间家庭中男女成员提供健康照顾的史料，也不难发现两者在对象、方式、冲突与出路等各方面的歧异之处。

三、疾病护理乃男子孝悌异行

传统家庭中的男性并非毫不担负医护之责，然而若与女性两相对照，则可发现其方式稍异而对象有别。尤有甚者，其角色冲突和发展出路皆与女性截然不同。其中，关于男性负担家人日常保健的故事，一例难寻，绝大多数的资料皆显示，他们通常是在家人患病之后方始介入，而最关注的对象则是母亲。

1. 父母唯其疾之忧

汉唐之间男性担任照顾者角色，料理家中病患，而为当世及后代所称道者，以孝子事亲故事占绝大多数，其次则为孝孙侍奉祖母。[1]其余如悌弟或事兄姊、或事寡嫂，丈夫代病妻求治，尚有凤毛麟角数

---

[1]　熊秉真《明清家庭中的母子关系——性别、感情及其他》一文称传统中国家庭中男女得以自由互表亲爱之情者，唯母子之间耳。征诸汉唐之间居家护理事例，颇可辅证。

例。至于以长扶幼，则属绝无仅有。其实，卑幼患病，男性尊长并非毫无所动，然而史传所见仅限于忧念之情，至于具体的照顾行动则付之阙如。如东汉第五伦曾经宣称，侄儿经常罹患疾病，一个晚上要前往探访十次，但回来便能安寝，自己的儿子生病，即使不前往省视却也整夜难以成眠，因而自评不配担当公而忘私之名。晋代的王导则因儿子王悦患病疾笃，以至于忧念特至，不食积日。《世说新语》则载阮籍族弟阮裕敬信佛法，因大儿子年未弱冠，忽染重病，于是为之祈请三宝，昼夜不懈，期望至诚有感，得蒙祐护，没想到儿子仍然不济病亡，阮裕从此便"结恨释氏，宿命都除"。以上数则，为男性长者关怀家人患病绝无仅有的故事。即使如此，刘孝标注《世说》时，针对阮裕敌视佛教的说法，称"阮公智识，必无此弊"，否认了上述故事的可能性。①

"子曰：父母唯其疾之忧。"②虽然父母并举，但卑少为患病尊长忧念焦虑，最常见诸记载的仍属子为其母。卑少或因年纪太小尚无实质照顾能力，常以父母不食、子亦不食的方式表现同甘共苦之情。如东汉孙穆，年五岁，便有孝称，父母有病，辄不饮食，父母病愈才恢复正常。汝郁，年五岁，母亲生病，不能饮食，汝郁便抱着母亲啼泣，也不肯饮食。母亲可怜他，勉强为餐饭，骗他已经痊愈，但汝郁观察母亲颜色不对，仍然不肯饮食。宋人刘沨本不为继母路氏所爱，后来路氏患病经年，刘沨昼夜不离左右，每当继母病情加重，刘沨便流涕不食，以至路氏病瘳之后，为之感动，慈爱加隆。南齐孙淡事母至孝，母亲罹疾，便不眠不食，坚持要等母亲痊愈。母亲哀怜他，日后有病便

①　第五伦事，见《后汉书》卷41《第五伦列传》。王导事，见《晋书》卷65《王导传》。阮裕事，见《世说新语校笺·尤悔第三十三》；余嘉锡《世说新语笺疏》，页903同。
②　《论语·为政第二》。

不告诉他。萧梁时人张弘策,幼以孝闻,母亲曾有疾,五日不能饮食,弘策便也不饮不食。母亲为了他勉强喝粥,他才肯吃剩余的部分。陈代谢贞,祖母阮氏为风眩所苦,每当发作便一二日不能饮食,贞当时年仅七岁,祖母不食,贞亦不食,往往如是。唐代段秀实,史称其性至孝,六岁,母亲罹疾,他便水浆不入口七日,等母亲病情稍有改善,他才饮食。① 诸如此类,史传记载甚多。

其实,成年儿子忧念父母疾患之例,亦所在多有,如隋代田翼,母食则食、母不食则不食。不过,除此之外,田翼侍母之疾,也曾"亲易燥湿",并且"母患暴痢,翼谓中毒,遂亲尝恶"。② 除焦虑之外,尚伴随其他具体的医护行为。其中细节,如亲易燥湿,或与女性照顾者重叠相类,而如尝恶,则有过之而无不及,是仅见于男性照顾者的举动。

2. 尝恶、吮脓、祈祷与割股

田翼不食和幼弱孝子相类,亲易燥湿颇似女性照顾者的日常工作,但其尝恶则属特异之行。揆诸史籍,亦仅三例。除田翼之外,又有北魏宗室元子华和隋代李士谦。元子华为齐州刺史,母房氏,曾经到亲戚家饮食,夜里回来,竟然大吐,众人以为中毒,母亲也甚忧惧,元子华便"取所吐之物尽食之",让母亲安心。隋代李士谦则以孝事母亲闻名,母亲曾呕吐,疑为中毒,士谦跪而尝之,伯父大为叹息,以

---

① 孙穆事,见《后汉书》卷43《孙穆列传》。汝郁事,见班固等撰,(清)姚之骃原辑,四库全书馆补辑,《姚辑东观汉记》卷15《汝郁传》。刘沨事,见《南史》卷73《孝义刘沨传》。孙淡事,见《南齐书》卷55《孝义传》。张弘策事,见《梁书》卷11《张弘策传》;《南史》卷56同。谢贞事,见《陈书》卷32《孝行谢贞列传》。段秀实事,见《旧唐书》卷128《段秀实传》。
② 《隋书》卷72《孝义田翼列传》;《北史》卷84同。

士谦比拟于孝子颜回。^① 三人皆因担心母亲中毒，以亲尝秽恶来检验病征或安抚病人。

孝子为母，口不避污，又有吮脓之举。东汉楚僚事后母至孝，后母患痈肿，形容日益憔悴，楚僚亲自徐徐吮之，吸出脓血，使后母入夜得以安寝。北魏孝文帝拓跋宏，史称其幼有至性，年四岁，父亲显祖患痈病，便是由孝文帝亲自吮脓。北周柳霞，其母曾乳间发疽，医生告知此病无药可救，唯赖人吮脓，可望稍微减轻痛楚。柳霞一听立即吮脓，十日之后母亲的乳疽竟然痊愈，咸认乃孝感所致。现存史传中唯一非为母亲吮脓者为成汉李雄之太子李班。史称："雄寝疾，班昼夜省侍，衣不解带。雄自少攻战，大被伤痍，至是多脓溃，班为吮脓，殊无难色。"^②尝恶若为检验病征，则吮脓或可视为护理，主要目的在于减轻病患的痛苦之情。然而，如前所述，在中古病家的观念中，医护之间未必有截然之别。柳霞为母吮脓，本望"微止其痛"，却终以孝感治愈母疾。

史料中记载孝感动天以致病人痊愈的神迹，莫过于祈祷的故事了。汉唐之间男性为患病家属祈祷的故事不胜枚举，其中偶见夫为妻求或子为父求的故事，不过，仍以孝子为母之例最多。^③ 如晋末黄祖奉亲至孝，《幽明录》称："母病笃，庭中稽颡。俄顷，天汉开明，有一

---

① 元子华事，见《魏书》卷14《神元平文诸帝子孙列传》。李士谦事，见《隋书》卷77《隐逸李士谦列传》；《北史》卷33同。史传并称其母去世之时，士谦"有姊适宋氏，不胜哀而死"。可见姊弟皆以孝闻名。

② 楚僚事，见《搜神记》卷11"楚僚"条。《校注》按语称本条未见各书引作《搜神记》，本事则见《东观汉记》作"樊候"。孝文帝事，见《魏书》卷7《高祖孝文帝纪》；《北史》卷3同。柳霞事，见《周书》卷42《柳霞传》。李雄太子事，见《晋中兴书》卷7《胡录》，其中称成汉为后蜀。

③ 前注中引《世说新语》载《幽明录》称阮裕为子祈请三宝，此故事倘若属实，则为尊长为卑幼祈福唯一之例。

老公,将小儿,持箱自通,即以两丸药赐母服之,众患顿消。"东晋成帝咸和时人张应,史称其原是魔家,本事俗神,因妻子得病,虽请祷备至,财产略尽,却仍无效,最后只好接受信佛的妻子要求,受戒事佛,结果竟是"妻病即闲,寻都除愈"。①

　　再举南朝数例。如齐刘灵哲,亲生母尝病,灵哲躬自祈祷,遂梦见黄衣老公教以寻取南山竹笋食之,灵哲如言而母病果瘳。另外,齐南海王萧子罕亦曾因母病而昼夜祈祷,当时一般以竹为灯缵照夜,结果此灯缵一夜之间枝叶大茂,而母病亦得痊愈,咸以为孝感所致。②梁代孝子韩怀明,年十岁,母患尸疰之症,每发作便危殆。怀明夜里于星下稽颡祈祷,当时天气甚寒,却忽闻香气,而空中有人声说:"童子母须臾永差,无劳自苦。"果然不到天亮,母亲已经豁然痊愈,乡里皆称奇异。刘霁五十岁时,母亲寝疾,刘霁诵《观世音经》,数至万遍,夜里便感梦,见一僧人来,称母亲原本命算已尽,但因刘霁精诚笃至,故而为其延长,至六十多日之后才过世。③ 陈时人徐份因父疾笃,烧香泣涕,跪诵《孝经》,昼夜不息,如是者三日,而父疾豁然痊愈,亲戚皆谓徐份孝感所致。南朝孝子张楚,史称:"母疾,命在属纩",也就是已经濒死,依习俗在脸上覆盖一块棉布,观测气息。然而张楚祈祷苦至,甚至烧指自誓,精诚感悟,结果母疾时得瘳。萧睿明母病风疾,积

---

①　黄祖事,见《幽明录》。张应事,见《冥祥记》;《灵鬼志》亦载。林富士推测张应是一名巫者,见林富士《中国六朝时期的巫觋与医疗》,其中页 6—7 事例 5。

②　刘灵哲事,见《南齐书》卷 27《刘灵哲传》。《南史》卷 49 同;唯《南史》称此药乃黄衣老公所与,灵哲惊觉之后于枕边得之,并且"药似竹根,于斋前种,叶似笋苨",叙述更为详尽。萧子罕事,见《南史》卷 44《齐武帝诸子南海王子罕传》。此故事有下文,但《南齐书》卷 40《萧子罕传》并未记载此事。

③　韩怀明事,见《梁书》卷 47《孝行韩怀明传》;《南史》卷 74 同。刘霁事,见《梁书》卷 47《孝行刘霁传》;《南史》卷 49 同。

年沉卧,睿明昼夜祈祷,天气甚寒,睿明不论流泪或是叩头流血皆成冰。忽见一人以小石函传授,曰可疗夫人病。睿明跪受之,人忽不见,以石函奉母,函中唯有三寸绢,丹书"日月"两字,母服用之后病即平复。①

南朝之外,北方亦有类似故事。如北魏崔浩,父疾困笃,浩乃剪爪截发,夜于庭中仰祷斗极,为父请命,求以身代,叩头流血,岁余不息,家人罕有知之者。隋文帝时高僧智勤,少小时母患委顿,智勤为母念观音,结果宅中树叶之上皆现化佛,合家并见,母疾遂除。② 一方面,南北朝皆有亲人为病患祈祷乃至以身求代的故事,但另一方面,或许因为撰著者的信仰与目的不同,故事的下文也有差异。南朝诸事例大多以孝感动天以致病人得瘳作结,而崔浩此事,魏收紧接着却记录"及父终,居丧尽礼,时人称之",彰显的是崔浩的孝行而非天意。

祈祷疗亲的故事大多着重于心诚则灵。祈祷的对象有时并不清楚,只说"昼夜祈祷"或"星下祈祷",有时则言明是佛(如张应)、是观音(如智勤、刘霁),有些依作者的背景(如黄祖出《幽明录》)、或祈祷的方式(如张楚烧指),或许可以推测是佛教神祇,有些据显现的神仙奇人,或许可以推测乃道教系统(如刘灵哲梦见黄衣老公),有些则将传统儒家经典神圣化(如徐份诵《孝经》)。一方面显示汉唐之间各种宗教系统争鸣,而治疗疾病则是争取信众的重要管道;另一方面祈祷故事大多以亲人疾笃作说,因此不论在何种信仰脉络中,诚挚之心又

---

① 徐份事,见《陈书》卷 26《徐份传》;《南史》卷 62 同。张楚事,见《南史》卷 73《孝义张楚传》。朝廷并且榜表其门曰"孝行张氏之闾",又"易其里为孝行里。蠲租布三世,身加旌命"。萧睿明事,见《南史》卷 63《孝义萧睿明传》。
② 崔浩事,见《魏书》卷 35《崔浩传》;《北史》卷 21 同。智勤事,见《续高僧传》卷 24《护法下》。

都是灵验的必要条件。

以孝感与诚心治愈家人的疾病,最激烈的表现方式大概便是割股疗亲了。割股作为一种带有亲族性的医疗行为,学者或谓出自儒家孝道伦理与佛教舍身供养传统的结合,或谓由《神农本草经》以来即有的人药疗疾观念所衍生。不论如何,男性割股的故事和前引王武子新妇事姑相同,都在唐代才见首例,并且似乎都和宋元以降相类,具有穷困百姓挣扎面对疾病的象征意义。[①] 一则如武则天时代的隐逸之士王友贞,母亲病笃,而听闻医者宣称唯有啖食人肉乃可痊愈,友贞独思已无其他求治之法,遂决定割股上肉以饴亲。结果母病立刻瘥除,乃至于武则天闻之,令就其家验问,特加旌表。另一则如唐懿宗(860—874)时杭州高僧鉴宗在出家之前,亦曾以父有疾而割股肉馈啖之,为免父亲不肯食用,还诓绐之,称乃畜类之肉,其孝誉事迹闻于亲里。[②] 然而孝子以人药疗亲却不限于自己的股臂之肉。刘宋时代的文欣,由于母病,而医者称须得髑髅屑,服之即瘥,文欣因而重赏募索人尸,并亲自"烧之,欲去皮肉"。[③] 此故事出自刘义庆《幽明录》,旨在宣扬果报观念。因此,文欣虽然基于孝心,先重赏募索后亲自动手,母亲却仍因毁人遗体之罪遭果报而亡。

祈祷和割股并非男性照顾者的特殊行为,前面介绍女性时也曾

---

① 割股疗亲的现象虽始见于唐代,但其源流可能更早,并且似初始于穷民,而后才推展到士大夫阶层。讨论见邱仲麟《不孝之孝——唐以来割股疗亲现象的社会史初探》页50—51。至于割股的亲族性,见邱仲麟《人药与血气:"割股疗亲"现象中的医疗观念》,页113。
② 王友贞事,见《旧唐书》卷192《隐逸王友贞传》。鉴宗事,见《宋高僧传》卷12《习禅篇第三之五》。
③ 《幽明录》。至于人骨的作用及其处理,讨论见李建民《尸体、骷髅与魂魄——传统灵魂观新论》和《中国古代"掩骼"礼俗考》二文。

提及类似的举动。然而,两者的故事仍稍有差别。以祈祷而言,诚挚的孝子或当下获得"母疾得瘥"的保证(如韩怀明、张楚等),或蒙仙人赠授疗疾验方(如黄祖、刘灵哲和萧睿明等),此与女性照顾者的经验颇有相类似处。然而,有时祈祷所得仅限于高人提示医方,孝子为合药疗亲,不得不寻寻觅觅。以人药而言,不论王武子新妇、王友贞、或文欣,都是听了他人的建言,但割股者固然不必远求,需"髑髅屑"如文欣者则不免"重赏募索",辛苦寻药。为寻药或亲自出旅、或遣人远行,凡此皆仅见于男性照顾者,非女性之经验所及。

3. 寻药之旅

孝悌男子为亲寻药,史书常形容其在遍寻不得之后,才经由动物或神仙之类异常之物的协助而获得解药。此异常之物,或以青鸟、麋鹿现身,或以人的形体出现,却在完成任务之后忽然消失。铺陈此类神秘人、物的故事,无疑是在彰显孝感动天的观念。晋代著名孝友颜含,先躬亲侍养不识人惠的病兄,后又因次嫂失明而忧虑。《搜神记》称:"医人疏方,须蚺蛇胆,而寻求备至,无由得之",直到某日颜含白昼独坐,蒙一青鸟幻化之青衣童子授予青囊,乃得蛇胆制药使嫂子眼病得愈。[1] 颜含如何"寻求备至",《搜神记》和《晋书》都未说明。但从梁代几个孝子寻药的故事或可窥知一二。

史称孝子陆襄,"母尝卒患心痛,医方须三升粟浆,是时冬月,日又逼暮,求索无所,忽有老人诣门货浆,量如方剂,始欲酬直,无何失之,时以襄孝感所致也"。[2] 冬月暮晚,陆襄情急之状可想而知,不过,史书虽称他"求索无所",却也未提供太多细节。倒是处士阮孝绪因

---

① 《搜神记》卷 11;《晋书》卷 88《孝友颜含传》同。
② 《梁书》卷 27《陆襄传》;《南史》卷 48 同。

母疾，经人指点、亲自寻访、遍求不得、终由非人的生物带领而获致，表现了孝感动天故事的重要特色：

> 合药须得生人参，旧传钟山所出，孝绪躬历幽险，累日不值，忽见一鹿前行，孝绪感而随后，至一所遂灭，就视，果获此草。母得服之，遂愈。时皆叹其孝感所致。①

然而阮孝绪的寻药之旅，比起江紑又单纯许多。江紑因父患眼疾，经祈祷而夜梦一僧告知"饮慧眼水必差"，于是展开一段曲折的历程，包括访僧解梦、舍宅为寺、重泄故井，才终于寻获，为孝感动天的意义，在神秘性之外，又加上一层锲而不舍的精神：

> 夜梦一僧云："患眼者，饮慧眼水必差。"及觉说之，莫能解者。紑第三叔禄与草堂寺智者法师善，往访之。智者曰："《无量寿经》云：慧眼见真，能渡彼岸。"紑乃因智者启舍同夏县界牛屯里舍为寺，乞赐嘉名。敕答云："纯臣孝子，往往感应。晋世颜含，遂见冥中送药。近见智者，知卿第二息感梦，云饮慧眼水。慧眼则是五眼之一号，若欲造寺，可以慧眼为名。"及就创造，泄故井，井水清冽，异于常泉。依梦取水洗眼及煮药，稍觉有瘳，因此遂差。时人谓之孝感。②

远行、锲而不舍、以及神秘之人与物，构成孝子为亲寻药的典型。而南齐孝子解叔谦为母寻药的故事，除符合以上孝感动天的条件之外，又为男性照顾者的特色——由护进医——提供了另一线索：

> 解叔谦字楚梁，雁门人也。母有疾，叔谦夜于庭中稽颡祈

---

① 《梁书》卷51《处士阮孝绪传》；《南史》卷76同。

② 《梁书》卷47《孝行江紑传》；《南史》卷36同。

福，闻空中语云："此病得丁公藤为酒便差。"即访医及本草注，皆无识者。乃求访至宜都郡，遥见山中一老公伐木，问其所用，答曰："此丁公藤，疗风尤验。"叔谦便拜伏流涕，具言来意。此公怆然，以四段与之，并示以渍酒法。叔谦受之，顾视此人，不复知处。依法为酒，母病即差。①

解叔谦和大多数见载的男性照顾者相同，以孝侍母疾名留青史。他深夜祈祷而获得指点，四处访药，乃至拜伏流涕，终得老公赠予丁公藤并示范渍酒法，叔谦依法作酒，而母疾得瘳，凡此皆与前述男性照顾者的特色相符。唯其获仙人指点之后，先"访医及本草注"，可见具有书写传统的医疗知识或是获得相关知识的管道。叔谦在获得丁公藤的同时也学习了制药的方法。按老公之言，丁公藤疗风尤验，据《本草纲目》："近俗医治诸风，以南藤和诸药熬膏市之，号南藤膏。"②如此看来，虽然《南齐书》称叔谦受药之后，环顾左右便不见了伐木的老公，重点仍在孝感动天的神迹奇事，但由丁公藤与南藤膏等本草药学的发展观之，解叔谦所获得的，非仅一专治母疾的仙丹妙药，而是针对风疾的医疗技术。而此，正是史传形容男性家内照顾者与女性的重大差异之一。

4. 由护进医

女性行医治病，第六章《女性医疗者》中已经申论；前节详述家内照顾，亦可窥见女性颇有识药之人。虽然如此，用药疗疾却非女性医疗照护的主要形象，也非女性最受称誉的行为，并且没有因之成为名医的记载。她们留名青史的主要原因仍在于以牺牲奉献的健康照顾

---

① 《南史》卷73；《南齐书》卷55《孝义解叔谦传》亦载，但较简略。
② 《本草纲目》卷18《草部》。

成就其伦理角色。男性家内照顾者与女性相似,亦有识药亲治者,唯其出路则与女性不同。前引南齐解叔谦的故事可谓孝侍母疾的典型,而其寻药故事则提示男性由护进医的一种管道。

汉唐之间孝子事母,自学习医,进而以医传家之例,不一而足。① 历经北周、隋、唐三代的甄权就是一个重要的例子。甄权曾作《古今录验方》,前面《求子医方与妇科滥觞》和《生产之道与女性经验》两章中曾多次引用。该书已经亡佚,幸而靠着日本平安朝御医丹波康赖编纂的《医心方》而得以保存部分。甄权因母亲患病,和弟弟立言专研医方,结果深得旨趣,以医成名。贞观十七年(643),他已经一百零三岁,唐太宗亲自到府拜访,看他的饮食状况,询问他本草药性等问题,授他朝散大夫之职,并赐给几杖衣服等等。他一生之中,除《古今录验方》之外,还曾撰著《脉经》《针方》《明堂人形图》等书。而弟弟甄立言也因照顾母疾,习医有成,在唐高祖武德年间(618—626)屡次升官。② 此外,北齐的李元忠,也是因母老多病,为了孝事母亲而专心医药,研习积年,遂善于方技。而其族弟李密,同样也因母患积年,屡访名医治疗而未能痊愈,便决定学医,终于精习医方、洞晓针药,亲自治疗而母疾得除。当时人都佩服他的高明见解,从此他也就以医术闻名。③

男性照顾者由护进医,经常不只本人研习,也影响家族内其他孝子。前述甄权兄弟、李元忠族兄弟,都是显例。而南北朝名医许道幼、许智藏祖孙及宗人许奭、许澄父子等,更是以医传家。许道幼本

---

① 学者或谓汉唐之间医学知识的封闭性无太大更易,并主张这种情形到宋代自学习医成为风气以前皆未改变。见陈元朋《两宋的"尚医士人"与"儒医"——兼论其在金元的流变》。然而以本章所举故事看来,自学习医,六朝隋唐虽未形成风尚,却已颇有数例。

② 《旧唐书》卷 191《方伎传》。《新唐书》卷 204《方技传》则称权"以母病,与弟立言究习方书,遂为高医"。

③ 《北齐书》卷 22《李元忠传》。

人乃因母亲患病，刺激他博览医方，追根究底，终于成为名医。成名之后，他告诫子孙：为人子者，必须尝膳视药，倘若不懂医药方术，岂可称得上孝？因此，便将医药知识世代相传，以致其孙许智藏、宗人许澄，也都以医术显扬。许澄之父许奭，与姚僧垣齐名。姚僧垣曾撰《集验方》，本书前章也多次引用，是中古的重要医方。史称许澄尽得其父学识之妙，历任尚药典御等职，父子二人俱以医术技艺名重于北周、隋二代。[①] 而本书《导论》所引《外台秘要》的作者王焘，也是一位为了奉养母病而习医的孝子：

> 母有疾，弥年不废带，视絮汤剂。数从高医游，遂穷其术，因以所学作书，号《外台秘要》，讨绎精明，世宝焉。[②]

以上诸人皆因孝事母疾而习医方，其结果不但母疾得瘳，并以医技或上事朝廷、或有名当世、或著书立说。其中许道幼训诫诸子之言更是一语中的，指出卑幼由护进医的正当性。然而，由上可知，同样的记载却不见于女性照顾者。[③]

综观上述故事，可以发现，男性负担日常卫生保健的资料阙如，

---

① 《北史》卷90《艺术传》；《隋书》卷78《艺术传》同。

② 《新唐书》卷98《王焘传》。王焘自述其撰著《外台秘要》一书的因缘，一方面先称："余幼多疾病，长好医术。遭逢有道，遂蹑亨衢，七登南宫，两拜东掖，便繁台阁，二十余载，又知弘文馆图籍方书等，繇是睹奥升堂，皆探其秘要。以婚姻之故，贬守河陵，量移大宁郡，提携江上，冒犯蒸暑，自南徂北，既僻且陋，染瘴婴痾，十有六七，死生契阔，不可问天，赖有经方，仅得存者。神功妙用，故难称述，遂发愤刊削，庶几一隅。"另一方面又借客之口谓："不明医术者，不得为孝子。"见《外台秘要·序》。关于王焘医疗知识的来源、内容与定位，讨论见李贞德《唐代的性别与医疗》，页436—437，又，Jen-der Lee,"Gender and Medicine in Tang China", pp. 26-27。

③ 宋代以降医者习医因缘之一也是孝侍亲疾，例如北宋王衮先后侍父母之疾，因以习医，终成《博济方》七千余条。见冈西为人《宋以前医籍考》卷2《经方》"第十一类诸家方论"引《王氏博济方》王衮自序，页723—724。讨论见陈元朋《宋代的儒医—兼评Robert P. Hymes 有关宋元医者地位的论点》。

大多皆因家人患病才开始参与照顾；而其侍疾，则常有异乎寻常之举。割股与祈祷等方式，固与女性并无二致，皆显示照顾者锲而不舍的心志与孝感动天的思维，至若尝恶与吮脓，例子虽然不多，却有过之而无不及。尤有甚者，或因寻药而出旅，或以孝亲而习医，由内向外，越发脱离了家内照顾者的角色。其实，孝子悌弟的侍疾事例，史传之中屡见不鲜。有趣的是，除了上述特立独行者外，仔细描绘照顾细节者并不多见，绝大多数是以套语的方式表现，其中最常见的便是"衣不解带"。前引李班为李雄吮脓，史书便称其"昼夜省侍，衣不解带"；唐代王焘孝侍母疾，在追随高医游学之前，为了视絮汤剂，也曾"衣不解带"。"衣不解带"的形象有时与"亲尝汤药"结合，前者彰显了男性照顾者特有的忧念焦虑，后者则浓缩了所有的侍疾行为。

5."衣不解带、亲尝汤药"的孝悌典范

现存史传中所见最早以"不解衣、亲尝药"服侍母疾的应属汉文帝。文帝为代王时，母薄太后病，三年之间，文帝"不交睫解衣，汤药非口所尝弗进。"此举为文帝赢得令誉，以致在日后面临淮南王之死所造成的政治危机时，袁盎便援引此事，称帝有高世之行，不足以毁名。① 汉代以降至于隋唐，"衣不解带、亲尝汤药"逐渐成为描绘孝子事亲的特定语汇。其中"亲尝汤药"的形容偶尔尚有变化，有时亦可能为其他照顾内容所取代，但"衣不解带"却逐渐成为定型化套词，将孝子事亲的形象凝固冻结了。

史称三国蜀人李密，事祖母以孝闻，侍疾之时，泣涕侧息，日夜皆

---

① 《汉书》卷49《袁盎传》。文帝故事收入"二十四孝"，至近代皆有图本流传。见图23，引自《二十四孝考》（附：《二十四孝图说》与《校正今文孝经》合刊），页2a。有趣的是，图中文帝虽然亲尝奉汤，但旁边却另有女性协助。男性照顾者多有女性协助，而女性照顾者则经常分身乏术。讨论见下节"结论：医护活动的性别分析"。

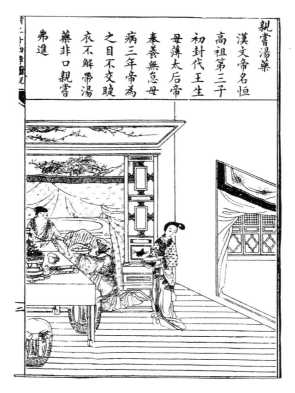

親嘗湯藥

漢文帝名恒
高祖第三子
初封代王生
母薄太后帝
奉養無怠母
病三年帝為
之目不交睫
衣不解帶湯
藥非口親嘗
弗進

图 23　汉文帝亲尝汤药（引自《二十四孝考》）

不解衣带，而膳饮汤药，必亲自口尝。以至于在晋武帝立太子，征为
太子洗马，诏书累下，郡县逼遣的情况下，不得不上表陈情，请求延迟
赴职。晋代孝子王祥，除有卧冰求鲤的故事流传之外，干宝《搜神记》
又称其父母有疾，衣不解带，《晋书》本传则除了确认他衣不解带之
外，也说明父母治病的汤药，他必先亲尝。殷仲堪之父曾疾患经时，
史称仲堪数年之间皆衣不解带，甚至因为自己分剂汤药，误以碰过草

药的手拭泪，导致一眼失明。① 刘宋明帝时的中书郎江敩，则因庶祖母王氏老疾，视膳尝药，七十余日未解衣裳。而贫困孝子郭原平，父笃疾弥年，原平衣不解带，口不尝盐菜，跨积寒暑，甚至未尝倒卧睡觉。②

　　萧梁史传中"衣不解带"的记载尤多。如临川王萧宏为照顾生母陈太妃之病，与母弟南平王伟一同，皆衣不解带。昭明太子萧统生母有疾，太子朝夕侍疾，也是衣不解带。始兴王萧憺疾患不豫，其子萧晔不但衣不释带，一说话便流泪，并且憺薨之后，晔无人扶持便无法站立。③ 皇室之外，民间又有任昉孝友纯至，史称其每侍亲疾，便衣不解带，言与泪并，汤药饮食必先经口。或如柳忱年仅数岁，父亲柳世隆及母亲阎氏同时患病，柳忱于是衣不解带经年之久。又如张稷所生母刘氏遘疾，史称稷年始十一，夜不解衣而奉养之。此外，刘昙净，父亡后，事母尤淳至，身营飧粥，不以委人。母亲疾患，便衣不解带。何炯，以父疾经旬，衣不解带，头不栉沐，结果一夜之间，形貌顿改。庾沙弥，嫡母刘氏寝疾，沙弥晨昏侍侧，衣不解带，嫡母需针灸治疗时，沙弥便先以身试针。诸如此类，不胜枚举。④ 而前"寻药之旅"一节中提及由高僧托梦、舍

---

① 李密事，见《华阳国志》卷11《后贤志第九》。王祥事，见《搜神记》卷11"王祥"条，以及《晋书》卷33《王祥传》。从两书纪录来看，似乎自晋至唐，对于孝子侍亲之疾的"典范化"描述逐渐确立。殷仲堪事，见《晋中兴书》卷7《陈郡殷录》。

② 江敩事，见《南史》卷36《江敩传》。郭原平事，见《南史》卷73《孝义郭原平传》。《南史》并称郭原平后更学习修营冢墓的专业，不但亲自为父亲修坟，并以此服务乡里。

③ 临川王与南平王事，见《梁书》卷22《临川王宏传》，卷22《南平王伟传》。昭明太子事，见《梁书》卷8《昭明太子传》；《南史》卷53同。萧晔事，见《南史》卷52《梁宗室萧晔传》；但《梁书》卷22《萧憺传》则无此记载。

④ 任昉事，见《南史》卷59《任昉传》；但《梁书》卷14《任昉传》则无此记载，仅称其"性至孝，居丧尽礼"。柳忱事，见《梁书》卷12《柳忱传》；《南史》卷38同。张稷事，见《梁书》卷16《张稷传》；《南史》卷31类似。刘昙净事，见《梁书》卷47《孝行刘昙净传》；《南史》卷76同。何炯事，见《梁书》卷47《孝行何炯传》；《南史》卷31同。庾沙弥事，见《梁书》卷47《孝行庾沙弥传》；《南史》卷73同。

宅凿井，终获慧眼水的江紑，史传称其照顾父亲的眼疾，衣不解带，将近期月。而前"祈祷、割股与弃保"一节中为母亲诵《观世音经》万遍的刘霁，史传描写其服侍母疾，也是衣不解带，达七旬之久。①

然而，"衣不解带"的形容并非史传作者描绘南朝孝子的特有方式；北朝诸史亦不乏类似故事，自皇亲国戚至平民百姓皆有例可循。如北魏孝明帝时（516—528）齐州刺史崔励，以父寝疾，衣不解带。② 北齐清河王高岳，性至孝，尽力色养，母若有疾，衣不解带。孝昭帝侍母娄太后疾，行不正履，容色贬悴，衣不解带，将近四旬。史传并称帝殿距太后南宫五百余步，孝昭帝鸡鸣即去，辰时方还，来去徒步，不乘舆辇；倘若太后苦痛稍增，孝昭便寝伏阁外，一切饮食药物皆躬亲事之；而太后常心痛难忍，孝昭立侍于帷帐之前，感同身受，以指甲掐手心，乃至血流出袖。③ 而杨庆年二十五，蒙郡察举孝廉，以侍养之故不往，其母有疾，不解襟带者七旬。北周齐炀王宇文宪，有至性，以孝闻名，母患风热，屡经发动，宪便衣不解带，服侍左右。孝子张元，祖父卧疾再周，史称其"恒随祖所食多少，衣冠不解，旦夕扶侍"。④ 隋代孝子翟普林，先是州郡辟命，皆固辞不就，躬耕色养，其后父母疾，亲易燥湿，不解衣达七旬之久。李德饶，性至孝，父母寝疾，辄终日不食，十旬不解衣。唐代韦温，父疾，温侍医药，衣不解带，垂二十年。⑤

① 江紑事，见《梁书》卷47《孝行江紑传》；《南史》卷36同。刘霁事，见《梁书》卷47《孝行刘霁传》；《南史》卷49同。
② 《魏书》卷67《崔励传》；《北史》卷44同。
③ 清河王事，见《北齐书》卷13《清河王岳传》；《北史》卷51同。孝昭帝事，见《北齐书》卷6《孝昭纪》；《北史》卷7同。
④ 杨庆事，见《隋书》卷72《孝义杨庆列传》；《北史》卷84同。宇文宪事，见《周书》卷12《齐炀王宪传》；《北史》卷58同。张元事，见《周书》卷46《孝义张元传》。
⑤ 翟普林事，见《隋书》卷72《孝义翟普林列传》；《北史》卷84同。李德饶事，见《隋书》卷72《孝义李德饶列传》；《北史》卷33同。韦温事，见《旧唐书》卷168《韦温传》。

"衣不解带、亲尝汤药"主要用于形容孝子事奉患病父母,其中又以孝子事母为其典型,并且故事跨越阶级和族群。至于悌弟服侍兄长疾患,乃至其他家内尊亲属,则个案不多。南朝如谢裕有谢䚣、谢述二弟,谢裕向来宠爱谢䚣而憎恶谢述。及至谢裕罹疾,谢述尽心视汤药,饮食必尝而后进,衣不解带,不盥洗梳头,达数十天,谢裕方才深感惭愧,对弟弟谢述友爱加笃。北朝如房景先兄长曾经寝疾,景先侍奉汤药,衣冠不解,形容毁瘁,乃至亲友见者莫不哀之。① 前者以侍疾改善和兄长的关系,与前引李穆姜照顾继子有异曲同工之妙,后者则显示侍兄之疾颇为难能可贵,与晋代颜含悌事兄嫂前后辉映。

至于其他悌弟故事,则难免涉及政治斗争。如刘宋文帝(424—453)信任其弟彭城王义康,方伯以下,皆委由义康授用。而文帝有虚劳疾,义康入侍医药,尽心卫奉,汤药饮食,非口所尝不进。有时连夕不寝,弥日不解衣,而内外众事,皆专决施行,却因以为兄弟相亲而颇忽于君臣之礼以致遭到批评。② 又如北魏孝文帝不豫,彭城王元勰常居宫中,亲侍医药,夙夜不离左右,饮食必先尝之,而后手自进御,照顾之笃,乃至"衣带罕解,乱首垢面",唯仍引起异志思变之疑。③ 刘义康和元勰身居要职,事奉患病皇兄,"衣不解带,亲尝汤药",一方面表现和皇帝之间的关系亲密,为自己统揽大权提供正当性,另一方面也以此鞠躬尽瘁的服侍,安定君主和群臣的心。尤有甚者,则如王莽,在汉成帝阳朔年间(前 24—前 21),伯父大将军王凤生病之时,侍疾

---

① 谢氏兄弟之事,见《南史》卷 19《谢裕传》。房景先事,见《魏书》卷 43《房景先列传》;《北史》卷 39 同。
② 《宋书》卷 68《彭城王义康传》;《南史》卷 13 同。
③ 此外,元勰又"密为坛于汝水之滨,依周公故事,告天地、显祖请命,乞以身代"。《魏书》卷 21《献文六王彭城王勰列传》;《北史》卷 19 同。

连月,亲尝汤药,不解衣带,乱首垢面,以至于王凤临终将莽托给太后及成帝,莽乃得拜为黄门郎,迁射声校尉。以侍奉伯父之疾沽名钓誉,奠定了日后篡汉的先决条件,则为男性以疾病照顾实现政治企图的特有现象再添一例。①

"衣不解带"的象征意义应当大过于对实况的记载,尤其长期者更是如此。首先,更衣换带是仕宦阶层出入公私场所的活动,用以形容如郭原平之类贫无立锥之地的小民,显然只是一种比喻。其次,衣带乃着身之物,日积月累皆不解替,恐怕肮脏不堪。最后,倘若真是夜以继日地照顾亲人,罕于更衣,则沐浴恐难进行。学者曾指出,古人沐浴习俗以三日一沐、五日一浴已称得上清洁。② 如此看来,如何炯"经旬"尚可想象,若如王莽连月,江紑期月,孝昭"四旬",刘霁、杨庆、翟普林"七旬",江敩"七十余日",李德饶"十旬",郭原平"弥年",柳忱"经年",张元"再周"③,殷仲堪"数年",韦温"垂二十年",则洗濯沐浴停摆,衣带身体秽污,如何有效担任照顾工作,令人怀疑。倘若记载中附带一提"头不栉沐"或"乱首垢面",或尚真有其事。否则,"衣不解带"一词作为形容手法,表现和衣而卧、随时待命的专注,其实应和祈祷、割股相似,都只是在彰显孝子悌弟的诚挚之心。如前引《梁书·临川王宏传》称"宏与母弟南平王伟侍疾,并衣不解带",而同书《南平王伟传》则载"所生母陈太妃寝疾,伟及临川王宏侍疾,并衣不解带"。两处不论句法和形容皆完全一致,显示此类故事形式化与

①　《汉书》卷 99 上《王莽传》,页 4039。
②　刘增贵《中国古代的沐浴礼俗》,页 12。
③　魏晋南北朝时人所称"一周"所指或为一月、一年,或如周一良所主张的十二年。但以此故事看来,似以一月或一年较为可能。亦即,张元衣不解带时间,或两月或两年。时间的讨论,见周一良《魏晋南北朝史札记》"年渐一周"条,页 341。

定型化的描述方式。更进一步言，此形式化和定型化的发展似乎越演越烈。例如隋唐之际的《梁书·萧憺传》并未记载其子萧晔侍疾，至唐代成书的《南史》始称憺不豫，晔"侍疾衣不释带"。若将"衣不解带"和"亲尝汤药"合观，则益发明显。

"衣不解带"象征晨昏侍疾，其间偶有具体照顾行动者，如身营餐粥（如刘昙净）、亲易燥湿（如翟普林）、以身试针（如庾沙弥）、诵经祈祷（如刘霁）等。不过在史传中，此一成语大多和"亲尝汤药"搭配出现。身营餐粥、亲易燥湿，皆女性日常工作，至于"衣不解带"，唯《晋书·文明王皇后传》称其："年九岁，遇母疾，扶侍不舍左右，衣不解带者久之"；[1]而以"衣不解带、亲尝汤药"搭配成对的意象描绘女性照顾者，史传所见，唯前引唐文宗岐阳庄淑公主事奉病姑"不解衣，药糜不尝不进"一例。而此例出自《新唐书》，已是宋代的形容笔法了。

事实上，若检视自汉文帝以降几个提及"亲尝汤药"的故事，可以发现越往后越定型化的情形。李密的故事最早，在晋代常璩的《华阳国志》中，殷仲堪例出自刘宋何法盛的《晋中兴书》，刘义康例出自梁代沈约的《宋书》，谢述之例则出自唐人李延寿的《南史》。尤其明显的是，《梁书·任昉传》仅称昉"性至孝，居丧尽礼"，《南史》才说他"衣不解带""汤药饮食必先经口"；而晋代干宝《搜神记》讲王祥故事时，仅止于"衣不解带"，到唐代房玄龄修《晋书》时才称其"衣不解带，汤药必亲尝"，将两者配成一套。定型化的记载方式，一方面将男性的健康照顾集中于孝子悌弟侍亲之疾，另一方面则忽略具体的侍疾细节。

再仔细检查，又可以发现绝大多数此类形式化和定型化的描述，南朝之例皆出自《梁书》和《南史》，北朝之例则出自《周书》《北史》和

《隋书》,亦即大多为唐人笔法,在魏收的《魏书》中并不多见。换言之,"衣不解带、亲尝汤药"此一套语所用以形容的,与其说是具体的照顾行动,不如说是孝子悌弟的心意,或者,更是唐代史传作者认为孝子悌弟应有的情怀。至于这些男性究竟有没有真的照顾亲人,即使有,又是如何照顾,便不再是撰史者所在意的问题了。

和女性一样,男性家内照顾者祈祷诵经,不同的是,仙人医者的指点常导致男性的寻药之旅,乃至以护进医;和女性一样,"衣不解带"的孝子悌弟可能身营餐粥、亲易燥湿,不同的是,躬亲侍疾的男性得以高名令誉或度过政治危机、或巩固权力、或图谋进取。换言之,史传呈现女性的家内照顾行为乃着重发于斯而止于斯,起讫多限于私领域的家族之内,而男性的私领域照顾行为却可能影响其在公领域的发展。健康照顾中的性别异同,值得深入分析。

四、结论:医护活动的性别分析

历来研究传统中国医药知识的发展与运用,多集中在著名医家的医药论述和医案。此种方向有两点可以再议。首先,宋元时代,医药教育受到官僚体系的支持,稳定发展,明清之后,医案渐多,笔记类书资料丰富,学者欲一窥当时代医疗照护之堂奥,尚得其门而入。①

① 明代缩编太医院管理员额与督导项目,亦不再如宋元般校正出版重要医书,清代太医院角色更如皇室侍医团,朝廷虽编纂医学百科全书,但无规范全国医学教育的意图。近世以降的变化,参张哲嘉《近代早期的东亚传统医学》,页20。尽管如此,明清两代世医、儒医等群体蓬勃,民间医疗市场多元,医案成为标榜理念与技术、竞争发言位置的手段。见 Charlotte Furth, "Producing Medical Knowledge through Cases: History, Evidence and Action", pp. 125-151,以及祝平一《药医不死病,佛度有缘人:明清的医疗市场、医学知识与医病关系》,页1—50。

相形之下,唐代以前,医案有限并且资料分散,研究成果寥寥可数,若不另辟蹊径,则难以一探当时代医护活动的情形。其次,将行医视为专门行业,在特定的空间(医疗院所)为人治病,院所之内医生、护士各有证照,各司其职,互不相犯,而未有专业证照之人亦不得犯之,一般人倘有任何病痛,便应及早求医,不宜妄自诊断以免延误,此一图像实为近代医疗专业化乃至生活医疗化之后的发展,是否符合传统中国社会中人们对生病的处理,值得深思。本世纪以来,不论欧美或其他地区皆因医疗院所的资源浪费和医疗保健的预算居高不下,对于日常的健康照顾和民间的另类医疗重现兴趣。此虽看似新兴风潮,却有助于提醒吾人重思传统社会对待病人、家属乃至医护人员的态度。

　　近年关于宋元以降医疗文化的研究,颇有从人们日常生活入手者,或以割股疗亲探究"俗人"与医者之间对药的观念异同,或从食疗药膳推敲民众与士人对健康照顾的态度,或自简易药方之印行流通考察妇科知识在人们日常生活中的运用。① 然而,一方面此类研究因资料之故,虽于明清有效,却未必适用于汉唐之间,另一方面对于传统家庭中担任主要照护者的女性则着墨不多。本章从女性在家内的照顾者角色谈起,进而讨论男性的医护特色,发现不论是照顾的内容、对象、冲突和发展,两者虽有相似之处,却也有重大差别。重叠之处固然可以说明传统社会的男性并非不曾担负照顾任务,然而歧异之点却彰显了汉唐之间医护文化中的性别意涵。②

---

① 割股疗亲,如前引邱仲麟数篇论文;妇科医方,如前引吴一立(Yi-li Wu)的博士论文;食疗的讨论,见陈元朋《唐宋食疗概念与行为之传衍——以〈千金·食治〉为核心的观察》。
② Keith Knapp 讨论中古孝子传文类,亦曾引用孝子侍疾的奇迹故事,唯其分析孝女角色定位时,并未触及医护活动的性别特色。见 Keith Knapp, *Selfless Offspring：Filial Children and Social Order in Medieval China*.

由于传统中国的性别分工,女性经常在家庭中担负健康照顾之责。既言健康照顾,实不始于家人患病。不论是母亲长养幼儿、妻子侍奉丈夫、或媳妇孝敬翁姑,既以饮食起居为主,日常生活的卫生保健、坐卧心情便皆时在念中。至于护理老病,则对象十分多元,几乎包括所有成员。方式相当全面,从初步检查、延医求诊、丸药调药、以至亲尝奉汤。轻者或嘘寒问暖、按摩护理,重者则祈福祷解、割股疗亲。既提供健康照顾,又从事第一线之医疗行动,并且侍病护理,可谓参与全部疗程。观察与身体接触为其健康照顾的基础,而提供家人医疗照护则符合其伦理角色与性别期望。相形之下,男性的家内照顾,其始多自父母疾患,其终则或有升官进爵与行医著述者。至于其间照顾细节,若不同于女性照顾者,多如尝恶吮脓等特异之行,若与女性相似属日常照顾行为,如易燥湿、营粥餐者,则多加一"亲"字,以示亲力亲为之难能可贵。

先就照顾的对象言。男性照顾家中病患,多为卑幼侍奉尊长,其中又以孝事母疾占绝大多数。同辈之间相为求医寻药的例子,史传不见,若搜寻医方或偶有所得。如《新录方》载南朝刺史阴铿自述其妻随其任官三年,因"地下湿"水土不服而得腹胀之病。阴铿屡次延请医师疗治,皆不得要领。直到一苍吴道士到其州界采药,铿"遂呼道士至舍,说妻病状",道士即予阴铿温白丸方,而铿用之治疗万病,无不得瘥。[1] 然此故事虽表现阴铿锲而不舍为妻求治的情形,却和前引南齐解叔谦相似,重点不在照顾病患,而在寻获验方。根据阴铿自己的说法以及《新录方》的分类,道士所给予他的,不仅是减轻妻子腹

---

[1] 《医心方》卷10《治症瘕方第六》引《新录方》。《新录方》不见于《隋书·经籍志》,据马继兴《〈医心方〉中的古医学文献初探》,为隋代魏孝澄所撰。阴铿,《南史》卷64有传。

胀的灵丹,更是治疗症瘕及众多疾病的妙药。至于史传偶见悌弟侍奉老姊,或丈夫照顾病妻的故事,则其效果和评价与孝子故事不可同日而语。唐史称李勣之姊患病,李勣尝试亲自煮粥奉养,竟然烧到胡须。[1] 而荀粲之妻冬月患热病,粲外出中庭,亲身取冷,再返回室内,以身熨之。妻子死后,粲不久亦卒,结果"以是获讥于世"。[2]

次就照顾的方式言。史传所见,尊长对于患病卑幼,忧念者有之,照顾者则无。忧念不食又为男性照顾者所特有,除唐代李妙法外,史传绝少以之形容女性照顾者。反之,女性倘若患病,为免男性至亲忧念而强打精神的事例,倒是不一而足。前引东汉汝郁之母为免郁忧而"强为餐饭",南齐孙淡之母为免淡不眠不食遂"有疾不使知",唐代李孙孙为免父亲苦病而有疾畏父知,其中照顾者与被照顾者的身份颠倒互换,益发显示一个事实:亦即照顾家人的健康乃女性责无旁贷的伦理角色。除此之外,史传对于男性照顾者的形容有形式化和定型化的趋势。"衣不解带、亲尝汤药",在女性方面唯见于宋人形容唐代庄淑公主,在男性方面却成为唐代史传作者描述孝子事亲的套语。套语的运用,抽离了真实情境和具体脉络,在抽象化的过程中失落了细节。套语的形成并一再出现,一方面显示撰史者只是借此宣扬孝悌的伦理,并不在乎侍疾护理的具体内容,另一方面也透露了一个可能性:亦即男性的健康照顾对象和方式,不论在实质上或在社会的期望与规范上,皆集中于孝悌异行,不若女性来得多元、全面并且具有常态性。

再就照顾者的资源言,女性的全面照顾者角色,又可从男性侍疾

---

[1] 《新唐书》卷 93《李勣传》;《旧唐书》卷 17《李勣传》则称:"其姊早寡,居勣旧间",或因同居之便,勣方得以为姊煮药。

[2] 《世说新语·惑溺第三十五》。

或有帮手,而女性护理常分身乏术的现象窥知。李勔为姊煮粥而燎须,或因年老行动不便,或因从未亲营家务,总之李勔的笨拙不熟练,在显示其诚意感人的同时,其实也透露了男性并非日常的照顾主力。晋尚书三公郎祖纳,自幼孤贫而性至孝,经常亲自炊爨奉养母亲,北将军王敦听闻,便派遣二婢协助他。刘宋时代的谢曒之所以亲侍母疾,乃因担心仆役营疾会有所懈怠所致。[①] 而前引梁代刘昙净事母淳至,史书描写其孝行特出,则举其"身营飧粥,不以委人"为例。可见男性侍疾,一般多赖旁人协助。

反之,六朝大族,家内僮仆固为佐助,然一般人家,亲属患病,慈母贤妻却不能免责。前引晋代颜含照顾病兄,前提便是"虽在母妻,不能无倦",才由悌弟亲自参与。至于一般孝子事亲,由媳妇协助,亦可想而知。礼经中"妇事舅姑,如事父母"的种种规范,点明了孝事父母其实是以"妇"为主要执行者。不如是者,反为特例,值得注意。如东汉章帝时江革,"尝自为母炊爨,不任妻子"。[②] 前引东汉孝子姜诗之妻庞氏故事,史称"诗事母至孝,妇奉顺尤笃"。然由庞氏取水迟归,因母渴而见遣的情形看来,所谓孝子之行,主要似在于监督检视孝妇,而日常真正执行照顾之责者,则仍非女性莫属。[③]

继就照顾者的角色冲突言。女性既以家人之健康照顾自任,其负责对象又十分多元,分身乏术之下,冲突在所难免。或如羊祜之母弃此保彼,或如夏侯碎金离婚侍父,或如李妙法割乳以奔父丧,皆凸

---

① 祖纳事,见《晋书》卷 62《祖纳传》。谢曒事,见《宋书》卷 56《谢曒传》。

② 《后汉纪》卷 11《章帝纪》。

③ 日本学者下见隆雄主张所谓孝子之行多有媳妇担任真正的照顾之责,即引姜诗妻为例。讨论见下见隆雄《儒教社会と母性——母性の威力の观点でみる汉魏晋中国女性史》,页 73。

显了女性作为生母、继母、贤妻、孝女等多重照顾者身份,面临夹击与撕裂的张力。相形之下,男性不以健康照顾为其伦理角色,侍疾对象相对而言比较单纯,史传中完全不见角色冲突之苦。虽然,男性侍亲,偶亦见辞官归乡而引起物议者,但最终大多得到崇尚孝道的官方谅解,并且正因"孝"乃毋庸置疑的伦理规范,因此也不见男性因公私两种角色而产生任何冲突与挣扎。李密为奉养祖母刘氏而上表陈情,形容自己进退两难的处境,称"臣欲奉诏奔驰,则刘病日笃,苟顺私情,则告诉不许,臣之进退,实为狼狈",可能是最强烈的一个例子了。① 其他如刘宋孝子何子平,母亲本为侧庶,籍注失实,虽然实际上尚未到儿子必须退休奉养的年纪,但籍注上的年龄已经届满,何子平便去职归家,后经镇军将军顾觊之指出"尊上年实未八十,亲故所知",才加以慰留。又如刘宋孝武帝(454—464)时左西曹掾张岱,母亲实际年龄已届满八十,但籍注未满,张岱仍迳自去官,还家奉养,险遭有司以违制纠举,后蒙孝武帝以"观过可以知仁"为由宽宥,才得平安无事。② 这两个事例虽都涉及公私两方面的责任,也曾引起若干争议,却皆不见当事人有任何伦理或情绪冲突的表现。

末就照顾者的出路言。男性担负疾病照护之责,实质细节或偶尔与女性经验相类似,吮脓尝恶之举则可能有过之而无不及。然而其对象单纯,孝悌形象固定,辞官归养,由公返私,也不见角色冲突。反之,照顾行动为男性提供一由私入公的管道,则比女性明显。前已言及,"衣不解带"暗藏玄机,政治人物借此图谋进取、更上层楼;在女性不得为官仕宦的时代,唯男性得以为之,此不足为奇。然而,孝子

---

① 《华阳国志》卷 11《后贤志第九》。
② 何子平事,见《宋书》卷 91《孝义何子平传》;《南史》卷 73 同。张岱事,见《南史》卷 31《张岱传》。

悌弟延医祈祷,经高人指点仙方,常导致出访寻药之旅;孝子事亲,自学习医,进而以医传家。凡此二者,女性并非不能为之,然而史传医方、笔记碑铭,各种资料皆不见女性由护进医之事例,令人好奇。

其实,女性从事家庭之外的医疗行为,自古而然,但其方式或历代不同,评价亦时有差异。所涉及者,实当代对女性的态度,而影响则及于女性在医疗论述中的形象。现实生活中的女性出入内外、公私领域,然在史传记载与医方论述中则被划地限制。女性作为医疗者,本书《女性医疗者》章中已经分析,至于她们的身体、行为在医方论述中的形象和意义,《危险却有效》一章中也已申论。本章从家庭中的健康照顾谈起,比较男女在对象、方式、冲突与出路各方面的异同,显示健康照顾符合女性之性别伦理角色,唯其出入内外、公私领域的行动,在史传中较隐晦不显。而男性孝侍亲疾虽为重要规范,但定型化的形容方式却暗示了规范与现实之间的参差。通观三章,可知女性不论担任家内照顾、从事医疗活动、或身体形象,在实际贡献与规范论述之间都有不小的落差。

第九章　从域外看中国

——《医心方》及其妇科医学论述

小春奇暖满书室　心共梅花欲自狂

馥郁古香君莫怪　翻披卅卷医心方

——森立之《医心方提要》①

一、《医心方》之撰著与传写

《医心方》是日本现存最古老的医书,由平安朝针博士丹波康赖于 982 年撰成,984 年上呈圆融天皇(969—984 在位)。该书三十卷,摘录当时在日本之中国医药方书两百余种,包括医经、经方、房中、养生、本草、针灸、佛典、符箓等各式各样和疾病医疗保健相关的内容,将近一万一千条。② 丹波康赖以七十岁高龄戮力编纂皇皇巨著,学者

---

① 森立之《医心方提要》,页 208。

② 引书种类数目等,本文根据马继兴《〈医心方〉中的古医学文献初探》。马继兴的方式是将《医心方》中"又方"和"今案"等条皆分别单独计算,总计引用古医学文献共 204 种,10877 条。此种算法和之前冈西为人以及之后小曾户洋等不另计别条,因此总数不超过五千的方式有别。见冈西为人、佐土丁,《〈外台秘要〉〈医心方〉〈证类本草〉等书引用之古医书》,页 543;小曾户洋《〈医心方〉引用文献名索引》。虽然计算方式不同,但针对康赖引书之倚重与偏好,各家说法大同小异,要之以《病源论》和《千金方》为最。

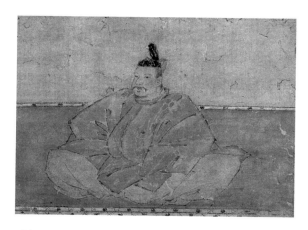

图 24　丹波康赖像(引自《图说·日本医疗文化史》)

或称在于提供皇室医疗服务以获得奖赏;或称为了记录丹波家族医学知识,保存日本医疗文化传统;或称其目的在为多病天皇和京城芸芸众生之健康着想。[1]　虽然推测多端,但康赖在书成之后便将亲笔写本献给皇室,另一抄本后来则由丹波家族进呈执政权臣藤原道通(992—1074),如此看来,康赖撰著之预设读者,当仍以王公贵族为主。道通曾于宇治建闲居平等院,藤原家抄本后遂以宇治本为名。1145 年文章博士曾参考宇治本重新点注皇室所存御本。[2]　之后御本

---

[1]　欲获奖赏之说,见 Emil C. H. Hsia, Ilza Veith, and Robert H. Geertsma, *The Essentials of Medicine in Ancient China and Japan: Yasuyori Tamba's Ishimpo*, p. 11. 保存传统之说,见服部敏良《平安时代医学史の研究》,页 139—140。为众生治病之说,如杉立义一描述平安朝诸天皇之体弱多病早夭,并引用当时文人笔记《方丈记》《明月记》等,揣测京都之卫生不佳导致人民病亡,以说明《医心方》之撰述背景。见杉立义一《医心方の传来》,页 3—12。

[2]　天养二年(1145)"以宇治入道太相国本移点、比校"一事,见宫内厅书陵部本《医心方》卷 8 之首,收入《大日本史料》第 1 编第 21 册"永观二年十一月二十八日",页 164。

便秘藏于宫廷图书馆,仅少数御医得以阅览。① 流传在外者,除一部
卷数不全的抄本收藏在洛西御室的京都仁和寺外②,其余则多为康赖
子孙陆续节录家传藏本以其他书名发表之著作。③ 直到正亲町天皇
(1557—1586)于1573年将皇室所藏三十卷御本下赐当时典药头半
井瑞策,原属于丹波家藏和皇室独享的《医心方》才流传出去,其中卷
二十二曾从半井家流出,历经多手辗转收藏。④ 至于全部三十卷,则
要到江户时代(1603—1867)末期,德川幕府刊刻汉方,于安政元年
(1854)下令半井家将祖传珍本释出,交由江户医学馆校勘影写,才得
以公诸于世。本章题下所录森立之的诗作,便是森氏在初见原本,夙
愿得偿的心情下写成。江户医学馆将《医心方》校勘影写之后,并于

① 多纪元坚(1795—1857)于1854年校刊刻印"安政版"时,序文中称:"秘府所藏,人间莫
得而窥焉",之后学者多从其说,以为御本秘于皇室,在正亲町天皇下赐半井瑞策之
前,无人得窥其貌。然而由于半井家本之卷30末有1309年女医博士之识语,因此森
立之在《医心方提要》页167和页231处推测,御本下赐之前,御医应得以阅览。女医
博士光成之跋,森立之曾摹刻以示同好。见小曽户洋《中国医学古典と日本》,页570、
585;杉立义一《医心方の传来》,页292。
② 《医心方》之入于仁和寺,依《大日本史料》第1编第21册,页176引《康赖和名抄》的记
载,乃天正七年(1580)之事,但杉立义一进一步考证,则认为乃丹波家为避免战乱,于
1379年将之与家藏三部重要古籍《太素》《明堂》和《新修本草》一并寄托保管于寺中所
致。最初当为三十卷完本,唯之后仁和寺亦经变乱战火,1791年幕府医官求访之时仅
存十七卷。而后明治维新,西学成为主导,汉方备受忽视,加以祝融肆虐,1910年再度
调查时便仅残存五卷。见杉立义一《医心方の传来》,页112—119。
③ 包括康赖曾孙丹波雅忠的《医略抄》(1081),丹波莲基的《长生疗养方》(1184),和丹波
行长的《卫生秘要抄》(1288),丹波嗣长校订《遐年要抄》等。见《医心方续编》第7册。
④ 现存半井家本中之卷22,乃江户初期之写本,而1854年江户医学馆影写以及刊刻时,
该卷另有所据,乃锦小路家所收藏之原本,其中有丹波康赖真迹。见森立之《医心方提
要》,页222、225—226。此御本下赐后之卷22,由半井家外流到京都冈本家,经锦小路
家,稻垣家,到德富苏峰之成簣堂文库,而后由主妇之友社转御茶之水图书馆收藏。学
者或称之为成簣堂本。流传路线,见《大日本史料》第1编第21册,页167—169引《医
心方提要》和《国宝·重要文化财总合目录》。成簣堂本之称呼和卷22流传之相关讨
论,见杉立义一《医心方の传来》,页63—64。

1860 年以木版刻印,此即后来通称之"安政版"。① 而原半井家藏本则在 1982 年由日本文化厅购得,于 1984 年《医心方》撰进一千年纪念的同时,指定为国宝,由公家保存。②

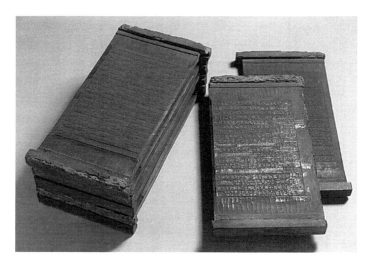

图 25　安政木刻版《医心方》(引自《图说·日本医疗文化史》)

丹波康赖后裔、总理江户医学馆校刊的多纪元坚,在安政版《刻医心方序》中称其所见半井家本:

> 其书装为卷子,严存隋唐旧帙体式,为卷凡卅,与仁和寺书
> 目所载合。其间字样非一,纸质亦殊,有结体奇古,与金石遗文
> 相印契者,有笔划道劲,直逼晋唐法书者,有如朴质无文,而古香

---

① 矢数道明《江户医学における〈医心方〉の影写と校刻事业の经纬》,页 303—316;小曾户洋《中国医学古典と日本》,页 532—585。
② 关于《医心方》一千年来多种写本的来源及其流传,见杉立义一《医心方の传来》,页 290。

可挹者,盖非其亲笔,则其子弟为之。据第八卷天养二年记,殆从当日前后稿,及各家传录本排纂缀缉,以成一部完帙欤! 间有系后人补抄者,亦不失为数百年前物。每卷各为一类,下分子目,其所引证,上根据之农黄扁张之经,下贯穿之唐以上各家之著,其所论列,起治病大体讫食物,每门上载证候,下列其方,遇有可注明者,附以按语。其第二卷论针灸则更有序,以开其节,岂身为针博士最所深致意欤! 窃详之其书体例,盖准拟之王焘《外台秘要方》,而其引据之博,与立论之精,且确则过无不及也。[1]

日本初经高丽僧人转介中国佛教和医学知识,直到 607 年派遣隋使入华,才开始直接吸收中国的学术文化、大量输入律令、佛经和医籍。755 年安禄山之乱后,日本方面似乎颇能掌握唐王朝自顾不暇、政局日衰之状,不论是遣唐使或访唐僧人皆将在中国之见闻回报,而日本朝廷终于 894 年决议停派遣唐使,907 年唐朝覆亡,中日之间的交流暂告中断。[2] 《医心方》所录书籍,"上根据农黄扁张,下贯穿唐以上各家",而不见宋初情报,与中国医学出版事业约有一百年的时差,理由或即在此。[3] 康赖引书,必注明出处,和唐初以前诸家医方

---

[1] 近卫天皇天养二年即 1145 年,多纪元坚所称,即参考宇治本补注标点御本之事。丹波家一支、康赖第二十世孙赖元经御赐多纪之姓,后以多纪家闻名,见杉立义一《医心方の传来》,页 328。

[2] 访唐僧人的记载,以圆仁(794—864)之《入唐求法巡礼记》最为著名,其中描述所到之处地方官僚体系运作,讨论见黄清连《圆仁与唐代巡检》。

[3] 中国唐末五代战乱,不论朝廷或个人,医学著述皆不多见,直到 960 年北宋建立,重搜旧籍、整编医书,才有《太平圣惠方》的出现。虽然安政版卷 25"治小儿吐唲方第六十三"中有《圣惠方》引文,但依森立之考据仁和寺本并无此方,主张此乃丹波家藏传本偶添中国新传入医书,最初为后人旁记,在传写时误混入正文所致。见《大日本史料》第 1 编第 21 册,页 169—170 引森立之《枳园丛考》。关于唐末五代医学史之研究概况,见郑志敏《略论民国以来台湾与大陆隋唐五代医学史的研究》。

不同,而与唐中叶王焘之《外台秘要》(752)相类,此即多纪元坚称"其书体例,盖准拟之王焘《外台秘要方》"的理由。《医心方》在安政时期复刻,正值日本文化受到兰学挑战,汉方医家为与兰医抗衡,对此书珍视可想而知。然而中国人之前对于此套医学全书并无认识,直到1881年杨守敬(1839—1915)随驻日公使赴任使馆参事官,才初次获知。杨守敬在就任之前即听闻日本珍藏中国古籍甚为丰富,赴日之后大力访采,后与日本藩医森立之结交成为师友关系。森立之曾经参与安政版之校刊,杨守敬于返华前经其介绍,借其之力,收购古籍数万册,《医心方》亦在列中。[①]

这一部以中国古籍为知识基础,由日本医师抄录编纂的医学全书,在中日医学史上皆占有重要地位。就中国医史而言,康赖所征引之唐代以前医药养生方书,目前大多已经亡佚。[②] 杨守敬《日本访书志》称《医心方》"所引方书有但见于《隋志》者,有不见于隋唐宋志但见于其国见在书目者,亦有独见于此书所引不见于著录家者"。[③] 所谓"其国见在书目",乃平安时代朝臣藤原佐世编于896年前后之《日本国见在书目录》[④],其中"医方类"罗列书籍一百六十种,尚不如《医

---

① 森立之虽负责《医心方》影写校勘的整个过程,但在安政版刊刻前言中之头衔仅为"权充医学讲书校正医书"。杨守敬后将古籍以《古逸丛书》之名刊刻,并撰《日本访书志》说明因缘,殁后,其藏书辗转流传,现主要部分则藏于台北故宫博物院。杨守敬《日本访书志》卷10《医心方三十卷》,《国家图书馆藏古籍题跋丛刊》册22,页675—689。杨守敬在日期间和日本汉医学者森立之论学为友,返华之前自森立之处采购大量医书的一段往事,讨论见郭秀梅《江户考证医学初考——森立之的生平与著作》。
② 根据 Hsia, Veith 和 Geertsma 的计算,《医心方》抄录之两百余种中国古籍中百分之八十八现已不存。见 Hsia et al.,*The Essentials of Medicine in Ancient China and Japan*, pp. 11-12.
③ 杨守敬《日本访书志》卷10页《医心方三十卷》。
④ 藤原佐世《日本国见在书目录》。

心方》之引书数量。此固由于康赖引书不限于医方之类,而旁及佛典符箓,但亦显示丹波家藏秘本相当可观,正如杨守敬所谓"有独见于此书所引不见于著录家者"。此外,《医心方》所引方书有不见于隋唐正史之《经籍志》和《艺文志》,而仅见于《日本国见在书目录》,则丹波家传和日本秘府收藏之著作,可能有不少在《医心方》编纂之时便已不存于中国了。由于北宋朝廷校书,曾对当时尚存的重要医籍重修整编,研究中国医史之学者或为钻研六朝情况,或为探求古籍原貌,无不重视《医心方》中所存旧观。①

就日本医史而言,《医心方》同时代的日本医书皆已不存。文献记载第一部日本自编医书《大同类聚方》,由平安初期平城天皇下令,出云广贞和安倍贞直所编纂,于808年完成。当时初值京城由奈良迁往京都,连年洪水疫病为灾,据说天皇惋惜日本之传统药方流失殆尽,下令诸国寺社民间旧家将传承药方上呈朝廷辑结成书。无奈《大同类聚方》百卷原本早已散佚,目前所传或为后世伪作。至于868年菅原岑嗣等人所编之《金兰方》五十卷亦早已不传。② 作为日本现存最古老的医书,《医心方》不仅被视为研究古史之宝藏,更被定位为"开启日本医学的预告之作"。③ 自二十世纪以降,相关研究即不绝如

---

① 北宋校正医书编修重整情况,讨论见范家伟《北宋校正医书局新探——以国家与医学为中心》。

② 《大同类聚方》之编纂背景和亡佚伪作,以及《金兰方》之编纂与散佚,讨论见富士川游《日本医学史》第四章《平安朝ノ医学》,页73—79;服部敏良《平安时代医学史の研究》,页134—139。另见梶完次稿、藤井尚久校补,《明治前日本产妇人科史》,页42。

③ 见山田庆儿《日本医学事始——预告の书としての〈医心方〉》,收入山田庆儿、栗山茂久合编,《历史中の病と医学》,页1—33。

缕，1984 年撰进千年纪念前后更是盛况空前。①

　　本书讨论汉唐之间性别与医疗交涉之诸般问题，也大大受惠于《医心方》。借由其中所存六朝旧籍，配合传世医书和考古材料，得以在各章中依序重建汉唐之间求孕、怀胎、生育、保健、乃至妇女疾病与救治的历史，实不能不对前贤心存感谢。然而在广事搜罗、旁征博引的过程中，亦不免发现丹波康赖对妇人诸病和女性身体的理解，以及产育方书之采选和分类，皆不同于其所征引之中国作者，而是自有意见。换言之，《医心方》作为现存日本最古老的医书，并非仅是保存中国亡佚典籍的宝库，也是探究平安时代医者观念的资源；不但是重建中国妇产科滥觞的史料，也是一窥日本产妇人科史的窗口。《医心方》中专论妇人身体、疾病与医疗者，主要集中在卷二十一至卷二十四。卷二十八虽因讨论房中术而涉及女性，但其重点在于男性之求寿与成仙，与前此四卷妇人部门之旨趣相异。本章便是针对卷二十一至卷二十四，比较《医心方》文字及其所征引的中国医书，探讨康赖如何透过采辑选编，表现出对于妇女健康的意见，乃至可能透露中日妇科发展之异同。至于卷二十八《房内》中提及女性部分，则在文末触及。其中涉及中国部分之研究，前面各章已经详论，不再赘述，仅就中日歧异之处试探其义，要之在于指出康赖以胎产为"妇人诸病所由"的特点，和其所抄录之中国医书着重风冷影响血气不同。全文引《医心方》仍与前章相同，以安政时代影写

---

①　除了富士川游和服部敏良等人之日本医学通史皆以《医心方》为平安时代医学的代表作之外，1935 年刊行之《日本古典全集》便将安政版《医心方》影印缩小出版，编纂者正宗敦夫并在跋文中称其收录大量隋唐医书，乃研究平安时代必读之物。之后又有太田典礼等编《医心方解说》；该书中译本见李永炽译，张礼文校订，《医心方中日文解说》。而日本医史学会的刊物《日本医史学杂志》在 1984 年前后则有多篇关于《医心方》的研究论文和报告发表。

本为主,必要时才参考其他抄本进行比对讨论。

二、《医心方》以胎产为妇人诸病所由

《医心方》三十卷中专论妇人健康者四卷。安政影写本在卷二十一至卷二十四各卷之前并无题名。半井家本则卷二十一和卷二十二皆题为《妇人部》,卷二十三为《产妇人部》,卷二十四为《治无子部》。半井家所藏既为古本,标题或许早已存在,然因天养二年(1145)曾据宇治本补注点校,则标题是康赖亲订或后来追加,仍难以确知。安政版虽以半井家本为底影写,出版时却不见各卷标题,可见多纪元坚等人对之亦有所保留。若考察其内容,则卷二十一医疗妇科疾病,患者皆称"妇人";卷二十二讨论妊娠各种问题,以"任妇"为对象;卷二十三处理将产、产难与产后诸疾,称"产妇";卷二十四对治无子并卜算生子性别祸福夭寿,提及求孕女性或称"妇人",若为卜算者则称"母"。此外,卷二十八讲述男女交接之道,涉及女性之处则多称之为"女""女子""女人",偶尔称"妇人"。如此看来,《医心方》中对治之女性大别有二:其一为正在经历孕产过程者,其二则为产育时期以外的女性。然而就康赖而言,不论身处何种状态,生育似为妇人健康问题的总源头。

卷二十一首篇"妇人诸病所由第一"开宗明义界定妇人别立一部的理由,康赖仅录三条,其中两条来自孙思邈的《千金方》,一条则抄自陈延之的《小品方》。此三条引文,首称妇人别立一方,一在血气不调,二在胎产崩伤,末则建议晚嫁少产,以保健康,中间一条分析女人性情影响身体,提醒照顾者注意。三条全录如下:

《医心方》卷二十一《妇人部》"妇人诸病所由第一":

　　　　《千金方》云：论曰，夫妇人所以有别方者，以其血气不调，胎任产生崩伤之异故也。所以妇人之病，比之男子十倍难疗。若四时节气为病，虚实冷热为患者，与丈夫同也。唯怀胎任挟病者，避其毒药耳。

　　　　又云：女人嗜欲多于丈夫，感病则倍于男子，加以慈恋爱憎、嫉妒忧恚、深着坚牢、情不自抑，所以为病根深，疗之难差。故傅母之徒，亦不可不学。

　　　　《小品方》云：古时妇人病易治者，嫁晚，肾气立，少病，不甚有伤故也。今时嫁早，肾根未立，而产伤肾故也。是以今世少妇有病，必难治也。早嫁早经产，虽无病者亦废也。①

　　康赖此处先引《千金方》说明妇人别立一方的理由，其中虽将血气与胎产相提并论，但在随后的妇人诸病中，关乎血气者却仅提及黑皯、妒乳、阴创和月病之一小部分，其余则皆属胎产（见下讨论）。② 而以康赖所引《小品方》此条看来，是典型以古非今的一种论述方式，重点在指出产育对女性身体的伤害，与首条前后呼应，反倒使得中间忽然论及女人性情显得突兀。其实，《千金方·妇人方》破题此段，并不限于康赖所引寥寥数语，而是一篇分别由胎产、月水、生理和性情出发，为妇人独立成方立论的文件。前面第二章《求子医方与妇科滥觞》最末曾经整段引录，此处为与《医心方》作详细比对，兹不厌其烦重抄一过如下：

　　　　《千金方·妇人方上》"求子第一"：论曰：夫妇人之别有方

---

① 　《医心方》卷 21。
② 　二十世纪初富士川游介绍平安朝之医学发展，曾因此断言"可知当时妇人科范围狭隘的程度"。见富士川游《日本医学史》第四章《平安朝ノ医学》，页 101。

者，以其胎妊生产崩伤之异故也。是以妇人之病，比之男子十倍难疗。经言妇人者，众阴所集，常与湿居，十四以上，阴气浮溢，百想经心，内伤五脏，外损姿颜。月水去留，前后交互，瘀血停凝，中道断绝，其中伤堕，不可具论。生熟二脏，虚实交错，恶血内漏，气脉损竭。或饮食无度，损伤非一，或疮痍未愈，便合阴阳，或便利于悬厕之上，风从下入，便成十二痼疾，所以妇人别立方也。若是四时节气为病，虚实冷热为患者，故与丈夫同也。惟怀胎妊而挟病者，避其毒药耳。其杂病与丈夫同，则散在诸卷中，可得而知也。然而女人嗜欲多于丈夫，感病倍于男子，加以慈恋爱憎，嫉妒忧愤，染着坚牢，情不自抑，所以为病根深，疗之难瘥。故养生之家，特须教子女学习此三卷《妇人方》，令其精晓，即于仓促之秋，何忧畏也。夫四德者，女子立身之枢机，产育者，妇人性命之长务，若不通明于此，则何以免于夭枉者哉！故傅母之徒，亦不可不学，常宜缮写一本，怀挟随身，以防不虞也。①

本书第二章《求子医方与妇科滥觞》最末曾详细分析孙思邈此段文字，说明他正视胎产崩伤，并以之切入讨论妇人诸病，呼应了陈延之等六朝以来医家建议晚嫁少产的言论。然而孙思邈的论述并不限于早经产育或坐草危厄的问题，而是进一步主张妇女病的特色，即来自象征胎产能力的月水，以及月水所代表的女性生理结构。不论是月事令妇女集合阴湿等致病之原于一身，或是生理结构影响如厕习惯而导致妇女易受风疾，都显示是自然的生理构造，而非早婚早育等社会行为，造成妇人病特别复杂的现象。然而生理特色并非生病难

① 《千金方》卷2《妇人方上》"求子第一"。

治的唯一原因。孙思邈更进一步指出，妇女的心理特质，如嗜欲多、慈恋爱憎、嫉妒忧恚、情不自抑等，都使妇女病更加棘手。本书第二章《求子医方与妇科滥觞》最末也曾举证，心理情绪影响生理健康的观念，一直存在于养生传统中。但这类心身症的观察，大多附有特定时空的情境说明，不必被视为女性的特质。相形之下，《千金方》并不讨论女性心身症的原因是否来自特定的人际关系或社会处境，却以陈述事实的语气，提出女性心理特质的普遍性，并主张其有损于妇女的生理健康。此种论述方式，说明妇人别立一方的原由，不仅因胎产所造成的崩伤，也在于女性的本质与男子不同。此种论述方式，实为中国妇科之滥觞开了先机。

事实上，孙思邈以月事判别男女本质有异，导致患病治疗不一的说法，除《妇人方》破题首论之外，在《序例》中亦曾谈及：

> 《千金方》卷一《序例》"治病略例第三"：男子者，众阳所归，常居于躁，阳气游动，强力施泄，便成劳损，损伤之病，亦以众矣。若比之女人，则十倍易治。凡女子十四已上，则有月事，月事来日，得风冷、湿热、四时之病相协者，皆自说之。不尔与治，误相触动，更增困也。①

在《医心方》摘录的两百余书、近一万一千条资料中，《千金方》占

---

① 《千金方》卷1《序例》"治病略例第三"。《新雕孙真人千金方》残本卷1并无标题，其中第三章则称"理病"而非"治病"，推测现行北宋刊本之卷题和章题乃校正医书局增修。唯上引此段内容在两版本中文字无异，皆称"十四以上"，与下引陈延之《小品方》卷1所载"十六以上"则有别。《新雕》版此段原文，见《新雕孙真人千金方》卷1《理病第三》。

据最大分量,超过全书的十分之一。① 而其《妇人方》首论和《医心方》相似,破题先谈胎产。然而两者铺陈论述的重点却歧异互见。《千金方》在首卷《序例》中便先以月事判别男女之身体与疾病,又要求女子患病就诊,不论是因风冷、湿热或四时节气所致,都应说明是否适逢月经来潮,以便作为医者诊断的判准,可说是对妇女健康问题的原则性看法,但《医心方》却不曾征引。此外,若比较《千金方•妇人方》之论与《医心方》"妇人诸病所由"之引文可知,康赖仅仅摘录孙思邈原文中关于胎产崩伤和女人嗜欲多于丈夫,造成患病不瘥,比男子难治的部分,而略过了"妇人者,众阴所集,常与湿居"乃至"月水去留""瘀血停凝""其中伤堕,不可具论",以及饮食、合阴阳、甚至如厕习惯导致受风的说法。尤其值得注意的是,康赖将摘录原文中的两部分文字,各自以"《千金方》云""又云"标示,在省略了原文中"然而女人嗜欲多于丈夫"的转折语之后,便失去了孙思邈一层深似一层论述女性身心特质的逻辑,也使得妇人别立一方的理由仅限于生产这一特殊功能,而不涉及女性的本质问题。最后,康赖在节录《千金方》原文中两段之后,仅加引《小品方》论嫁产的文字,便结束了作为破题的"妇人诸病所由第一"。从其取舍方式,不难看出他对妇人病的理解环绕在和生产直接相关的课题,至于其他在原中国医书中占重要地位的月事,相形之下,则显得微不足道。

试再以康赖所倚重的《小品方》论之。《小品方》共十二卷,在唐

① 根据马继兴的统计,《医心方》引书条数最多的前十部著作依序为唐孙思邈《千金方》、晋葛洪《玉函方》、唐苏敬《新修本草》、隋巢元方《诸病源候总论》、夹杂了陶弘景《名医别录》的《神农本草经》、隋德贞常《产经》、刘宋陈延之《小品方》、唐杨玄操注《黄帝明堂经》、隋魏孝澄《新录单要方》和北魏张湛的《养生要集》。见马继兴《〈医心方〉中的古医学文献初探》,页326—371。根据该文页364的统计,《医心方》10877条引文中直接与间接摘录《千金方》者占1273条。

代医疾令中列为朝廷训练医生的必读教材,日本学习唐律,在 718 年颁布的养老律令中亦列为医针生受业的两部经方之一。[1] 丹波康赖编纂《医心方》,征引逾五百条,显然是处在重视《小品方》的传统中。[2] 由于该书在北宋初整编医书时便已亡佚,历代以来学者欲窥其浮光掠影,唯赖《医心方》和《外台秘要》等医药辑录中所存片段。二十多年前,日本学者在尊经阁文库中发现镰仓时代(1183—1333)抄本,虽仅存第一卷,然因属序例性质,故得以一探其著作旨趣和各卷目录。[3] 其中论诊病用药须知,称“人长少盛衰理异,妇人女子气血质殊”,强调即使病症相同,下药亦须因人而异,不可自作聪明,随方加减。[4] 而所谓妇人女子诸病,关键在于月水之有无:

> 女子妇人其治异品。女子年十六以上则有月病,其是月病来日,得风寒、冷温、四时之病相协者,皆应自说之。不尔,治相触会,便致增困也。处方者亦应问之,是月病来限。有他疾者,其方在《妇人方》卷上。其是凡日有疾者,故同余人方耳。[5]

《小品方》此文和前引《千金方》治病原则之文字大同小异,却更

---

[1] 《养老令》于 718 年由藤原不比等编纂,757 年施行。其中《医疾令》称:“医针生,各分经受业,医生习《甲乙》《脉经》《本草》,兼习《小品》《集验》等方。针生习《素问》《黄帝针经》《明堂脉决》,兼习《流注》《偃侧》等图,《赤乌》《神针》等经。”见惟宗允亮《政事要略》卷 28,页 698。

[2] 根据马继兴《〈医心方〉中的古医学文献初探》,页 362 的统计,《医心方》中《小品方》引文共 541 条,居所有引书数量排序第七。

[3] 尊经阁文库所藏《小品方》第一卷古抄本,1984 年由小曽户洋发现,其释文和研究,见小曽户洋《〈小品方〉书志研究》,收入《财团法人前田育德会尊经阁文库藏小品方·黄帝内经明堂古抄本残卷》(以下简称《小品方古抄本残卷》)。高文铸辑校注释《小品方》,已将尊经阁文库所藏第一卷收入。

[4] 《小品方古抄本残卷》,页 5,释文页 33,第 78—87 行。

[5] 《小品方古抄本残卷》,页 14—15,释文页 39—40,第 360—365 行。

强调月事的重要性。两者小别之处在于初潮年龄,《千金方》定为十四岁,和《素问》等传统医经意见一致。[①] 而《小品方》称女子十六岁月水来,是诊断与治疗的重要关键。月水被视为一种病,倘若同时又患风冷诸疾,则应依妇人方治疗。由于"月病来日"和"凡日"的对治方式有别,女性就诊时,应说明自己的身体状况,而医者亦当问清楚,以免产生困扰。倘若患病时间不在经期之中,则处置方式和其他人相同。如此看来,陈延之视月水为诊治女性疾病的重要判准,和康赖论"妇人诸病所由"引《小品方》仅限于晚嫁少产大不相同。两相比较,《小品方》谈"妇人",重心在于有月水的女子,而《医心方》论"妇人"则着眼于不在产孕中的女性,在不同的基础上看待妇女健康,所论自然有别。

　　《医心方》对治妇科疾病不以月水为重,亦可从卷二十一的其他篇章一窥究竟。卷二十一共三十篇,处理之疾患大抵不出同时代中国医书所谓"妇人杂病"的范围。在"妇人诸病所由第一"之后,依序治疗女性黑斑面疱、妒乳痈疮,并且以十一篇的篇幅细论阴痒、痛、肿、疮、瘜肉、冷、臭、阴脱、阴大不快、小户嫁痛、乃至因行房而伤于丈夫等诸问题,然后才以四篇的分量讨论月水不调、不通、不断和腹痛,以及崩中漏下、八瘕尿血等问题。最后则以"治妇人欲男方""治妇人鬼交方"和"治妇人令断生产方"三篇做结。在这些篇章中,康赖大多先简单引用隋代巢元方《病源论》说明病因,然后提供药方治疗。然

---

① 《素问》称女子"二七而天癸至,任脉通,太冲脉盛,月事以时下,故有子"。见郭霭春主编,《黄帝内经素问校注》上册卷1《上古天真论篇》,页9。《千金方》继承《小品方》以月水判别男女的讨论,见李贞德《性别、医疗与中国中古史》,页200—204。北宋儒臣将初潮年龄从参差到齐一的校正,其中反映对经典的尊崇,讨论见李贞德《绝经的历史研究——从"更年期"一词谈起》,页206—207。

若细究其所征引,便可发现康赖一如对待陈延之和孙思邈般,对巢元方之妇女健康论述并未照单全收。

《病源论》五十卷,约成书于610年,开中国病因理论之先河,是康赖极为倚重的著作,在《医心方》中大量援引,作为诊病论治的基础。[①]《病源论》中以八卷(卷三十七到卷四十四)处理妇人健康问题,开宗明义先谈"风虚劳冷"对女性身体的全面影响,称若"经络得风冷,则气血冷涩""腹内得风冷,则脾胃弱",倘若"风冷入于子脏,则令脏冷,致使无儿",而风冷"若搏于血,则血涩壅,亦令经水不利,断绝不通"。[②]然而,如前所述,康赖在《医心方》卷二十一"妇人诸病所由第一"中直接针对胎产作论,既未援引《病源论》,对风冷和经络等也只字未提。虽然卷二十一自"治妇人面黑皯方第二"以下,康赖不论处理乳房、女阴或经带问题,大多先引《病源论》血气之说再提供药方,但从《医心方》卷二十一目录排序可知,其诊病论治并非如《病源论》般自风虚劳冷造成的经带问题切入,而是从颜面下至乳阴,就人体由上往下处理。此外其着重女阴病变甚于月水失调,亦显示其特殊的取舍原则。

《病源论》卷三十七至卷四十名为《妇人杂病诸候》。在卷三十七破题说明风冷诸病和心腹疼痛,乃至引起月经失调、赤白带下之后,卷三十八继续说明劳伤血气和风冷入脏的各种病变,包括漏下崩中以及积聚疝瘕,乃至带下三十六疾。最后则以无子之候总结此卷,下

---

① 根据马继兴《〈医心方〉中的古医学文献初探》,页360的统计,《医心方》10877条引文中直接与间接摘录《病源论》者占668条,其分量仅次于《千金方》《葛氏方》《新修本草》,居204种引书之第四位。但若依照小户曾洋的统计,则《病源论》无疑是康赖最倚重的著作,引用条数居群书之冠。见小曾户洋《中国医学古典と日本》,页532—585。
② 《病源论》卷37。

开卷三十九前半各种月水不调造成的无子问题。至卷三十九中及卷四十之前段,方始讨论妇人眼耳鼻口、颜面皮肤、霍乱脚气等,至于阴部和乳房的各种病变,则到卷四十才处理。其后卷四十一至卷四十四则分论妊娠、生产和产后情形。观其篇章布局,先论经带、后叙胎产,视血气为女性健康的指标,以调经为产育的前提,与之前的《小品方》和之后的《千金方》一脉相承,并和十三世纪中国第一部妇科专著《妇人大全良方》的论治顺序相同。[1]

《医心方》则不同。如前所述,康赖征引《千金方》时,忽略孙思邈论妇女身心特质,而仅摘录胎产崩伤。同样地,他虽以《病源论》提供病理基础,但在援引之间却取舍异趣。最重要的差别在于康赖对治女性疾病并未将风冷影响经带视为妇人诸病所由。以《医心方》卷二十一的内容看来,月水失调仅是妇人诸病之一,其重要性和中国医家论治妇人不可同日而语。此可由《医心方》引《病源论》谈月水不调时之采择删削情形得知。

> 《医心方》卷二十一"治妇人月水不调第十九"。《病源论》云:冲任之二经,上为乳汁,下为月水。若冷热调和,则血以时而下,寒温乖适,则月水乍多乍少不调也。[2]

在此篇中,康赖依其惯例,先引《病源论》说明病因,然后提供《千金方》《拯要方》和《新录方》之药方调经。然若参照巢元方论月水不调原文,则可知康赖删繁就简,对月水之重视程度有别。(加下划线处为《医心方》征引部分。)

---

① 关于由经带胎产论述女性身体,进而成为中国妇产科理论基础的讨论,见马大正《中国妇产科发展史》,页153—154,以及 Charlotte Furth, *A Flourishing Yin: Gender in China's Medical History*, 960—1665.

② 《医心方》卷21"治妇人月水不调第十九"。

《病源论》卷三十七"十九、月水不调候"。

妇人月水不调，由劳伤气血，致体虚受风冷，风冷之气客于胞内，伤冲脉、任脉，损手太阳、少阴之经也。冲任之脉，皆起于胞内，为经络之海。手太阳小肠之经，手少阴心之经，此二经为表里，主上为乳汁，下为月水。然则月水是经络之余，若冷热调和，则冲脉、任脉气盛，太阳、少阴所主之血宣流，以时而下。若寒温乖适，经脉则虚，有风冷乘之，邪搏于血，或寒或温，寒则血结，温则血消，故月水乍多乍少，为不调也。

诊其脾脉，沉之而濡，浮之而虚，苦腹胀烦满，胃中有热，不嗜食，食不化，大便难，四肢苦痹，时不仁，得之房内，月事不来，来而并。

又，少阴脉涩则血不来，此为居经，三月一来。又，脉微，血气俱虚，年少者，亡血之脉也。乳子，下利为可，不尔者，此为居经，亦三月一来。又，经水一月再来者，经来时，其脉欲自如常，而反微者，不利，不汗出者，其经三月必来。

《养生方》云：病忧恚泣哭，以令阴阳结气不和，故令月水时少时多，内热苦渴，色恶，体肌枯，身重。[1]

巢元方此段仍由风虚劳冷谈起，延续《妇人杂病》首篇之论，以风冷客于胞内伤及经络作论。其中形容月水失调诸状繁复，除流量乍多乍少之外，又包括来经频率，如"不来，来而并"和"居经，三月一来"等，以及对胃口、排泄、四肢乃至全身的影响，其判断则以诊脉为准。反观《医心方》引文，大刀阔斧，仅留下二经寒温影响月水规律和多寡等寥寥数语。除了忽略月病的各种变化，以及不采用诸多描绘

---

[1] 《病源论》卷37《妇人杂病诸候》"月水不调候"。

性用语之外,最重要的是删除了和脉诊相关的文字与分析。甚至连原文中的手太阳小肠之经和手太阴心之经亦略过不提,仅称冲任二经而已。

《医心方》引《病源论》说明月病,大多将原文逾百字的分析删节至仅余十数字,亦不收录如月水不止而合阴阳"令绝子不产"之类月病影响孕产的文字。[1] 此种删节情形在处理血气不调时亦可窥见。如《医心方》引《病源论》分析"八瘕"之成因与后果便为一例。以下抄录《病源论》原文,而在《医心方》征引部分加底线,以示康赖取舍之意。

《病源论》卷三十八"四十九、八瘕候"。

<u>八瘕者,皆胞胎生产,月水往来,血脉精气不调之所生也。</u>肾为阴,主开闭,左为胞门,右为子户,主定月水,生子之道。胞门、子户,主子精,神气所出入,合于中黄门,玉门四边,主持关元,禁闭子精。脐下三寸,名为关元,主藏魂魄,妇人之胞,三焦之腑,常所从止。妇人经脉俞络合调,则月水以时来至,故能生子而无病。妇人荣卫经络断绝不通,邪气便得往入,合于子脏;若经血未尽,而合阴阳,即令妇人血脉挛急,小腹重急、支满,胸胁腰背相引,四支酸痛,饮食不调,结牢。恶血不除,月水不时,或月前月后,因生积聚,如怀胎状。邪气甚盛者,令人恍惚多梦,寒热,四肢不欲动,阴中生气,肿内生风,甚者害小便涩,涩而痛,淋沥,面黄黑,成病,则不复生子。<u>其八瘕者,黄瘕、青瘕、燥瘕、血瘕、脂瘕、狐瘕、蛇瘕、鳖瘕也。</u>(以下分别细述八瘕病症。)[2]

---

[1] 《病源论》卷37《妇人杂病诸候》"月水不断候"。
[2] 《病源论》卷38《妇人杂病诸候》"八瘕候"。《医心方》引文则见卷21"治妇人八瘕方第二十五"。

《病源论》原文先论八瘕病源在于血脉精气不调，接着便说明脏腑、经脉与胞胎、月水的关系，不但明示"肾为阴……主定月水，生子之道"，并且指出"妇人经脉俞络合调，则月水以时来至，故能生子而无病"，点明经脉合调、月水规律乃妇人健康、得以生育的前提。之后细述经络不通、恶血不除乃至邪气过盛的各种问题，最末才分别详论八瘕的症状，而且每论必先分殊妇人月水"始下""新下""新来""当月数来""已下新止"等各种情况，以说明导致"无子""少子""绝子"等不同结果。① 反观《医心方》除删除脏腑经脉之说外，亦不讨论血气不调或八瘕积聚对生育能力的影响。

其实，康赖对于血气不调影响经带以致不孕的说法并非全不措意。《医心方·治无子法第一》中引《病源论》便称："妇人挟疾无子，皆由劳伤血气，冷热不调，而受风寒，客于子宫，致胞内生疾，或月经涩闭，或崩内带下，致阴阳之气不和，经血之行乖候，故无子也。"②然而他不在"妇人诸病所由"篇中强调月病，也不在讨论经带诸疾时兼及无子，而仅仅在专论无子时提及血气失调的祸害。由是观之，康赖论妇人疾病与健康，以胎产为思考主轴、血气仅诸病之一的态度，不难窥知。

《医心方》引《病源论》，通例不录脉论，小曾户洋曾有专文提及，指出康赖排除脉论文字和经脉走向的叙述，即使在《医心方》第二卷针灸部之中亦然，主张康赖引《病源论》时大幅删削而补以其他医方，此种态度显示，相对于《病源论》作为一种病因理论的著作，《医心方》

---

① 《病源论》卷38《妇人杂病诸候》"八瘕候"。
② 《医心方》卷24《治无子法第一》。

展现的毋宁是着重方论的临床医学性格。① 作为临床医学全书的《医心方》,在讨论月水失调、血气积聚诸候时,删除脉论及繁复的症状说明,颇符合全书删繁就简的原则。然而若以此为基准继续阅览卷二十二对孕妇诸般问题的处理,则读者不免对康赖治疗产孕巨细靡遗之程度印象深刻,其中最重要者莫过于引《产经》之"任妇月禁脉图"十幅。

三、《医心方》引《产经》及其"任妇月禁脉图"

小曾户洋指出《医心方》引《病源论》通例删除脉论和经脉走向,即使在卷二论针灸孔穴时亦然。对此,由于《医心方》原书并无编辑凡例,而和丹波康赖相关的传统文献亦全未提及,学者只能旁敲侧击。② 山田庆儿曾进一步分析,认为在中国经脉说的体系中,穴是经

① 平马直树、小曾户洋,《〈医心方〉に引く〈诸病源候论〉の条文检讨——その取舍选择方针初探》。其他删除的项目还包括脏腑的生理说明,以及如"虚劳""伤寒""疟""积聚"等状态之详细叙述以及《病源论》在各项疾病之后所附之"养生方"。平马和小曾户此文亦指出,《医心方》虽然大量引用《诸病源候总论》,但摘录条文大多散见于第三卷到第十八卷之中,从卷十九到卷二十五讨论服石、妇人和小儿诸部门,则引用率降低。

② 若从其预设读者为非医学专业之王公贵族观之,删除脉论等原理学说似乎无伤大雅。而由宫内本曾经御医阅览批注观之,丹波康赖在撰著献书之时,未尝不曾预想后代同行必将共览。按《医疾令》规定,平安朝医针生"初入学者,先读《本草》《脉诀》《明堂》。读《本草》者,即令识药行药性,读《明堂》者,即令验图识其孔穴,读《脉诀》者,令递相诊候,使知四时浮沉涩滑之状。次读《素问》《黄帝针经》《甲乙》《脉经》,皆使精熟,其兼习之业,各令通利。""医针生,各从所习,抄古方诵之,其上手医,又疗疾之处,令其随从习知合针灸之法"。而医生中体疗七年成学、少小及创肿各五年成学、耳目口齿者四年成,针生则亦七年成学,各由其博士考核。由此观之,医针生虽分经受业,却也兼习他业。丹波康赖删除脉论,对宫内非针博士之御医,或也无大影响。而针科既与体疗、创肿、少小等医科并列,学习年限又最长,丹波康赖似亦无以本草医方自抬身价的必要? 其实,《医心方》论针灸孔穴仍依《明堂经》架构,为保护孕妇安全仍画出经脉巡行,然而其身为针博士却大量抄录本草医方而删除脉论,确为奇特之事,此所以学者多方推敲。《医疾令》文,见《政事要略》卷28,页699—700。

脉上的点,气在脉中循行,穴则表现脉象,因此脉书通常以图佐文,描绘经脉走向及其上的穴位。而康赖排除脉论的结果,使孔穴成为散布在全身诸点的总集合,而非气循行经脉时表现脉象、彼此相关的点,此所以康赖仅仅说明孔穴的位置便已足够,而无描绘经脉走向的必要了。山田庆儿指出,康赖在《医心方》卷二"孔穴主治法第一"中,将四肢躯干上的各个穴位依序排列,在每一孔穴名称之下附两行文字说明该孔穴在身体上的位置及其主治病症,正表现了这种医学观点上的取舍和变化。[①] 有趣的是,即使如此,《医心方》全书并非全无脉图,唯一的例外,便是卷二十二论孕妇时的禁针月图。

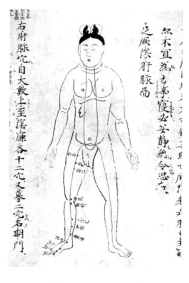

图 26　足厥阴肝脉图

《医心方》卷二十二到二十四处理孕产问题,所倚重者既非《病源论》亦非《千金方》,而是隋代德贞常的《产经》。卷二十二摘录安胎、养胎和胎教诸种药方、仪式和数术,最后提供"治任妇欲去胎方"数条做结。卷二十三则包括各种产法宜忌、难产救治、和产后调理的资讯。卷二十四对治无子并以母年卜算子嗣之祸福夭寿,其中绝大多数意见录自《产经》。《产经》早已亡佚,唯赖《医心方》保存部分。《医心方》卷二十二起始"任妇脉图月禁法第一"

---

① 　山田庆儿《日本医学事始——预告の书としての〈医心方〉》。但山田庆儿亦指出康赖的孔穴分类法则依然遵循《甲乙经》和《千金方》以来的传统。

便引用《产经》说明人在母腹中十个月,如何从胚胎、血脉,发育到毛发生、瞳子明,乃至可以出生。[①] 并且指出各月主胎养胎之经脉,警告不得针灸之穴位,以免伤胎贼母,称:"夫妇人任身,十二经脉主胎养胎,当月不可针灸其脉也,不禁,皆为伤胎,复贼母也,不可不慎,宜依月图而避之。"接着按月附图讨论,兹举一月说明其格式如下:

怀身一月,名曰始形。饮食必精熟酸美,无御大丈夫,无食辛腥,是谓始载负也。病源论云:宜食大麦。

一月足厥阴脉养,不可针灸其经也。厥阴者是肝,肝主筋,亦不宜为力事。寝必安静,无令恐畏。

右肝脉穴自大敦,上至阴廉,各十二穴。又募二穴,名期门。又输二穴,在脊第九椎节下两傍各一寸半。上件诸孔,并不可针灸,犯之致危。[②]

这些孕妇人形图,究竟是德贞常原书所有,还是康赖在抄录时为清楚说明所附加,由于《产经》已经亡佚,恐难确知。不过,以图前明言"宜依月图而避之",图后紧接着称"右肝脉穴自大敦"云云,图文语气连贯,应当是《产经》原书即有,非康赖自行加绘。此外,若将半井家本、安政影写本,以及二者所据之成篑堂古本中的人形图,和后世其他抄本相比,亦可一窥端倪。半井家本系列中所附人形图,正面者头梳两髻,阴部无毛,背面者则发往上挽,无垂下者。较之以仁和寺本

---

① 杉立义一曾比对《产经》和《胎产书》、《太素》、《淮南子·精神训》、《病源论》、《千金方》、《耆婆五脏论》和《颅囟经》等书中之相关内容,说明胎儿在各个月份发育的情形,见其《医心方の传来》,页169—171。

② 《医心方》卷22。此卷最早从半井家流出,辗转多手。流传路线之考证,见杉立义一《医心方の传来》,页290。本文此处图引用御茶之水图书馆藏成篑堂古本。

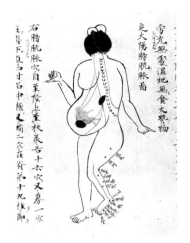
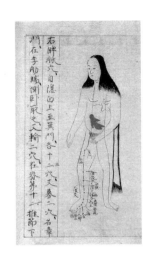

图 27　《医心方》妊妇月禁脉图·十月·
足太阳膀胱脉(引自成篑堂古本)

图 28　《医心方》妊妇月禁脉图·
一月·足厥阴肝脉(引自《图录日本
医事文化史料集成》册 1 页 241)

为主所传抄者,其中孕妇垂发过腰,阴毛毕露的画法,颇不相同。[①] 仁
和寺本系列所绘妇女垂发之式,与平安时代绘卷中所见女性形象相
似,应为传抄时依当时日本妇女风尚所绘。而半井家本人形之两髻
发式,在中国自北朝至晚唐,则不论陶俑、绘卷或墓室壁画,皆能找到
类似风格。[②] 杉立义一分析《医心方》的两个传抄系统,亦以各本卷二
十二所附人形图之风格异同作为判别辅证。[③] 如此看来,推断这些图
乃康赖编纂时描摹德贞常原书,或大抵不误。

①　《医心方》古本与后期抄本中孕妇画法不同,见图 26、27。
②　北朝隋唐女性梳髻蔚为风尚,髻形变化多端,两髻之图像亦不一而足。限于篇幅,仅举
　　北魏彩绘舞女俑、北齐校书图和唐郑仁泰墓女立俑三例,见其与《医心方》月禁脉图人
　　形之相似处。
③　杉立义一《医心方の传来》,页 190—196。

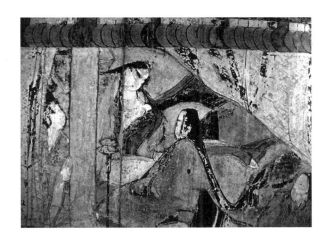

图 29 《源氏物语绘卷》乳儿图(引自《图录日本医事
文化史料集成》册 1 页 47)

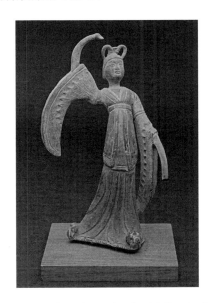

图 30 北魏彩绘舞女俑(引自《中国陶瓷·汉唐陶瓷》)

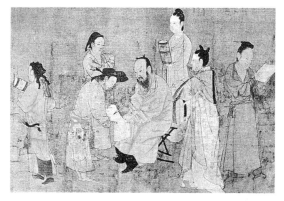
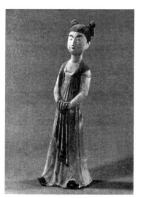

图 31　北齐校书图（引自《中华古文明大图集·
颐寿》）

图 32　唐代郑仁泰墓
女立俑（引自《文物》
1972 年第 7 期）

　　既然删除脉论和经脉走向的文字，即使论针灸孔穴主治亦不谈
经络循行，那么康赖何以在卷二十二此处保留这些图？这些图和一
般的经脉孔穴图又有何异同之处呢？由于这是《医心方》唯一附图之
处，并可能是现存最早的经穴图，因此不断引起学者好奇。

　　倘若将这些图和现存其他脉书和孔穴图相比，最明显之处即在
于其中所绘线条并不完全相符。以上引怀胎一月"足厥阴肝脉图"为
例，一般经穴图描绘经脉走向，除下肢自大敦至阴廉诸穴外，亦包括
躯干如胸腹部之穴位。而《医心方》此处附图，一方面仅限于下肢而
不含胁腹部之经脉，另一方面则自颈部至胎儿所在处，加绘红线，将
代表胎儿的红色圆点和当月主胎养胎的经脉连结起来。[1]

────────────

[1]　山田庆儿曾以怀胎三月手心主心脉图为例，说明《医心方》在引用中国医书时一种"不
　　彻底"的态度，或将经脉线条切断或与穴位完全分离，都表现了将中国医学解体的倾
　　向。见山田庆儿《日本医学事始──预告の书としての〈医心方〉》，页 24—25。

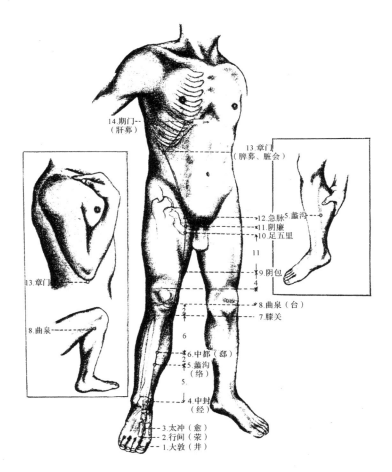

图 33　今本足厥阴肝脉图（引自《针灸腧穴图谱》）

其次，《医心方》禁针图上标示之孔穴与现存《黄帝明堂经》、《针灸甲乙经》和《千金方》所录亦不尽相符。如上引足厥阴肝脉图自大敦至阴廉共十二穴，但《黄帝明堂经》以下诸书则仅录十一穴，此乃因《医心方》将三阴交列为足厥阴肝脉和足太阴脾脉之会穴，不仅在足太阴脾脉上,也在足厥阴肝脉上标出。① 三阴交的位置,传统医书说法不一。学者便曾指出有"内踝上三寸"和"内踝上八寸"两说,主张前者以宋本《外台秘要》为本,现今一般经穴图亦采此说,后者则除了《医心方》此处,还包括《千金方》《千金翼方》和《太平圣惠方》。② 其实,若查《外台秘要》,可知其一书之内即有一寸、三寸和八寸三种说法,并且征引来源不同,包括《肘后》《范汪》《古今录验》《集验》和《文仲》等诸方,而这些医书亦见于《医心方》,为康赖摘录之对象,可见六朝隋唐各家对三阴交的位置颇有争议,而康赖自有判断。③ 三阴交之外,《医心方》此处足太阴脾脉图上之大都、公孙、太白、商丘等穴,与《黄帝明堂经》以来诸家配属位置顺序亦不相同,而该经脉图上之营池、太阴,以及足阳明胃经图上的曲尺等穴,则不见于现存之《明堂经》等脉书。④ 如此看来,唐代以前诸家对经脉穴位之说法并不一致,而康赖显然有所取舍。此处附图,除标示其选择之外,亦确认禁针无误,一方面显示康赖对孕产之高度重视,另一方面亦可见其对《产经》之信任。

---

① 《医心方》卷 2。黄龙祥辑校,王雪苔审订,《黄帝明堂经辑校》,页 186—195。(晋)皇甫谧,《黄帝针灸甲乙经》卷 3。《千金方》卷 29《针灸上》。

② 三寸和八寸之说,见孙永显《〈医心方〉中的经脉图》。

③ 《外台秘要》记载一寸者,如卷 16《虚劳上》引《集验》;三寸者,如卷 6《霍乱杂灸法》引《肘后方》和《古今录验方》,卷 19《脚气》以及卷 39《明堂灸法》;八寸者,如卷 26《痔病阴病九虫》等。

④ 《医心方》卷 22"足大阴脾脉图"。与《黄帝明堂经辑校》页 177"足太阴及股凡二十二穴第三十"、《黄帝针灸甲乙经》"足太阴及股凡二十二穴第三十"、《千金方》卷 29《针灸上》"足太阴脾经十一穴第十三"所录诸穴名称顺序不尽相同。诸经方中足太阴脾脉穴位顺序之对照,见表 6。《医心方》卷 22"足阳明胃脉图",其中曲尺一穴,不见于《黄帝明堂经辑校》页 205—215"足阳明及股凡三十六第三十三"、《黄帝针灸甲乙经》"足阳明及股凡三十六第三十三"、以及《千金方》卷 29《针灸上》等。《医心方》经穴图对于考察古代经脉学说的意义,讨论见孙永显《〈医心方〉中的经脉图》。

表 6　足太阴脾脉穴位顺序对照表

《医心方》卷二十二图	《黄帝明堂经》	《黄帝针灸甲乙经》	《千金方》	今本《针灸腧穴图谱》
隐白	隐白	隐白	隐白	隐白
大都	大都	大都	大都	大都
孔孙（公孙）	太白	太白	太白	太白
大白	公孙	公孙	公孙	公孙
商丘	商丘	漏谷	商丘	商丘
营池	（无）	（无）	（无）	（无）
太阴	（无）	（无）	（无）	（无）
漏谷	漏谷	阴陵泉	三阴交	三阴交
阴交	三阴交	地机	漏谷	漏谷
地机	地机	商丘	地机	地机
阴陵泉	阴陵泉	三阴交	阴陵泉	阴陵泉
血海	血海	血海	血海	血海
箕门	箕门	箕门	箕门	箕门

　　丹波康赖重视胎产崩伤，视之为妇人诸病所由，除一反不细述经脉走向的原则，在卷二十二保留《产经》月禁脉图之外，在卷二十三中亦大量收录《产经》关于向坐和避忌之指示，以《产经》的意见为准则教导产家安庐、坐草和埋胞，乃至各种难产救治和产后调理的方法。《医心方》卷二十四起始首先处理无子问题，摘录《病源论》和《千金方》，说明凡人无子大抵在于"夫妻俱有五劳七伤所致"，接着引用《葛氏》《僧深》《录验》《耆婆》《千金》和《本草拾遗》《玉房秘诀》等医方各数条，提供以房中术、草药、灸法、乃至烧香奉佛等求孕、验胎和转女

为男之法。之后便以三分之二以上的篇幅,大量收录《产经》中各种相法,以生产之年月日时和东西南北等时间和方位,推占子嗣之性别、年寿、命运、祸福,乃至与父母的生克关系,最后则以《产经》"相男子形色吉法"和"相女子形色吉法"建议婚娶对象做结。① 换言之,《医心方》论妇人诸病,以胎产崩伤起始,以亲子相连终篇,下接卷二十五论小儿之部,女性之健康与命运皆系于产育,而其中最重要的知识来源则为《产经》。

《产经》非通论著作,乃专科之书,在《医心方》中大受青睐,值得重视。考察康赖全书三十卷中征引最频繁者,如孙思邈《千金方》、葛洪《玉函方》《肘后方》、苏敬《新修本草》和巢元方《病源论》等,皆为当时中国之重要医药方书。其次如《本草经》《明堂》和《小品方》等,则自日本学习唐文化以来,即列入朝廷医针生研修考课的标准教材。其中除《明堂》引文主要出现在卷二论针灸之部外,其余诸医经药方皆散见各卷之中。② 然而,从卷二十一到卷二十四,各书引文比例皆不高;《病源论》虽然在各卷居病理解释之地位,但在此四卷中引用比例不但降低,亦遭到大幅删削。唯《产经》在论妇人健康诸篇中独占鳌头,大量摘录的结果,使其在全书之征引频率跃居第六位,比重之突出,可想而知。综观《产经》内容,自把脉以验孕并知胎中男女、服药滑胎助产、产前产后之安庐向坐埋胞方位,乃至占推子嗣祸福命运等,念兹在兹,皆为产孕。九世纪末《日本国见在书目录》将其归于

---

① 关于《产经》中卜算方术的科学史意义,讨论见武田时昌《中世の数学と术数学——科学と宗教の习合点をめぐって》,收入麦谷邦夫编《中国中世社会と宗教》,页203—221。

② 《医心方》卷2针灸部门之引书原则与意义,讨论见高岛文一《〈医心方〉第二卷针灸篇孔穴主治法第一に引用された古典について》,页56—57。

"医方"之属,但中国《隋书·经籍志》却将之归在"五行"而非"医方"或"医术"类中。一方面显示了其以产育为主,知识范围包罗万象的特色,另一方面亦可见传统医学之方术性格及其分类游移的现象。[①]

由于《医心方》全书并无序文说明著作旨趣,丹波康赖选书之取舍原则难以确知。康赖除在卷二论孔穴主治之前曾稍作引文以开其端之外,其余篇章皆全无导言以叙凡例。卷二篇首的引文,令多纪元坚在刊刻序中颇为感慨地追想:康赖"岂身为针博士最所深致意欤!"然而针对全书之宗旨和性格,学者为求其意,只能多方推敲。由《医心方》被视为日本医学预告之作观之,康赖撰著并不限于摘抄中国医书,而是经由选录编辑透露其医学观点。此日本医史学界所谓"中国医学日本化"的初始现象,不仅表现在康赖论针灸、经脉、本草、食经乃至全书的篇章排序上,由本章的分析可知,也表现在妇人健康议题方面。

四、"中国医学日本化":偏重胎产的妇人方传统

《医心方》在江户末期公诸于世,正值汉方与兰医争胜之时。日本第一部医学著作出现所引起的欣喜与骚动,可由本章篇首森立之颂赞之诗揣摩得知。然不多时幕府政权结束,明治维新(1868—1912)独尊西学,《医心方》的重要性稍微隐没,其中卷二十八《房内》因涉性事,更被列为禁书之属。[②] 即使如此,二十世纪以降,学者欲了解平安时代医学发展,一探日本吸收汉学的特殊经验,仍不得不参考

① 《日本国见在书目录》,页71、80。《隋书》卷34《经籍志》。
② 明治三十八年(1905),土肥庆藏、吴秀三和富士川游三人合撰《日本医学全书》,收录安政版《医心方》,却因《房内》篇之故而遭禁卖。前后故事,见杉立义一《医心方の传来》,页279。

《医心方》。平安时代高僧空海（773—835）曾以医学为例，阐明密教旨趣，可以一窥日本继受外来文化时的态度：

> [仁明天皇（833—850）承和元年（834—847）]乙未，大僧都传灯大法师位空海上奏曰："空海闻，如来说法有二种趣，一浅略趣，一秘密趣。言浅略趣者，诸经中长行偈颂是也。言秘密趣者，诸经中陀罗尼是也。浅略趣者，如《太素》《本草》等经论，说病源，分别药性。陀罗尼秘法者，如依方合药，服食除病。若对病人，披谈方经，无由疗疴，必须当病合药，依方服药，乃得消除病患，保持性命。"①

二十世纪初富士川游介绍平安时代医学，曾据此上奏文推论当时医家确实区分基础学科与临床学科。② 其实，空海此文不仅表现基础与临床之别，还以他密教高僧的身份，将二者以"浅略趣"和"秘密趣"的方式分出了高下，其中临床医方显然较基础医经来得深刻又实际。空海以临床为秘密趣，而以基础仅属浅略趣，其对医经的态度显然不如中国医者来得尊敬，而《医心方》正是在此种氛围中完成的作品。③ 而此临床实用性格，亦是尔后日本学者研究《医心方》的切入角度，并视之为自七世纪以来学习中国医学三百年后本土化的创始之作。例如，服部敏良率先指出《医心方》卷一"诸药和名第十"，将唐代苏敬《新修本草》中所载药物附以和名，以利本土医者之用，便是一例。④

---

① 空海奏文，引自藤原良房《续日本后纪》卷 3，页 32。
② 富士川游《日本医学史》第四章《平安朝ノ医学》，页 91—92。
③ 中国医者视医经为正典，具有不可动摇和不可取代之地位，讨论见李建民《中国医学史研究的新视野》，收入李建民《生命史学——从医疗看中国史》，页 3—20。
④ 服部敏良《奈良时代医学史の研究》，页 263—265；服部敏良《平安时代医学史の研究》，页 141。

真柳诚分析《医心方》卷三十《证类部》，发现引文半数以上由《新修本草》而来。若将卷三十与仁和寺本《新修本草》比对，可知康赖虽然引用中国书籍，却以考量日本是否出产相同草药来进行取舍。《医心方》不拘泥于中国原来本草药物的分类体系，而是依据实用价值、透过节略或改写，将日本国的独特性加以体系化。①

本章以《医心方》讨论妇人健康为例，指出丹波康赖以胎产为妇人诸病所由，和其所征引之中国医书，自《小品》《病源》和《千金方》以来皆看重月水的态度不同，亦不依据原书以风冷影响血气为妇人健康问题之主轴。卷二十一起始虽引《千金方》妇人别立一方之论自证，却忽略孙思邈对妇人身心特质之申论，而仅着重其论胎产崩伤之部分。卷二十二为维护孕妇安全，确切指出禁针位置，一反全书删除脉论的做法，收录《产经》月禁脉图十幅，并在往后的三卷之中大量征引《产经》文字，形成一套针对孕、产、育妇女的保护网。其中卷二十四后半，全以《产经》卜算母子未来之安危与祸福，继以卷二十五论小儿之部，可谓将妇女之健康甚至命运和产育环环相扣起来。

其实，《医心方》中涉及女性部分，并不限于卷二十一至卷二十四。卷二十八半井家本题为《房内》，由于讨论房中养生之人事地时诸方法，亦有不少涉及女性之文字。然而，如同本书第七章《危险却有效——制药过程中的女性身体》中所言，房中主要预设的读者为贵族男性，女性乃男性选御的对象，所关心者并非妇女健康，而是男性

---

① 真柳诚《〈医心方〉卷30の基础的研究——本草学の价值について》，页52—59。真柳认为此正是《医心方》在日本本草药物学史上得占一席之地的原因。真柳亦曾分析《医心方》中所引《神农经》十条和《神农食经》二条，推测其与唐代以前《食经》的关系，并主张两书十世纪时仍存于日本，讨论见真柳诚《〈医心方〉所引の〈神农经〉〈神农食经〉について》，页258—260。

的福祉、长寿乃至不死。虽然《医心方》卷二十八"养阴第三"摘录了西王母与童男交的故事，但被视为不可为世教；"求子法第二十一"亦主要以男性为诉求对象，指导其行房宜忌以便生子贤良老寿，与卷二十四无子求孕医方偏重妇人不同；"断鬼交第二十五"虽承认男女皆有可能受鬼交之困，却在篇末说明"今检治鬼交之法，多在于诸方，具在妇人之篇"，又将问题归回卷二十一。① 至于卷二十八最末三篇讨论女性阴大、嫁痛和伤于丈夫等，其内容除与卷二十一中所列女阴问题重叠之外，更着眼于缩小女阴，令其或"如未嫁之僮"或"如十二三女"，以便男性"交接之快"，不在照顾妇女健康。② 虽然《医心方》中《房内》独立成卷，与康赖所抄录之中国医书体例不同，学者或以为与平安朝的女性地位有关，甚至反映了之前的女主政治遗风，或以为康赖旨在针砭平安时代皇室贵族之性生活浮滥。然而，若就其所录诸方看来，实未脱离中国房中术的传统脉络，即以男性贵族为预设读者，以追求男性贵族的健康长寿乃至不死为目标，而女性则居于工具性的位置。如此看来，若称《房内》独立成卷反映了日本好色文化的一面，或许反而不误。③

《医心方》论妇人健康四卷共一百四十六页，其中三卷一百一十七页处理产育，另一卷二十九页虽论妇人杂病，却以胎产为诸病所

---

① 《医心方》卷28"断鬼交第二十五"。
② 《医心方》卷28"玉门大第二十八""少女痛第二十九""长妇伤第三十"。
③ 《医心方》28《房内》之内容主要来自《玉房秘诀》，该书早已亡佚，其中不少与《千金方》卷27《养性》之"房中补益"内容类似。但"房中补益"在《千金方》中仅属一卷中之一篇，与《房内》在《医心方》全书中占据一卷的位置和分量不可同日而语。严善炤，《〈医心方〉房内篇についての考察》，文中提出了女主遗风、批评性生活浮滥，以及反映日本好色文化等三个角度来理解《医心方》《房内》独立成卷的现象。以本文分析该卷内容观之，前二者的说服力远不如最后一项。

由。就医学观念而言,其删繁就简的原则,表现出不谈理论而重方剂的实用性格。就妇人观念而言,则女性作为产育者的角色则表露无遗。诚然,传统社会视生育乃女性天职,中日皆然。然而,医学为保护作为胎产工具的女体,论述方式却不尽相同。《小品方》称早嫁多产,无病亦废,固然正视胎产崩伤之变,但其论女性之疾病与医疗,则开宗明义以月水分别妇人女子。《病源论》先谈经带诸疾、《千金方》提醒月水阴湿,最终固仍以生育为理想目标,但基于血气为人体之本,风冷乃诸病所由的理论,月水来潮被视为妇人女子的分野,而调经则成为促进孕产的首要之务。汉唐之间妇人相关诸方所形成的传统,下开十三世纪《妇人大全良方》之先河,陈自明书破题便称"凡医妇人,并先调经,故以为初",确定了中国妇产科"经带胎产"之论述方式,形成产科以妇科为基础的发展。

《医心方》是日本现存最古老之医书。《医心方》之后,目前所见最早医书,乃丹波雅忠据父祖之书摘录,于 1081 年写成的《医略抄》,其中全无妇科论述,仅列落胎难产药方七章,内容不出《医心方》之范围。之后,1312 年明忍房剑阿之《产生类聚抄》为日本最早之产科专门书;1315 年梶原性全《万安方》六十二卷,处理妊娠、安胎、催生和难产诸病,皆全论产育,不涉妇人杂病。1360 年代僧人有邻撰著《福田方》,其中卷九虽称处理妇人诸疾,但在征引《千金方》"妇人者,众阴所集,常与湿居",以及"妇人之病,比之男子,十倍难疗"等语之后,便直接讨论妊娠、恶阻、漏胞、难产,以及产后杂病。[①] 稍后不久,安艺守定被立为宫中"妇人医",成为日本妇人科专门医的鼻祖,然而他之所以受到朝廷赏识,实由于为足利大将军家族看产有功所致。直到

---

① 　北野有邻《有林福田方》。

1546 年南条宗鉴受陈自明《妇人大全良方》启发,著成《撰聚妇人方》三卷,分别析论月经及妊娠妇人诸病、妊娠中障碍、和临产及产后诸症,日本乃有以"妇人方"为名之专著,依经带胎产顺序对治妇人疾病。[1] 而南条宗鉴一如丹波康赖,称陈自明书"大帙而卒用难勘者也,故今撰聚其专要之方论,少少而成此短帙三卷矣",除稍引《妇人良方》病因理据之外,亦博采《和剂局方》《太平圣惠方》《经验方》等多种方书,以临床实用为原则。[2]

尽管日本在十六世纪中叶终于有了第一部由经带谈起的妇人方,但 1573 年天皇将御本《医心方》下赐半井家之后,最先以单卷转抄流传者,仍为专论胎产的第二十二卷。在各本《医心方》皆残缺不全的情况下,第二十二卷却有最多传本,似乎又说明了日本产妇人科的特色。本文追溯中日传统医学处理妇女健康的切入角度相异,在为"中国医学日本化"的研究史提供个案的同时,也惊觉中国以"经带胎产"的模式理解女性身体健康,且以之形成妇产专科,并非必然的历史发展,而是有其特殊建构的过程。从域外看中国,本书所勾勒汉唐之间的女性医疗史,不免更加有趣味了。[3]

---

[1] 在南条宗鉴之前,十六世纪初京都名家阿佐井野宗瑞(1472—1532)曾经刊刻《医学大全》,号称日本刊刻医书之始,并据传其精通妇人科疾病,擅以秘药处理妇人断续、中风积聚、赤白带下等"下血大事"。富士川游便曾盛赞其精于女科,见氏著《日本医学史》第六章《室町时代の医学》,页 224。但由于其同时代的现存史料中不见其精于女科的说法,因此学者对其在日本产妇人科史上的评价不一。利用同时代医家史料讨论阿佐井野之知识领域者,见久保尾俊郎《阿佐井野氏について》,页 44—60。

[2] 南条宗鉴《撰聚妇人方》。妇人科自本道(内科)独立分出以及南条宗鉴此书的意义,讨论见富士川游《日本医学史》第七章《丰织二氏时代的医学》,页 319—321。

[3] 关于日本传统医学史中文研究,较近的成果可以参考廖育群《远眺皇汉医学——认识日本传统医学》一书。

第十章　余　论

——加入性别的中国医疗史

　　2004 年 11 月 6 日，我借着访问四川大学之便，驱车前往大足，意欲一睹向往已久的宝顶山摩崖石刻"父母恩重"经变造像。清晨由成都出发，先是遇上大雾，高速公路暂时关闭，后因路途遥远，人车俱疲，几度小憩，终于在过午时分抵达。以游园车代步一小段路之后，随着人群绕过圣寿禅院，顺着小佛湾的楼阁拾级而上，沿着大佛湾一尊尊造像前行，宝顶山上的佛教故事一一在眼前展开：人牛两忘、六道轮回、释迦涅槃圣迹……当我总算来到"父母恩重"的造像跟前时，西斜的夕阳已然同时映照在群像和游人的脸上了。之所以如此长途跋涉、不远千里地来访，实在是因为这一片山壁，包括"投佛求息""怀胎守护""临产受苦""生子忘忧""施甘咽苦""推燥居湿""哺乳养育""洗濯不尽""为造罪业""远行忆念"和"究竟怜悯"等总共十一组形容父母恩重难报的造像，对于认识中国史而言，意义非凡。尤其是"临产受苦"的那一组，令人眼睛一亮，为性别与医疗的历史提供了新的研究视野和契机。

　　"临产受苦"的造像共有四人，产妇发髻向上挽起，抬头挺胸，眯眼抿嘴，一手下垂，一手捧腹，仿佛正承受阵痛之苦，但裙裾尚未脱去,穿着鞋子以双足站立。助产的是两位女性,也都梳着发髻,一人自后支撑产妇腋下,一人在前蹲跪挽袖,准备迎接即将出生的婴儿,前后呼应,蓄势待发,栩栩如生的刻画,令人宛如置身分娩现场。站立在蹲跪助产者之后的,是一位男士,一手持册,一手伸出做探询状,嘴角上抿,流露焦虑的神情。由造像的佛经背景推估,应当是产妇的丈夫,也就是"恩重难报"的父亲。

这组造像对于医疗史研究别具意义,因为它传达了女性参与医疗照顾的宝贵讯息,提供了无限的探索空间。其中女性作为被照顾者的角色,透过产妇受到扶持的形象表露无遗,而女性负责医疗照顾,则在两位助产者的身上获得体现。不过,照顾者与被照顾者之间,并无明显的尊卑优劣之势,而是分工合作达成救护之功。造像中唯一的男性,是产妇的丈夫、待产婴儿的父亲,而非代表知识权威的医生。不过,他手持简册的造型,和三位女性劳动四体的模样不同,两相对照之下,又似乎透露出男性与书写传统密不可分的关系,甚至男女在医疗照顾活动中的角色与发展差异。此一具象呈现,无疑为研究者提示了从性别角度重新探讨医疗史的机会,而本书便是在这样的启发之下展开。

本书布局铺陈以分析生育文化开始,继之以解读女性的医疗照顾形象,最终则透过与日本的比较来凸显中国医疗史中的性别特色。综合全书讨论可知,女性在传统社会中实际上从事着各种医疗照顾工作,然而女性行医在制度上遭遇挫折,参与制药则在文化上受到质疑,史传医方既不以诊病疗疾为女性的职分,男性医者对于助产主力的妇女亦贬多于褒。在中古医疗知识体系化、医疗活动制度化的过程中,女性逐渐因能力不足的弱势形象被排挤到正统医疗者的边缘,唯有牺牲奉献照顾家人健康,才符合她们的性别伦理角色,得以获致赞扬。然而,正因为女性必须照顾的对象太多,有时不得不弃此保彼,甚至生子不举,而女婴遭到遗弃,难免演成母女同悲的性别惨剧。不过,这种女性是弱者的形象,却也成为男性医者保护产妇、规范生产行为、全面介入产育活动,乃至申述妇人独立成方的理论基础。如此一来,医疗之于女性,保护与管束遂并行发展,虽然这种医疗体系化和制度化的现象并非仅仅针对女性而来。

过去中国医疗史研究,大多集中在著名医家的医药论述、医方和医案,一方面勾勒中国医学的知识版图,另一方面则标志中国医学对人类的贡献。这类研究,有时因缺乏历史脉络的分析而颇无趣味,有时因只见规范不见实务而失落了真切感,有时则因汲汲于传统知识的现代意义而稍显僵硬,以致于限制了对话的空间。加入性别意识的医疗史研究,正视女性作为健康照顾主力的事实,从女性参与生老病死的角度切入,将日常生活中的卫生保健,求诊历程中的医病关系,乃至疾病、医疗与身体知识的建构,都纳入讨论的范畴。这种做法,不仅弥补专从医经药书入手,但见理论少见实作的缺憾,也丰富了医疗史的内涵,在重新界定此一领域的同时,拓展了历史知识和现实社会对话的多元面向。

征引书目

一、文献资料

《诗经》,台北:艺文印书馆十三经注疏本,1955。

《周礼》,台北:艺文印书馆十三经注疏本,1955。

《礼记》,台北:艺文印书馆十三经注疏本,1955。

《论语》,台北:艺文印书馆十三经注疏本,1955。

《左传》,台北:艺文印书馆十三经注疏本,1955。

《管子》,台北:世界书局,1978。

(春秋)左丘明,《国语》,(三国)韦昭注,上海师范大学古籍整理组校点,上海:上海古籍出版社,1978。

(战国)韩非,《韩非子集释》,陈奇猷校注,中华书局上海编辑所编辑,北京:中华书局,1958。

《云梦睡虎地秦墓》编写组编,《云梦睡虎地秦墓》,北京:文物出版社,1981。

睡虎地秦墓竹简整理小组编,《睡虎地秦墓竹简》,北京:文物出版社,1978。

《黄帝内经素问校注》,郭霭春主编,北京:人民卫生出版社,1992。

《黄帝明堂经辑校》,黄龙祥辑校,王雪苔审订,北京:中国医药科技出版社,1987。

《先秦汉魏晋南北朝诗》,逯钦立辑校,北京:中华书局,1983。

(汉)贾谊,《新书》,明万历新安程氏刊本《汉魏丛书》,吉林:吉林大学出版社影印,1992。

(汉)刘安,《淮南子》,(汉)高诱注,台北:世界书局,1983。

(汉)司马迁,《史记》,北京:中华书局,1959。

(汉)桓宽,《盐铁论校注》,天津:天津古籍出版社,1983。

(汉)戴德,《大戴礼记》,明万历新安程氏刊本《汉魏丛书》,吉林:吉林大学出版社影印,1992。

(汉)刘向辑录,《战国策》,新校增补本,台北:里仁书局,1990。

(汉)刘向,《列女传》,四部备要本,台北:台湾中华书局,1983。

(汉)刘歆,《西京杂记》,(清)王谟辑,增订《汉魏丛书》(二),据清乾隆辛亥年金溪王氏刊本影印,台北:大化书局。

(汉)班固,《汉书》,北京:中华书局,1962。

(汉)班固,《白虎通德论》,《四部丛刊》初编本,台北:台湾商务印书馆,1965。

(汉)王充,《论衡》,台北:世界书局,1983。

(汉)赵晔,《吴越春秋》,四部丛刊本,上海:上海书店出版社,1989。

(汉)卫宏,《汉官旧仪》,丛书集成初编 811 册,北京:中华书局,1985。

(汉)许慎,《说文解字》,段玉裁注,台北:艺文印书馆,1989。

(汉)应劭,《风俗通义校注》,王利器校注,北京:中华书局,1981。

（汉）刘珍等撰，（清）姚之骃辑，《东观汉记》，北京：中华书局，1965。

（汉）崔寔，《四民月令校注》，石声汉校注，北京：中华书局，1965。

（汉）崔寔，《四民月令辑释》，缪启愉辑释，万国鼎审订，北京：农业出版社，1981。

（汉）张仲景，《金匮要略论注》，（清）徐忠可论注，北京：人民卫生出版社，1993。

（汉）徐干，《中论》，四部丛刊初编本，台北：台湾商务印书馆，1965。

甘肃省博物馆，武威县文化馆编，《武威汉代医简》，北京：文物出版社，1975。

《太平经合校》，王明编，北京：中华书局，1960。

《汉魏南北朝墓志集释》，赵万里集释，北京：科学出版社，1956。

《魏晋南北朝史汇编》，赵超汇编，天津：天津古籍出版社，1992。

（三国魏）王肃，《孔子家语》，台北：世界书局，1983。

（三国吴）谢承，《后汉书》，收入周天游辑注，《八家后汉书辑注》，上海：上海古籍出版社，1986。

（晋）王叔和，《脉经》，四部丛刊初编 65，上海：上海书店出版社，1989。

（晋）皇甫谧，《黄帝针灸甲乙经》，台北：台联国风出版社影印宋刻本，1991。

（晋）陈寿，《三国志》，北京：中华书局，1959。

（晋）司马彪，《续汉书》，收入（清）汪文台辑，《新校本后汉书附补编十三种》，台北：鼎文书局，1977。

（晋）干宝，《搜神记》，汪绍楹校注，北京：中华书局，1979。

（晋）常璩，《华阳国志校补图注》，任乃强校注，上海：上海古籍出版社，1987。

（晋）郭璞传，《山海经校注》，袁珂校注，成都：巴蜀书社，1993。

（晋）郭璞，《玄中记》，收入鲁迅著，《古小说钩沈》，香港：新艺出版社，1976。

（晋）葛洪，《抱朴子内篇校释》，王明校释，北京：中华书局，1980。

（晋）葛洪，《肘后备急方》，《中国医学大成三编》，长沙：岳麓书社，1994。

（晋）袁宏，《后汉纪校注》，周天游校注，天津：天津古籍出版社，1987。

（晋）袁山松，《后汉书》，收入（清）汪文台辑，《新校本后汉书补遗附补编十三种》，台北：鼎文书局，1981。

（后秦）佛陀耶舍、竺佛念译，《四分律》，收入《大正新修大藏经》no. 1428，（日）高楠顺次郎编，东京：大正一切经刊行会，1924—1934。

（刘宋）范晔，《后汉书》，北京：中华书局，1965。

（刘宋）何法盛，《晋中兴书》，收入汤球，《九家旧晋书辑本》，台北：鼎文书局，1983。

（刘宋）刘义庆，《世说新语》，（萧梁）刘孝标注，徐震堮校笺，香港：中华书局香港之局，1987。

（刘宋）刘义庆，《世说新语笺疏》，（萧梁）刘孝标注，余嘉锡笺疏，上海：上海古籍出版社，1993。

（刘宋）刘义庆，《幽明录》，收入鲁迅著，《古小说钩沈》，香港：新艺出版社，1976。

（刘宋）陈延之，《小品方辑录笺注》，汤万春辑注，合肥：安徽科学技术出版社,1990。

（刘宋）陈延之,《小品方辑校》,高文铸辑校注释,北京：中国中医药出版社,1995。

（南齐）王琰,《冥祥记》,收入鲁迅著,《古小说钩沈》,香港：新艺出版社,1976。

（南齐）褚澄,《褚氏遗书》,赵国华校译,郑州：河南科学技术出版社,1986。

（梁）萧子显,《南齐书》,北京：中华书局,1972。

（梁）沈约,《宋书》,北京：中华书局,1974。

（梁）陶弘景,《本草经集注（辑校本）》,尚志钧、尚元胜辑校,北京：人民卫生出版社,1994。

（梁）陶弘景,《名医别录》,尚志钧辑校,北京：人民卫生出版社,1986。

（梁）陶弘景,《真诰》,收入《道藏要籍选刊》第四册,上海：上海古籍出版社,1989。

（梁）释宝唱,《比丘尼传》,收入《大正新脩大藏经》no. 2063,（日）高楠顺次郎编,东京：大正一切经刊行会,1924—1934。

（梁）慧皎,《高僧传》,汤用彤校注,汤一玄整理,北京：中华书局,1992。

（梁）宗懔,《荆楚岁时记校注》,王毓荣校注,台北：文史哲出版社,1988。

（北齐）魏收,《魏书》,北京：中华书局,1974。

（梁）顾野王,《玉篇》,台北：台湾商务印书馆,1983。

（北齐）颜之推,《颜氏家训集解》,王利器集解,上海：上海古籍出版社,1980。

（隋）巢元方，《诸病源候论校注》，北京：人民卫生出版社，1991。

（隋）萧吉，《五行大义》，中村璋八、筑岛裕、石冢晴通解题，东京：汲古书院，1989—1990。

（唐）卢氏，《逸史》，上海：商务印书馆，涵芬楼据明抄本排印，1927。

（唐）姚思廉，《陈书》，北京：中华书局，1972。

（唐）姚思廉等，《梁书》，北京：中华书局，1973。

（唐）李百药，《北齐书》，北京：中华书局，1972。

（唐）房玄龄等，《晋书》，北京：中华书局，1974。

（唐）魏征等，《隋书》，北京：中华书局，1973。

（唐）常沂，《灵鬼志》，收入鲁迅著，《古小说钩沈》，香港：新艺出版社，1976。

（唐）孙思邈，《备急千金要方》，台北："中研院"历史语言研究所傅斯年图书馆藏 1849 年江户医学馆影写米泽文库藏 1066 年北宋刻本。

（唐）孙思邈，《新雕孙真人千金方》，大阪：オリエント出版社，1989。

（唐）孙思邈，《千金翼方校注》，上海：上海古籍出版社，1999。

（唐）道宣，《广弘明集》，收入《大正新脩大藏经》no. 2103，（日）高楠顺次郎编，东京：大正一切经刊行会，1924—1934。

（唐）道宣，《续高僧传》，收入《大正新脩大藏经》no. 2060，（日）高楠顺次郎编，东京：大正一切经刊行会，1924—1934。

（唐）李延寿，《南史》，北京：中华书局，1975。

（唐）李延寿，《北史》，北京：中华书局，1974。

（唐）苏敬，《新修本草》，上海：上海古籍出版社，1985。

（唐）王焘，《外台秘要》，台北：台湾医药研究所重印新安程敬通订刻本，1964/1985。

（唐）杜佑，《通典》，北京：中华书局，1988。

（唐）封演，《封氏闻见记》，雅雨堂丛书本，台北：新文丰出版公司影印，1984。

（唐）白居易，《白居易集笺校》，朱金城笺校，上海：上海古籍出版社，1988。

（唐）元稹，《元稹集》，冀勤点校，北京：中华书局，1982。

（唐）咎殷，《经效产宝》，收入曹炳章编纂，《中国医学大成》第五册妇科类，长沙：岳麓书社，1990。

（唐）段成式，《酉阳杂俎》，丛书集成初编，台北：源流出版社，1982。

（唐）道世，《法苑珠林》，收入《大正新脩大藏经》no. 2122，（日）高楠顺次郎编，东京：大正一切经刊行会，1924—1934。

（唐）杜光庭，《墉城集仙录》，收入上海涵芬楼影本《正统道藏》第30册洞神部谱录类（竭）卷4。

（后晋）刘昫，《旧唐书》，北京：中华书局，1975。

《元始天尊济度血湖真经》，收入上海涵芬楼影本《正统道藏》第32册洞真部本文类（宿）。

（宋）赞宁，《宋高僧传》，北京：中华书局，1987。

（宋）王溥，《唐会要》，北京：中华书局，1955。

（宋）李昉，《太平御览》，台北：台湾商务印书馆影印蜀刊本，1967。

（宋）李昉，《太平广记》，北京：人民文学出版社，1959。

（宋）王怀隐，《太平圣惠方》，台北：新文丰出版公司据乌丝兰抄本影印,1980。

(宋)宋祁、欧阳修,《新唐书》,北京:中华书局,1975。

(宋)张君房,《云笈七签》,收入上海涵芬楼本道藏第 667—702 册太玄部。

(宋)苏轼,《乳母任氏墓志铭》,台北:"中研院"历史语言研究所藏拓本。

(宋)唐慎微,《证类本草:重修政和经史证类备急本草》,尚志钧等校点,北京:华夏出版社,1993。

(宋)赵佶敕编,《圣济总录》,宋刻大德本,大阪:オリエント出版社,1994。

(宋)赵佶敕编,《圣济总录》,北京:人民卫生出版社,1962。

(宋)张杲,《医说》,台北:台湾商务印书馆,1983。

(宋)朱端章,《卫生家宝产科备要》(1184),收入朱邦贤、王若水主编《历代中医珍本集成》,上海:上海三联书店,1990。

(宋)陈自明,《妇人大全良方》,北京:人民卫生出版社,1992。

(宋)陈自明,《外科精要》,收入裘沛然主编,《中国医学大成三编》第八册,长沙:岳麓书社,1994。

(宋)周密,《齐东野语》,北京:中华书局,1983。

天一阁博物馆、中国社会科学院历史研究所天圣令整理课题组校证,《天一阁藏明抄本天圣令校证》,北京:中华书局,2006。

(明)朱橚,《普济方》,北京:人民卫生出版社,1959。

(明)李时珍,《本草纲目》,北京:人民卫生出版社,1975。

(清)顾炎武,《日知录》,台北:明伦书局,1971。

(清)严可均,《全上古三代秦汉三国六朝文》,北京:中华书局,1958。

（清）梅瑴成等撰，《协纪辨方书》，刘道超译注，南宁：广西人民出版社，1993。

（清）徐灵胎，《医学源流论》，收入江忍庵增批、林清直校勘，《徐灵胎医书全集》，台北：五洲出版社，1990。

（清）瞿中溶校，《二十四孝考》（附：《二十四孝图说》与《校正今文孝经》合刊），台北：广文书局，1981。

（清）汤球，《九家旧晋书辑本》，收入《新校本晋书并附编六种》第五册，台北：鼎文书局，1983。

（清）孙诒让，《周礼正义》，台北：台北中华书局，1981。

（日）藤原良房，《续日本后纪》，收入黑板胜美（1874—1946）编，《新订增补国史大系》第 4 卷，东京：国史大系刊行会、吉川弘文馆，1936/1988。

（日）藤原佐世，《日本国见在书目录》，台北：新文丰出版公司据清光绪黎庶昌校刊古逸丛书本影印，1984。

（日）丹波康赖，《医心方》，台北：新文丰出版公司影印安政影写本，1982。

（日）惟宗允亮，《政事要略》（1002/1008），收入黑板胜美编，《新订增补国史大系》第 28 卷，东京：国史大系刊行会、吉川弘文馆，1935—1964。

（日）丹波雅忠，《医略抄》（1081），收入《医心方续编》第七册，大阪：オリエント出版社，1998。

（日）丹波莲基，《长生疗养方》（1184），收入《医心方续编》第七册，大阪：オリエント出版社，1998。

（日）丹波行长，《卫生秘要抄》（1288），收入《医心方续编》第七册，大阪：オリエント出版社，1998。

（日）丹波嗣长校订，《遐年要抄》，收入《医心方续编》第七册，大阪：オリエント出版社，1998。

（日）北野有邻，《有林福田方》（约 1360），收入宗正敦夫编纂校订，东京：日本古典全集刊行会，1936。

（日）南条宗鉴，《撰聚妇人方》（1546），大阪：オリエント出版社，1996。

（朝鲜）金礼蒙等编，浙江省中医研究所、湖州中医院校，《医方类聚》，北京：人民卫生出版社，1981。

二、近人著作

1. 中日文

大卫·哈维（David Harvey）编，李宜培译

　《新生命：怀孕、分娩、育婴》，香港：星岛出版社，1980。

下见隆雄

　《儒教社会と母性——母性の威力の观点でみる汉魏晋中国女性史》，京都：研文出版，1994。

小曽户洋

　《〈医心方〉引用文献名索引》，《日本医史学杂志》32：1，页3，1986。

　《〈小品方〉书志研究》，收入《财团法人前田育德会尊经阁文库藏小品方·黄帝内经明堂古抄本残卷》，东京：北里研究所附属东洋医学总合研究所，页 63—80，1992。

　《中国医学古典と日本》，东京：塙书房，1996。

久保尾俊郎

　《阿佐井野氏について》，《早稻田大学图书馆纪要》49，页 44—

60,2002。

夫马进

《中国善会善堂史研究》,京都:同朋舍,1997。

王重民等编

《敦煌变文集》,北京:人民文学出版社,1984。

王家葵等编注

《中药材品种沿革及道地性》,北京:中国医药科技出版社,2007。

王尧、陈践译注

《敦煌吐蕃文献选》,成都:四川民族出版社,1983。

王德毅

《宋代的养老与慈幼》,《宋史研究》6,页399—428,1971。

王毓铨

《"民数"与汉代封建政权》,《中国史研究》1979:3,页61—80,1979。

中山太郎

《古代の分娩法と民俗》,《历史と民俗》,东京:パルトス社,页272—294,1941。

中国本草图录编写委员会

《中国本草图录》,北京:人民卫生出版社;香港:商务印书馆,1987—1989。

中国医学科学院药物研究所等编

《中药志》四册,北京:人民卫生出版社,1982—1988。

中国美术全集编辑委员会编

《中国美术全集》雕塑编2《秦汉雕塑》,北京:人民美术出版社,1985。

《中国美术全集》绘画编 1《原始社会至南北朝绘画》,北京:人民美术出版社,1986。

日本医史学会编

《图录日本医事文化史料集成》五册,东京:三一书房,1977—1979。

仁井田陞

《唐令拾遗》,东京:东京大学出版会,1983 年复刻,1933。

山田庆儿著,廖育群译

《夜鸣之鸟》,收入刘俊文主编,《日本学者研究中国史论著选译》第十卷《科学技术》,北京:中华书局,页 231—269,1992。

山田庆儿

《日本医学事始——预告の书としての〈医心方〉》,收入山田庆儿、栗山茂久合编,《历史中の病と医学》,京都:思文阁出版社,页 1—33,1997。

太田典礼等编

《医心方解说》,东京:日本古医学资料センター。中译本见李永炽译,张礼文校订,《医心方中日文解说》,台北:新文丰出版公司,1976。

矢数道明

《江戸医学における〈医心方〉の影写と校刻事业の经纬》,《日本医史学杂志》31:3,页 303—316,1985。

平马直树、小曽户洋

《〈医心方〉に引く〈诸病源候论〉の条文检讨——その取舍选择方针初探》,《日本医史学杂志》31:2,页 255—257,1985。

北里研究所附属东洋医学总合研究所医史文献研究室编

《财团法人前田育德会尊经阁文库藏小品方·黄帝内经明堂古抄本残卷》,东京:北里研究所附属东洋医学总合研究所,1992。

田余庆

《北魏后宫子贵母死之制的形成与演变》,收入氏著,《拓跋史探》,北京:生活·读书·新知三联书店,页9—61,2003。

永川地区文化局、大足县文物保管所等编

《大足石刻》,成都:四川人民出版社,1981。

朱锡禄编著

《嘉祥汉画像石》,济南:山东美术出版社,1992。

《全国中草药汇编》编写组编

《全国中草药汇编》上下二册,北京:人民卫生出版社,1975。

任　旭

《〈小品方〉残卷简介》,《中华医史杂志》17:2,页71—73,1987。

任继愈主编

《中国佛教史》,北京:中国社会科学出版社,1981。

《道藏提要》,北京:中国社会科学出版社,1991。

谷霁光

《汉唐间"一丁百亩"的规定与封建占有制》,原载《江西大学学报》第一辑(1963),收入《中国社会经济史参考文献》,台北:华世出版社,1984,页293—317。

吉冈义丰

《三洞奉道科诫仪范の成立について——道教学成立の一资料——》,收入吉冈义丰等编修,《道教研究》第一册,东京:昭森社,页5—108,1965。

伊藤清司

《中国古代の妊娠祈愿に关する咒的药物——〈山海经〉の民俗学的研究》,《中国学志》7,页 21—54,1973。

江绍原

《中国人的天癸观的几方面》,《晨报副刊》第 54 期（民国十五年三月）,讲演类,页 17（1450 号）、页 21（1451 号）、页 29（1362 号）、页 34（1364 号）,1926。

《发须爪——关于他们的风俗》,上海：上海文艺出版社,1928。

《血与天癸：关于它们的迷信言行》,《贡献》2：7,收入王文宝、江小蕙编,《江绍原民俗学论集》,上海：上海文艺出版社,页 161—193,1988。

衣若兰

《三姑六婆——明代妇女与社会的探索》,台北：稻乡出版社,2002。

《论中国性别史研究的多元交织》,《近代中国妇女史研究》30,页 167—230,2017。

杉立义一

《医心方の传来》,京都：思文阁,1991。

余英时

《名教危机与魏晋士风的演变》,收入氏著,《中国知识阶层史论》,台北：联经出版公司,页 330—372,1980。

余汉仪

《儿童虐待——现象与视角》,台北：巨流出版社,1996。

吕思勉

《两晋南北朝史》,台北：开明书局影本,1969。

《吕思勉读史札记》,上海:上海古籍出版社,1982。

杜正胜

《编户齐民——传统政治社会结构之形成》,台北:联经出版公司,1990。

《形体、精气与魂魄——中国传统对"人"认识的形成》,《新史学》2:3,页1—65,1991。

《古代社会与国家》,台北:允晨文化,1992。

《从眉寿到长生——中国古代生命观念的转变》,《"中研院"历史语言研究所集刊》66:2,页383—487,1995。

《从眉寿到长生——医疗文化与中国古代生命观》,台北:三民书局,2005。

邢义田

《秦汉的律令学——兼论曹魏律博士的出现》,《"中研院"历史语言研究所集刊》54:4,页51—101,1983。

李永炽译,张礼文校订

《医心方中日文解说》,译自太田典礼等编,《医心方解说》,台北:新文丰出版公司,1982。

李季平

《唐代奴婢制度》,上海:上海人民出版社,1986。

李贞德

《西汉律令中的家庭伦理观》,《中国历史学会史学集刊》19,页1—54,1987。

《汉隋之间的"生子不举"问题》,《"中研院"历史语言研究所集刊》66:3,页747—812,1995。

《汉唐之间医书中的生产之道》,《"中研院"历史语言研究所集刊》67:3,页 533—654,1996。

《汉唐之间求子医方试探——兼论妇科滥觞与性别论述》,《"中研院"历史语言研究所集刊》68:2,页 283—367,1997。

《汉魏六朝的乳母》,《"中研院"历史语言研究所集刊》70:2,页439—481,1999。

《汉唐之间的女性医疗照顾者》,《台大历史学报》23,页 123—156,1999。

《公主之死——你所不知道的中国法律史》,台北:三民书局,2001。

《汉唐之间医方中的忌见妇人与女体为药》,《新史学》13:4,页1—36,2002。

《女人的中国中古史——性别与汉唐之间的礼律研究》,收入日本中国史学会主编,《中国の历史世界——统合のシステムと多元的発展》,东京:汲古书院,页 468—492,2002。

《汉唐之间家庭中的健康照顾与性别》,《性别与医疗:第三届国际汉学会议论文集》,台北:"中研院"近代史研究所,页 1—50,2002。

《唐代的性别与医疗》,收入邓小南主编,《唐宋女性与社会》,上海:上海辞书出版社,页 415—446,2003。

《〈医心方〉论"妇人诸病所由"及其相关问题》,《清华学报》新 34:2,页 479—511,2004。

《性别、医疗与中国中古史》,收入生命医疗史研究室主编,《中国史新论——医疗史分册》,台北:"中研院"、联经出版公司,页 195—244,2015。

《女人要药考——当归的医疗文化史试探》,《"中研院"历史语言研究所集刊》88:3,页 521—588,2017。

《绝经的历史研究——从"更年期"一词谈起》,《新史学》29∶4,页179—223,2018。

李建民

《尸体、骷髅与魂魄——传统灵魂观新论》,《当代》90,页48—65,1993。

《祟病与"场所":传统医学对祟病的一种解释》,《汉学研究》12∶1,页101—148,1994。

《马王堆汉墓帛书"禹藏埋胞图"笺证》,《"中研院"历史语言研究所集刊》65∶4,页725—832,1994。

《中国古代"掩骴"礼俗考》,《清华学报》新24∶3,页319—343,1994。

《"阴门阵"考——古代礼俗笔记之二》,《大陆杂志》85∶5,页4(196)—7(199),1995。

《"妇人媚道"考——传统家庭的冲突与化解方术》,《新史学》7∶4,页1—32,1996。

《中国古代"禁方"考论》,《"中研院"历史语言研究所集刊》68∶1,页117—166,1997。

《汉魏"暴室"考略》,《中华医史杂志》28∶2,页75—77,1998。

《死生之域:周秦汉脉学之源流》,台北:"中研院"历史语言研究所,2000。

《督脉与中国早期养生实践——奇经八脉的新研究之二》,《"中研院"历史语言研究所集刊》76∶2,页249—313,2005。

《生命史学——从医疗看中国史》,台北:三民书局,2005。

《女医杀人——西汉许平君皇后谋杀案新考证》,《古今论衡》17,页103—124,2007。

李开敏、林方皓等译

《悲伤辅导与悲伤治疗》，译自 J. William Worden，*Grief Counseling and Grief Therapy*，台北：心理出版社，1991。

李 零

《中国方术考》，北京：人民中国出版社，1993。

李银河

《生育与中国村落文化》，香港：牛津大学出版社，1993。

李剑农

《中国古代经济史稿》，武汉：武汉大学出版社，1990。

李 济

《跽坐蹲居与箕踞（殷虚石刻研究之一）》，《"中研院"历史语言研究所集刊》24，页283—301，1953。

何汉威编撰

《本地华人传统婚俗》，香港：香港市政局，1986。

宗田一

《图说·日本医疗文化史》，京都：思文阁，1993。

承德地区文物保管所、滦平县博物馆

《河北滦平县后台子遗址发掘简报》，《文物》1994：3，页53—74，1994。

东京帝国大学文学部史料编纂所

《大日本史料》，东京：东京大学出版会，1906。

冈西为人、佐土丁

《〈外台秘要〉〈医心方〉〈证类本草〉等书引用之古医书》，《东方医学杂志》15，1937。

冈西为人

《宋以前医籍考》,台北:进学书局,1969。

服部敏良

《奈良时代医学史の研究》,东京:吉川弘文馆,1988年重印,1944。

《平安时代医学史の研究》,东京:吉川弘文馆,1988年重印,1955。

武田时昌

《中世の数学と术数学——科学と宗教の习合点をめぐって》,收入麦谷邦夫编,《中国中世社会と宗教》,京都:道气社,页203—221,2002。

林方皓

《女性的悲伤调适》,《妇女与两性研究通讯》47,台北:台湾大学妇女与性别研究室,页1—3,1998。

林甘泉

《养生与送死:汉代家庭的生活消费》,收入臧振华编,《中国考古学与历史学之整合研究》,台北:"中研院"历史语言研究所,页537—560,1997。

林富士

《试论〈太平经〉的疾病观念》,《"中研院"历史语言研究所集刊》62:2,页225—263,1993。

《中国六朝时期的巫觋与医疗》,《"中研院"历史语言研究所集刊》70:1,页1—48,1999。

《疾病终结者——中国早期的道教医学》,台北:三民书局,2001。

邱仲麟

《不孝之孝——唐以来割股疗亲现象的社会史初探》,《新史学》6:1,页49—94,1995。

《人药与血气:"割股"疗亲现象中的医疗观念》,《新史学》10:4,页67—116,1999。

周一良

《魏晋南北朝史札记》,北京:中华书局,1985。

周一谋

《中国古代房事养生学》,北京:中外文化出版社,1989。

周一谋、萧佐桃

《马王堆医书考注》,天津:天津科学技术出版社,1988。

周绍良

《唐代墓志汇编》,上海:上海古籍出版社,1992。

周婉窈

《清代桐城学者与妇女的极端道德行为》,《大陆杂志》87:4,页1—26,1993。

长泽元夫、后藤志朗编

《引用书解说》,收入太田典礼编,《医心方解说》,东京:日本古医学资料センター,1973。

南方熊楠

《小儿と魔除》,收入《南方熊楠全集》第二卷《南方闲话·南方随笔》,东京:平凡社,页99—120,1971—1975。

范行准

《中国医学史略》,北京:中医古籍出版社,1986。

范家伟

《东晋南北朝医术世家东海徐氏之研究》,《大陆杂志》91：4,页37—48,1996。

《六朝隋唐医学之传承与整合》,香港：香港中文大学出版社,2004。

《中古时期的医者与病者》,上海：复旦大学出版社,2010。

《北宋校正医书局新探——以国家与医学为中心》,香港：中华书局,2014。

祝平一

《药医不死病,佛度有缘人：明清的医疗市场、医学知识与医病关系》,《"中研院"近代史研究所集刊》68,页1—50,2010。

侯旭东

《汉魏六朝父系意识的成长与"宗族"》,收入氏著,《北朝村民的生活世界：朝廷、州县与村里》,北京：商务印书馆,页60—107,2005。

陕西省博物馆、礼泉县文教局唐墓发掘组

《唐郑仁泰墓发掘简报》,《文物》1972：7,页33—44,1972。

宫下三郎

《禁忌と邪视》,收入《东洋の科学と技术——薮内清先生颂寿记念论文集》,京都：同朋舍,页223—237,1982。

真柳诚

《〈医心方〉所引の〈神农经〉〈神农食经〉について》,《日本医史学杂志》31：2,页258—260,1985。

《〈医心方〉卷30の基础的研究—本草学の价值について》,《药史学杂志》21：1,页52—59,1986。

唐长孺

《南朝的屯、邸、别墅及山泽占领》,《历史研究》1954:3,页 95—113,1954。

《孙吴建国及汉末江南的宗部与山越》,收入氏著,《魏晋南北朝史论丛》,北京:生活·读书·新知三联书店,页 3—29,1955。

《三至六世纪江南大土地所有制的发展》,上海:上海人民出版社,1957。

《门阀的形成及其衰落》,《武汉大学人文科学学报》1959:8,页 1—24,1959。

《魏晋南北朝时期的客和部曲》,收入氏著,《魏晋南北朝史论拾遗》,北京:中华书局,页 1—24,1983。

《读〈颜氏家训·后娶篇〉论南北嫡庶身份的差异》,《历史研究》1994:1,页 58—65,1994。

高　敏

《两汉时期的"客"和"宾客"的阶级属性》,收入氏著,《秦汉史论集》,郑州:中州书画社,页 293—329,1982。

《魏晋南北朝社会经济史探讨》,北京:人民出版社,1987。

高岛文一

《〈医心方〉第二卷针灸篇孔穴主治法第一に引用された古典について》,《日本医史学杂志》34:1,页 56—57,1988。

高罗佩(R. H. Van Gulik, 1910—1967)原著

《中国古代房内考》,李零、郭晓惠等译自 *Sexual Life in Ancient China: A Preliminary Survey of Chinese Sex and Society from ca. 1500B.C. till 1644A.D.*,上海:上海人民出版社,1990。

《秘戏图考》,杨权译自 *Erotic Colour Prints of the Ming*

Period：with an Essay on Chinese Sex Life from the Han to the Ch'ing Dynasty B. C. 206—A. D. 1644，广州：广东人民出版社，1992。

马大正

《中国妇产科发展史》，太原：山西科学教育出版社，1991。

马继兴

《〈医心方〉中的古医学文献初探》，《日本医史学杂志》31：1，页326—371，1985。

《马王堆古医书考释》，长沙：湖南科学技术出版社，1992。

《敦煌医药文献辑校》，南京：江苏古籍出版社，1998。

翁玲玲

《汉人妇女产后作月子仪式的行为探讨》，台湾清华大学社会人类学研究所硕士论文，新竹：台湾清华大学社会人类学研究所，1992。

《汉人社会女性血余论述初探：从不洁与禁忌谈起》，《近代中国妇女史研究》7，页107—147，1999。

孙永显

《〈医心方〉中的经脉图》，《中华医史杂志》31：3，页175—177，2001。

梶完次稿、藤井尚久校补

《明治前日本产妇人科史》，收入日本学士院编，《明治前日本医学史》第四卷，东京：日本古医学资料，1978。

陆瘦燕、朱汝功原著，吴绍德等修订

《针灸腧穴图谱》（修订版），台北：文光图书有限公司，1993。

梁其姿

《十七、十八世纪长江下游之育婴堂》，《中国海洋发展史论文集》

第一册,台北:"中研院"三民主义研究所,页97—130,1984。

《弃婴、杀婴与育婴堂》,《历史月刊》3,页42—45,1988。

《施善与教化——明清的慈善组织》,台北:联经出版公司,1997。

《前近代中国的女性医疗从业者》,蒋竹山译,收入李贞德、梁其姿编,《妇女与社会》,《台湾学者中国史研究论丛》第九册,北京:大百科全书出版社,页355—374,2005。

陈元朋

《宋代的儒医——兼评 Robert P. Hymes 有关宋元医者地位的论点》,《新史学》6:1,页179—203,1995。

《两宋的"尚医士人"与"儒医"——兼论其在金元的流变》,台湾大学文学院出版委员会《文史丛刊》104,1997。

《唐宋食疗概念与行为之传衍——以〈千金·食治〉为核心的观察》,《"中研院"历史语言研究所集刊》69:4,页765—825,1998。

《〈本草经集注〉所载〈陶注〉中的知识类型、药产分布与北方药物的输入》,《中国社会历史评论》12,页184—212,2011。

陈秀芬

《从人到物——〈本草纲目·人〉的人体论述与人药制作》,《"中研院"历史语言研究所集刊》88:3,页589—641,2017。

陈　明

《"十月成胎"与"七日一变"——印度胎相学说的分类及其对我国的影响》,《国学研究》13,页167—216,2004。

陈　直

《玺印木简中发现的古代医学史料》,收入氏著,《文史考古论丛》,天津:天津古籍出版社,页284—285,1988。

陈寅恪

《天师道与滨海地域之关系》,《"中研院"历史语言研究所集刊》3,页439—466,1933。

《隋唐制度渊源略论稿》,《"中研院"历史语言研究所专刊》22,1944。

陈国符

《道藏源流考》,北京:中华书局,1963。

陈弱水

《唐代妇女与本家的关系》,《"中研院"历史语言研究所集刊》68:1,页167—248,1997。

《唐代的妇女文化与家庭生活》,台北:允晨文化,2007。

陈广胜

《宋人生子不育风俗的盛行及其原因》,《中国史研究》1989:1,页138—143,1989。

陈顾远

《中国婚姻史》,台北:台湾商务印书馆重印,1936。

裘锡圭

《杀首子解》,《中国文化》9,页47—51,1994。

许倬云

《汉代家庭的大小》,收入氏著,《求古编》,台北:联经出版公司,页515—541,1982。

许辉、蒋福亚编

《六朝经济史》,南京:江苏古籍出版社,1993。

章太炎

《五朝法律索隐》,《太炎文录初编》第一卷,收于《章太炎全集》第四册,上海:上海人民出版社,1985。

康　乐

《从西郊到南郊》,台北:稻禾出版社,1995。

张志斌

《古代中医妇产科疾病史》,北京:中医古籍出版社,2000。

张哲嘉

《近代早期的东亚传统医学》,收入刘士永、王文基主编,《东亚医疗史:殖民、性别与现代性》,台北:联经出版公司,页25—41,2017。

张寅成

《中国古代禁忌》,台北:稻乡出版社,2000。

崔咏雪

《中国家具史——坐具篇》,台北:明文书局,1989。

郭立诚

《中国生育礼俗考》,台北:文史哲出版社,1971。

郭秀梅

《江户考证医学初考——森立之的生平与著作》,《新史学》14:4,页121—156,2003。

乔治福斯特等著,陈华、黄新美译

《医学人类学》,台北:桂冠出版社,1992。

森立之

《医心方提要》,收入东京大学史料编纂所编,《大日本史料》第一编第21册,东京:东京大学出版会,1986。

《枳园丛考》,收入东京大学史料编纂所编,《大日本史料》第一编第21册,东京:东京大学出版会,1986。

劳　榦

《汉代奴隶制度辑略》,《"中研院"历史语言研究所集刊》5:1,页1—11,1935。

黄今言

《秦汉赋役制度研究》,南昌:江西教育出版社,1988。

黄正建

《天一阁藏〈天圣令〉的发现与整理》,《唐研究》12,页203—220,2006。

黄俊元

《影响剖腹产利用之相关因素研究》,台湾大学公共卫生研究所硕士论文,1995。

黄清连

《唐代的雇佣劳动》,《"中研院"历史语言研究所集刊》59:3,页393—438,1978。

《圆仁与唐代巡检》,《"中研院"历史语言研究所集刊》68:4,页899—942,1997。

汤用彤

《汉魏两晋南北朝佛教史》,台北:台湾商务印书馆,1938。

汤　池

《试论滦平后台子出土的石雕女神像》,《文物》1994:3,页46—51,1994。

傅大为

《亚细亚的新身体——性别、医疗与近代台湾》,台北:群学,2005。

渡部武

《四民月令辑本稿》,《东洋大学纪要文学部》45,页 92—132,1986。

游鉴明

《日据时期台湾的产婆》,《近代中国妇女史研究》1,页 49—89,1993。

程 锦

《唐代女医制度考释——以唐〈医疾令〉"女医"条为中心》,《唐研究》12,页 53—71,2006。

程树德

《九朝律考》,台北:商务印书馆,1965。

富士川游

《日本医学史》,东京:裳华房,1904。

曾我部静雄

《溺女考》,收入氏著,《支那政治习俗论考》,页 375—417;郑清茂译,载于《文星》55 期,1962,页 52—57,1943。

曾时新

《晋代女名医鲍姑》,《中华医史杂志》11:2,页 75—77,1981。

曾 凤

《新雕孙真人千金方校注》,北京:学苑出版社,2012。

黑板胜美编

《新订增补国史大系》,东京:国史大系刊行会、吉川弘文馆,1935—1964。

南京博物院编

《四川彭山汉代崖墓》,北京:文物出版社,1991。

葛剑雄

《西汉人口地理》，北京：人民出版社，1986。

闻一多

《诗经通义》，收入王建槐等编，《闻一多全集》，武汉：湖北人民出版社，1993。

杨伯峻

《春秋左传注》，北京：中华书局，1981。

杨　莉

《〈墉城集仙录〉版本之考证与辑佚》，《中国文化研究所学报》44，页301—328，2004。

杨联陞

《汉代丁中、廪给、米粟、大小石之制》，原载《国学季刊》7：1，收入《杨联陞论文集》，北京：中国社会科学出版社，页1—8，1992。

《报——中国社会关系的一个基础》，收入段昌国、刘纫尼、张永堂译，《中国思想与制度论集》，台北：联经出版公司，页349—372，1976。

廖育群

《陈延之与〈小品方〉研究的新进展》，《中华医史杂志》17：2，页74—75，1987。

《岐黄医道》，沈阳：辽宁教育出版社，1991。

《远眺皇汉医学——认识日本传统医学》，台北：东大图书公司，2007。

蒲慕州

《神仙与高僧——魏晋南北朝宗教心态试探》，《汉学研究》8：2，页149—175，1990。

《睡虎地秦简〈日书〉的世界》,《"中研院"历史语言研究所集刊》62:4,页 623—675,1993。

熊秉真

《传统中国的乳哺之道》,《"中研院"近代史研究所集刊》21,页 123—146,1992。

《明清家庭中的母子关系——性别、感情及其他》,收入李小江、朱虹、董秀玉主编,《性别与中国》,北京:生活·读书·新知三联书店,页 514—544,1994。

《幼幼——传统中国的襁褓之道》,台北:联经出版公司,1995。

蔡幸娟

《北魏立后立嗣故事与制度研究》,《成功大学历史学报》16,页 257—309,1990。

《北朝女主政治与内廷职官制度研究》,台湾大学历史学研究所博士论文,1998。

蒋竹山

《女体与战争——明清厌炮之术"阴门阵"再探》,《新史学》10:3,页 159—187,1999。

蒋若是、郭文轩

《洛阳晋墓的发掘》,《考古学报》1957:1,页 169—186,1957。

郑志敏

《略论民国以来台湾与大陆隋唐五代医学史的研究》,《新史学》9:1,页 153—230,1998。

郑雅如

《情感与制度:魏晋时期的母子关系》,台北:台湾大学文学院文史丛刊,2001。

《中古时期的母子关系——性别与汉唐之间的家庭史研究》,收入李贞德主编,《中国史新论——性别史分册》,台北:"中研院"、联经出版公司,页135—190,2009。

《汉制与胡风:重探北魏的"皇后"、"皇太后"制度》,《"中研院"历史语言研究所集刊》90:1,页1—76,2019。

刘淑芬

《六朝的城市与社会》,台北:学生书局,1992。

《五至六世纪华北乡村的佛教信仰》,《"中研院"历史语言研究所集刊》63:3,页497—544,1993。

刘增贵

《汉代婚姻制度》,台北:华世出版社,1980。

《魏晋南北朝时代的妾》,《新史学》2:4,页1—36,1991。

《汉代妇女的名字》,《新史学》7:4,页33—94,1996。

《中国古代的沐浴礼俗》,《大陆杂志》98:4,页9（153）—30（174）,1999。

刘静贞

《从损子坏胎的报应传说看宋代妇女的生育问题》,《大陆杂志》90:1,页1—15,1995。

《不举子——宋人的生育问题》,台北:稻乡出版社,1998。

潘重规

《敦煌变文集新书》,台北:中国文化大学,1982。

臧　健

《宋代南方农村"生子不举"现象之分析》,《北京大学妇女问题首届国际研讨会论文集》,北京:北京大学中外妇女问题研究中心,页217—231,1992。

卢建荣

《从在室女墓志看唐宋性别意识的演变》,《台湾师范大学历史学报》25,页 15—42,1997。

瞿同祖

《中国法律与中国社会》,台北:里仁书局重印,1954。

瞿宣颖

《中国社会史料丛抄》三集,台北:台湾商务印书馆,1937。

罗元恺主编

《中医妇科学》,台北:知音出版社,1989。

谭旦冏、陈昌蔚编著

《中国陶瓷》,台北:光复书局,1982。

谭其骧主编

《中国历史地图集》,北京:中国地图出版社,1982。

严善炤

《〈医心方〉房内篇についての考察》,《日本医史学杂志》47:2,页337—349,2001。

饶宗颐、曾宪通

《云梦秦简日书研究》,香港:中文大学出版社,1982。

ミシェル・スワミエ

《血盆经の资料的研究》,收入吉刚义丰、ミシェル・スワミエ编修,《道教研究》第一册,东京:昭森社,页 109—166,1965。

2. 西　文

Achterberg, Jeannes

Woman as Healer : A Panoramic Survey of the Healing Activities of Women from Prehistoric Times to the Present.

Boston: Shambala Publications, 1991.

Ahern, Emily Martin

"The Power and Pollution of Chinese Women" in Margery Wolf and Roxane Witke eds. , *Women in Chinese Society*. Stanford: Stanford University Press, pp. 193-241, 1975.

Boswell, John

The Kindness of Strangers: The Abandonment of Children in Western Europe from Late Antiquity to the Renaissance. New York: Pantheon Books, 1988.

Bourdillon, Hilary

Women as Healers: A History of Women and Medicine. Cambridge: Cambridge University Press, 1988.

Bradley, K. R.

"Wet-nursing at Rome: a Study in Social Relations" in B. Rawson ed. , *The Family in Ancient Rome*. London: Croom Helm, pp. 201-209, 1986.

Bray, Francesca

Technology and Gender: Fabrics of Power in Late Imperial China. Berkeley, Los Angeles & London: University of California Press, 1997.

Cass, Victoria

"Female Healers in the Ming and the Lodge of Ritual and Ceremony" *Journal of American Oriental Society* 106, pp. 233-240, 1986.

Chen，Ming(陈明)

"Zhuan Nü Wei Nan/Turning Female to Male：An Indian Influence on Chinese Gynaecology?"*Asian Medicine：Tradition and Modernity* 1：2，pp. 315-334，2005.

（with Leung，Angela KC）"The Itinerary of Hing/Awei/Asafetida across Eurasia，400—1800"，in Pamula H. Smith ed.，*Entangled Itineraries：Materials，Practices，and Knowledges across Eurasia*，Pittsburgh：University of Pittsburgh，pp. 141-164，503-508，2019.

Cheng，Ling-fang(成令方)

En/Gendering Doctors：Gender Relations in the Medical Profession in Taiwan 1945—1995. Ph. D. dissertation，University of Essex，1997.

Ebrey，Patricia

The Inner Quarters：Marriage and the Lives of Chinese Women in the Sung Period. California：University of California Press，1993.

Ehrenreich，B.，& D. English

Witches，Midwives and Nurses：A History of Women Healers. New York：Feminist Press，1974.

Fildes，Valerie

Wet Nursing：A History from Antiquity to the Present. New York：Basic Blackwell Inc，1988.

Furth，Charlotte

"Blood，Body and Gender：Medical Images of the Female

Condition in China 1600—1850 " *Chinese Science* 7, pp. 43-66, 1986.

"Concepts of Pregnancy, Childbirth, and Infancy in Ch'ing Dynasty China" *Journal of Asian Studies* 46:1, pp. 7-35, 1987.

" Rethinking Van Gulik: Sexuality and Reproduction in Traditional Chinese Medicine" in Gilmartin, Hershatter, Rofel, and White eds. , *Engendering China : Women, Culture, and the State*. Cambridge: Harvard University Press, pp. 125-146, 1994.

A Flourishing Yin: Gender in China's Medical History, 960— 1665. Berkeley & Los Angeles: University of California Press, 1998.

"Rethinking Van Gulik Again" *Nan Nü : Men, Women and Gender in Early and Imperial China* 7:1, pp. 71-78, 2005.

" Producing Medical Knowledge through Cases: History, Evidence and Action" in Charlotte Furth, Judith Zeitlin and Ping-chen Hsiung eds. , *Thinking with Cases : Specialist Knowledge in Chinese Cultural History*, Honolulu: University of Hawai'i Press, pp. 125-151, 2007.

Gennep, Arnold Van

The Rites of Passage. English translated by Monika B. Vizedom and Gabrielle L. Caffee. Chicago: University of Chicago Press, 1960.

Gélis, Jacques

History of Childbirth : Fertility, Pregnancy and Birth in Early Modern Europe. Cambridge: Polity Press, 1991.

Green, Monic

Making Women's Medicine Masculine: the Rise of Male Authority in Pre-Modern Gynaecology, New York: Oxford University Press, 2008.

Hobson, R. L.

The George Eumorfopoulos Collection: Catalogue of Chinese, Corean and Persian Pottery and Porcelain. London: E. Benn, Ltd, 1925—1928.

Hsia, Emil C. H., Ilza Veith, and Robert H. Geertsma

The Essentials of Medicine in Ancient China and Japan: Yasuyori Tamba's Ishimpo. Translated with introduction and annotations, Leiden: E. J. Brill, 1986.

Hsiung, Ping-chen(熊秉真)

"Constructed Emotions: The Bond between Mothers and Sons in Late Imperial China" *Late Imperial China* 15, pp. 1-87, 1994.

"More or Less: Cultural and Medical Factors behind Marital Fertility in Late Imperial China" in James Z. Lee ed., *Abortion, Infanticide and Child Neglect in East Asian Population History*. Oxford: Oxford University Press, pp. 1-42, 1994.

Joshel, Sandra R.

"Nurturing the Master's Child: Slavery and the Roman Child-nurse" *Signs: Journal of Women in Culture and Society* 12:1, pp. 3-22, 1986.

Juliano, Annette L. ed.

Art of the Six Dynasties: Centuries of Change and

Innovation. New York: China House Gallery, 1975.

Kelly, Joan

"The Social Relation of the Sexes—Methodological Implications of Women's History" *Signs: Journal of Women in Culture and Society* 1:4, pp. 809-823, 1976.

Kieschnick, John

The Impact of Buddhism on Chinese Material Culture. Princeton: Princeton University Press, 2003.

King, Helen

Midwifery, Obstetrics and the Rise of Gynaecology: the Uses of a Sixteenth Century Compendium. Aldershot: Ashgate, 2007.

Kinney, Anne Behnke

"Infant Abandonment in Early China" *Early China* 18, pp. 107-138, 1993.

Klapisch-Zuber, C.

"Blood Parents and Milk Parents: Wet Nursing in Florence, 1300—1530" in L. G. Cochrane tr. *Women, Family, and Ritual in Renaissance Italy.* Chicago: University of Chicago Press, pp. 132-164, 1985.

Kleiman, Arthur

Patients and Healers in the Context of Culture. University of California Press, 1980.

Knapp, Keith N.

Selfless Offspring: Filial Children and Social Order in Medieval China. Honolulu: University of Hawai'i Press, 2005.

Lee，Jen-der(李贞德)

"Conflict and Compromise between Legal Authority and Ethical Ideas：From the Perspectives of Revenge in Han Times" *Journal of Social Sciences and Philosophy*（原"中研院"《三民主义研究所集刊》）1:1，pp. 359-408，1988.

"The Life of Women in the Six Dynasties" *Journal of Women and Gender Studies*（台大妇女研究室《妇女与两性学刊》）4，pp. 47-80，1993.

"Gender and Medicine in Tang China" *Asia Major* 16.2，pp. 1-32，2003.

"The Past as a Foreign Country：Recent Research on Chinese Medical History in Taiwan" *Disquisitions on the Past and Present*（"中研院"历史语言研究所《古今论衡》）11，pp. 37-58，2004.

"*Danggui*—A Menstruation Drug at the Turn of the 20th Century" paper presented at the Workshop of "Materialities of Medical Cultures in/between Europe and East Asia I：Towards a Global History of Drugs" held in Technology University of Brunschweig，July 4—5，2019.

Leung，Angela K. C.(梁其姿)

"Relief Institutions for Children in 19th Century China" in Anne Behnke Kinney ed.，*Chinese Views of Childhood*. Honolulu：University of Hawaii Press，pp. 251-278，1995.

"Recent Trends in the Study of Medicine for Women in Imperial China" *Nan Nü：Men，Women and Gender in Early and Imperial China* 7:2，pp. 110-126，2005.

(with Chen, Ming) "The Itinerary of Hing/Awei/Asafetida across Eurasia, 400—1800" in Pamula H. Smith ed. , *Entangled Itineraries: Materials, Practices, and Knowledges across Eurasia*, Pittsburgh: University of Pittsburgh, pp. 141-164, 503-508, 2019.

Lin, Fu-shih(林富士)

Chinese Shamanism in the Chiang-nan Area During the Six Dynasties Period (3rd —6th *Century A. D.*). Ph. D. dissertation, Princeton University, 1994.

Moscucci, Ornella

The Science of Women: Gynaecology and Gender in England, 1800—1929. Cambridge and New York: Cambridge University Press, 1990.

Ng, Margaret, Wee Siang

"The Use of Pain in Childbirth Recorded in Chinese Medical Works" *EASTM* (*East Asian Science*, *Technology and Medicine*) 48, pp. 81-124, 2018.

Odent, Michel

1984   *Birth Reborn*. Medford, N. J. : Birth Works Press. 1994 second edition.

Riddle, John M.

1992   *Contraception and Abortion from the Ancient World to the Renaissance*. Cambridge: Harvard University Press.

Scott, Joan W.

1986   "Gender: A Useful Category of Historical Analysis"

American Historical Review 91:5, pp. 1053-1075.

Schloss, E.

　　1979　*Arts of the Han*. China Institute of America.

Shorter, Edward

　　1982　*A History of Women's Bodies*. New York: Basic Books.

Wilms, Sabine

　　2002　*The Female Body in Medieval China: A Translation and Interpretation of the "Women's Recipes" in Sun Simiao's Beiji Qianjin Yaofang*. Ph. D. dissertation, University of Arizona.

Wu, Chia-ling(吴嘉苓)

　　1997　*Women, Medicine and Power: The Social Transformation of Childbirth in Taiwan*. Ph. D. dissertation (Sociology), University of Illinois at Urbana-Champaign.

　　"From Single Mother to Queer Reproduction: Access Politics of Assisted Conception in Taiwan" in Angela Ki Che Leung and Nakayama eds. , *Gender, Health and History in Modern East Asia*, Hong Kong: Hong Kong University Press, pp. 92-114, 2017.

Wu, Yi-li(吴一立)

　　Transmitted Secrets: The Doctors of the Lower Yangzi Region and Popular Gynecology in Late Imperial China. Ph. D. dissertation, Yale University, 1998.

　　"Ghost Fetuses, False Pregnancies, and the Parameters of Medical Uncertainty in Classical Chinese Gynecology" *Nan Nü*:

Men, Women and Gender in Early and Imperial China 4:2, pp. 170-206, 2002.

中译见吴一立著,林欣仪译,《鬼胎、假妊娠与中国古典妇科中的医疗不确定性》,收入李贞德编,《性别、身体与医疗》,"中研院"史语所医疗史研究丛书,台北:联经出版公司,2008。

Reproducing Women: Medicine, Metaphor and Childbirth in Late Imperial China. Berkeley: University of California Press, 2010.

索　引

.